心理咨询师精神科临床实训手册

主　编　张少平　秦　伟
副主编　陈银娣　王政科　汤琳夏

上海大学出版社
·上海·

图书在版编目(CIP)数据

心理咨询师精神科临床实训手册 / 张少平,秦伟主编. —上海:上海大学出版社,2018.8
ISBN 978-7-5671-3226-9

Ⅰ.①心… Ⅱ.①张… ②秦… Ⅲ.①心理咨询-咨询服务-职业培训-手册 Ⅳ.①R395.6-62

中国版本图书馆CIP数据核字(2018)第185278号

责任编辑　傅玉芳　王悦生
封面设计　柯国富
技术编辑　金　鑫

心理咨询师精神科临床实训手册
主编　张少平　秦　伟
副主编　陈银娣　王政科　汤琳夏
上海大学出版社出版发行
(上海市上大路99号　邮政编码200444)
(http://www.press.shu.edu.cn　发行热线 021-66135112)
出版人　戴骏豪
*
南京展望文化发展有限公司排版
上海华业装潢印刷厂印刷　各地新华书店经销
开本787mm×960mm　1/16　印张23.75　字数388千
2018年8月第1版　2018年8月第1次印刷
ISBN 978-7-5671-3226-9/R·007　定价58.00元

主　　编　张少平　秦　伟

副 主 编　陈银娣　王政科　汤琳夏

编 委 会　（按姓氏拼音排序）
　　　　　　陈银娣　高运兰　韩鹤松　姜　艳
　　　　　　潘　歆　秦　伟　汤琳夏　王政科
　　　　　　薛玲妹　杨雅琴　张少平

学术秘书　潘　歆　汪　玥

学术顾问　王祖承

编写人员　（按姓氏拼音排序）
　　　　　　陈银娣　丁雪凡　韩鹤松　胡影影
　　　　　　李秀英　林佳妮　潘　歆　钱美玲
　　　　　　秦　伟　孙先仓　孙艳伟　杨雅琴
　　　　　　汪　玥　王政科　张少平

序

中华人民共和国《精神卫生法》和根据该法修改的《上海市精神卫生条例》，已经明确了心理咨询师的执业范围和具体要求。从2016年开始，心理咨询师精神科临床培训项目由上海高校心理咨询协会主办、上海大学和上海康平医院具体承办。上海康平医院作为一家隶属于心理学会的二级精神科专科医院，近几年来在医疗、教学、科研以及人才培养上有了长足的进步，医疗质量每年在上海市同级专科医院考核中都名列前茅，并连续多年蝉联所在区域医疗质量考核的第一名。在临床医疗教学方面，已经形成了一支由中高级职称医生为核心、以中青年骨干医务人员为主的讲师和临床带教队伍，保证了心理咨询师培训项目的具体实施，对已经结业和正在学习的学员都予以了充分肯定。该项目在上海高校系统专（兼）职心理咨询教师和中、小学心理教师以及部分社会心理咨询机构中获得认同。2018年，上海市教委所属的上海学生心理健康教育发展中心也正式作为合作举办单位，资助大、中、小学校专职心理教师参加该项目的学习。上海康平医院与上海大学心理辅导中心的"医校合作"项目也成为上海教育系统的成功范例。

这次由上海康平医院院长张少平、上海大学心理辅导中心督导秦伟带领康平医院和上海大学心理辅导中心的多位医生和教师组成编委会，整理汇集培训项目的讲义和实习内容，组织部分医生和教师撰写了《心理咨询师精神科临床实训手册》一书。本书详尽地介绍了心理咨询与精神科的关系、常见精神障碍的评估要点、常用精神药物、发现疑似精神障碍者后怎样依法处理，并对疑似患者的就医注意事项等都作了介绍,还附有与精神卫生工作相关的法律文件供心理咨询师在工作中参考。

《心理咨询师精神科临床实训手册》是一本供心理咨询师作为临床(见)实习的培训教材,还可以作为平时工作实践中的参考工具书。相信本书的出版会对心理咨询师规范执业起到积极的作用。

中国心理卫生协会名誉理事长
中国残联精神康复前主任委员　王祖承
上海市心理卫生学会名誉会长
2018年5月

前　　言

精神疾病是在各种生物、心理和社会环境因素作用下，导致个体在认知、情感意志行为等精神活动方面发生的异常，是常见的精神卫生问题。

精神卫生不仅是重要的医疗卫生问题，也是涉及心理健康最广泛的问题。在各种因素作用下，人群中常见的抑郁、焦虑以及各类心理问题和精神障碍，轻者直接影响心情，造成生活、学习、工作、社交能力下降，重者造成残疾、甚至放弃生命。

当人们感觉自己情绪不佳、生活规律发生变化或者发现周围人（家人、同学、同事、朋友等）出现心理问题时，往往首先会找心理咨询师。因此心理咨询师实际上成为鉴别、评估来访者心理问题性质和严重程度的第一人，这对心理咨询师的执业技能是一个考验。

作为一名心理咨询师，在参加心理咨询师资格培训学习中，主要是学习与心理咨询相关的心理学基础知识。虽然培训学习中也有面询案例分析课程，但是真的开始接触来访者后就会发现有相当一部分对象无法进行基本的交流，使得咨询工作受阻，甚至会受到来访者及其家人的质疑。有的来访者来咨询前其实已经被专科医院明确诊断为精神疾病，并且正在接受药物治疗，其中有部分人精神疾病症状没有得到控制。有的患者本人和家属对患病事实存在质疑，于是就找心理咨询师，试图通过咨询疏导消除症状、恢复正常。而有些心理咨询师对精神科知识非常缺乏，虽然心理咨询师资格培训中也有相关课程，但是仅涉及少量的精神病理学（症状学）内容，几乎没有精神科临床的见习、实习过程。领了资格证后就直接按照书本理论知识接待来访者了,这就给心理咨询师临床咨询工作埋下了很大的隐患,所以掌握精神科的临床基本技能对心理咨询师的安全执业非常有必要,对此很多心理咨询师迫切期盼能在精神科学习临床诊断、评估基本技能,能根据《精神卫生法》,掌握常见的精神科紧急情况的处置(自伤、自杀、冲动、打砸等),何种情况下可以建议去专科医疗机构。能按《精神卫生法》《民法通则》《人民警察法》等,了解监护人的职责,单位、居委会和公安机关在处理疑似精神异常者时应该怎么做,了解精神科常用药物的适用范围等知识技能等。

从2017年下半年起,国务院停止了原来由人力资源部颁发心理咨询师资格证的考证培训,由于对心理咨询师具体的执业注册培训制度和规定还没有制定出来,为了规范心理咨询师的临床执业质量,特编撰了这本适用于心理咨询师在工作中参考的工具书。

从2016年起筹备的由上海高校心理咨询协会主办(2017年下半年上海学生心理健康教育中心也作为主办方)、上海大学和上海康平医院承办的心理咨询师临床(见)实习班开始招生,目的是提高心理咨询师执业技能,从已经结业的学员的反映来看,教学临床实习内容很受心理咨询师学员的欢迎,大家要求把学习内容编撰成册。由于国内目前没有相关的适用心理咨询师临床执业技能学习的教材,根据学员和咨询师的要求,我们把集中理论学习和部分案例分析的授课内容进行编撰出版,可作为学员和心理咨询师今后临床执业工作手册。

特别感谢上海高校心理咨询协会前会长黄晞建教授、会长陈增堂教授和上海学生心理健康教育发展中心主任李正云教授在"心理咨询师临床见习"培训项目的成立、开展过程中给予的指导和支持,以及在本书编撰过程中给予的帮助和指正。

由于本书编撰时间较紧,难免有不妥之处,敬请读者谅解并提出建议,供再版时进一步完善。

张少平　秦　伟
2018年6月4日

目　录

第一章　心理咨询、治疗与精神科诊断治疗的关系 …………………… 001
　第一节　精神卫生范畴………………………………………………… 001
　第二节　心理治疗、心理咨询对象和目的 …………………………… 002
　第三节　心理咨询与精神科诊断治疗的关系 ………………………… 004

第二章　精神疾病常见症状的确认与鉴别 …………………………… 006
　第一节　感知和思维障碍……………………………………………… 006
　第二节　情感与动作行为障碍………………………………………… 017
　第三节　意识障碍……………………………………………………… 025
　第四节　常见精神疾病状态…………………………………………… 029

第三章　常见精神疾病的分类 ………………………………………… 033
　第一节　器质性精神障碍……………………………………………… 033
　第二节　精神活性物质和非成瘾性物质所致精神障碍……………… 053
　第三节　精神分裂症…………………………………………………… 080
　第四节　心境障碍……………………………………………………… 087
　第五节　强迫症………………………………………………………… 105
　第六节　神经症………………………………………………………… 110
　第七节　分离性障碍…………………………………………………… 129
　第八节　心理因素相关的生理障碍…………………………………… 139

第九节　人格障碍 …………………………………… 156
第十节　精神发育迟滞 ……………………………… 163
第十一节　儿童和青少年精神障碍 ………………… 168

第四章　精神科临床评估的主要技术和意义 …………… 205
第一节　精神科检查和精神状态检查 ……………… 205
第二节　精神科量表评定 …………………………… 211
第三节　实验室检查在精神科的应用及意义 ……… 213

第五章　精神科疾病的治疗 ……………………………… 217
第一节　精神科常用药物治疗 ……………………… 217
第二节　精神科电抽搐治疗 ………………………… 228
第三节　心理治疗在重性精神病治疗中的作用 …… 232

第六章　精神科患者的门诊、心理咨询及住院治疗 …… 256
第一节　门诊工作 …………………………………… 256
第二节　医学心理咨询 ……………………………… 259
第三节　住院病房工作 ……………………………… 263

第七章　精神专科医院与综合医院相关专业科室区别 … 273
第一节　精神卫生专业机构的范畴和种类 ………… 273
第二节　综合医院内专业科室形成历史和现状 …… 275

第八章　精神疾病相关法律与实践 ……………………… 278
第一节　吸毒认定 …………………………………… 278
第二节　司法鉴定 …………………………………… 279

第九章　精神异常者的应急处置 ………………………… 286
第一节　精神异常者的处置原则 …………………… 286

  第二节　危机干预的要点 ………………………………… 290

第十章　典型案例分析 ……………………………………… 295

附录 …………………………………………………………… 301
  一、上海康平医院简介 …………………………………… 301
  二、上海大学心理辅导中心介绍 ………………………… 302
  三、上海市精神卫生条例 ………………………………… 303
  四、吸毒成瘾认定办法 …………………………………… 317
  五、中华人民共和国人民警察法 ………………………… 320
  六、中华人民共和国精神卫生法 ………………………… 328
  七、中华人民共和国民法总则(2017) …………………… 341

参考文献 ……………………………………………………… 365

第一章 心理咨询、治疗与精神科诊断治疗的关系

第一节 精神卫生范畴

2013年5月1日,中华人民共和国《精神卫生法》正式实施,这让精神卫生这个概念又重新进入大众的视野。

精神卫生又称心理卫生或心理健康、精神健康,英文原名 mental hygiene。hygiene 一词系古希腊健康女神之意。后以 health 代替 hygiene,应释为心理健康,但人们仍习惯称其为精神卫生,它以增进人们的心理健康为目的。

世界卫生组织对人们的健康提出的定义是:健康是指包括躯体的、心理的和社会的三方面完全安宁幸福的状态。个体处于此状态时,不仅躯体、心理情况良好,而且与整个社会契合和谐。而精神卫生指直接或间接与世界卫生组织的健康定义("健康不仅为疾病或羸弱之消除,而系体格、精神与社会之完全健康状态")中所包含的精神健康内容有关的一系列广泛活动,它涉及维持心理健康、减少行为问题和预防精神疾患以及精神病患者的治疗和康复等精神疾病的处理原则和相关措施。从中我们可以看到,对于精神卫生的描述,远远超出了没有精神疾患或残疾的范畴,它更多的是一种健康的状态,在这种状态中,每个人有能够实现自我的能力,能够应付正常的生活压力,能够有成效地从事工作,并能够对其周围的环境作出一定的贡献。

精神卫生也可以从狭义和广义两个方面来定义,狭义的精神卫生主要是指精神疾病的预防、医疗和康复,即预防精神疾病的发生、早发现早治疗以及促使慢性精神病者的康复和回归社会。而广义的精神卫生是指健康者增进和提高精神健康、精神医学的研究与咨询,更多地涉及除精神科以外其他相关学科,例如心理咨询科、临床心理科、心身疾病科等,心理治疗和心理咨询的相关概念也逐

渐深入人心。

第二节 心理治疗、心理咨询对象和目的

心理治疗(psychotherapy)是什么？心理咨询(counselling)又是什么？它们之间是怎样的关系呢？学术界对于这两个概念的界定有些不同的看法和理解，但是达成共识的是很难将两者做出一个非常清晰的区分。

18世纪末，维也纳医生梅斯梅尔(Franz A. Mesmer，1734—1815)提出了"人体磁场学说"，并将催眠暗示作为其"磁疗"方法的核心手段。19世纪中叶，法国医生夏可(Jean M. Charcot，1825—1893)摒弃了梅斯梅尔的"人体磁场学说"，但保留了其催眠技术部分，并以此治愈了一些歇斯底里患者。再后来，弗洛伊德师从夏可，并在此基础上逐步创立了他的"精神分析学说"。心理治疗，作为一种医学手段是自古就有的，但人们普遍将"催眠疗法"的创立作为现代心理治疗的开端。从此，心理治疗作为一门独立的治疗手段，日益受到人们的认可和应用。

而心理咨询却是从20世纪40—50年代开始兴起的，心理咨询的出现主要受当时三股力量的推动：第一股力量是人们对由奥地利精神病学家、心理学家弗洛伊德创立的"精神分析疗法"日益不满，如治疗时期过长、咨询关系完全像医患关系等，人们开始探索新的治疗方案；第二股力量是由于20世纪20—30年代崛起的职业咨询运动的推动，人们想要通过了解自己来了解自己职业的发展趋向；第三股力量是受到人本主义思潮的启发。

其实心理咨询与心理治疗在很大程度上都依凭着同样的心理学理论开展工作。当代心理学理论体系中一些重要的理论体系，如精神分析理论、认知行为理论、人本主义理论、家庭系统理论等，是心理咨询与心理治疗共同的理论基础。另外，这两种方式都旨在通过两人的互动关系帮助当事人发生心理和行为上的改变，在开展工作的过程中，有时它们也都用同样一些策略与技巧，如倾听、提问、支持、指导、共情等。

随着心理咨询运动的不断深入和发展，心理咨询与心理治疗日趋分化。心理咨询之所以能够迅速发展，是因为心理咨询作为一种解决心理困惑的治疗方案，一方面对通过服药能够保持平稳状态的精神疾患的后续治疗起到一定的辅助作用，另一方面心理咨询主要的工作对象是有心理困扰的健康人群，也就是说

心理咨询的外延远比心理治疗的外延要广泛得多,大到社会适应、职场压力,小到婚姻家庭、情感矛盾、子女教育等,似乎社会生活的各个方面都可以通过心理咨询来解决一些困惑。

心理治疗与心理咨询的主要区别在江光荣所著的《心理咨询的理论与实务》中有比较详细的描述,他认为心理治疗与心理咨询同时都有"接受帮助者""给与帮助者""障碍的性质""干预的特点"这四个维度,但是内容却存在一定的差异。对于"接受帮助者",心理咨询将其称作"当事人(或者来访者)",主要是指在适应和发展上遇到困难的正常人;而心理治疗将其称为"患者",主要包括(康复期的)精神患者、神经症患者、人格障碍者或品行障碍者和遭受心理创伤的人等。在"给与帮助者"方面,心理咨询的帮助者是:① 咨询师,在心理学系、教育心理学系或临床心理学系接受训练;② 临床心理学家,在临床心理学系接受训练;③ 社会工作者,在社会学系或社会工作系接受训练。而心理治疗的帮助者是:① 精神科医生,主要在医学院接受训练;② 临床心理学家,主要在心理学系或者临床心理学接受系统训练。在"障碍的性质"这个方面,心理咨询涵盖正常人在适应和发展方面的障碍,如人际关系问题、学业和学习问题、升学就业问题、婚姻家庭方面的问题等;而心理治疗更多的是针对神经症、人格障碍、行为障碍、心身疾病、性心理异常、处在缓解期的某些精神障碍等。在"干预的特点"方面,心理咨询强调教育的原则和发展的原则,重视当事人理性的作用,重视发掘、利用当事人潜在的积极力量,自己解决问题,用时较短,从一次会谈到数十次不等;而心理治疗更强调人格的改造、行为方式的矫正,重视症状的消除,费时较长,从数周到数年不等。

除了心理咨询与心理治疗存在差异之外,心理咨询师与心理治疗师的专业训练和工作性质也存在差异。有一些学者认为:心理治疗人员不但要有心理咨询的知识,也要具备一定的医学知识和经过一定的训练;而心理咨询人员则不必有医学方面的知识和经过一定的训练。但是心理咨询的工作对象是正常人或者是在服药后总体状态比较平稳的精神患者,那作为心理咨询师该如何评估或者判断来访者的精神情绪状态是否适合做心理咨询呢?这就要求心理咨询师也必须具备一定的精神科临床基础知识,有一定的能力对来访者的精神、情绪状态有一个初步粗略的临床评估,这样的评估一方面降低了来访者可能存在的危机风险,同时也在一定程度上规避了咨询师自身的执业风险。所以作为心理治疗师和心理咨询师在接受心理咨询技能培训的同时,对于心理治疗师来说,可能还需要接受非常专业的医学知识的培训与考核,而对于心理咨询师来说,也需要具备一定的精神科临床评估技能以及知识储备。

第三节 心理咨询与精神科诊断治疗的关系

有学者认为,心理咨询这个概念有广义和狭义之分。从广义上说,它涵盖了临床干预的各种方法或手段,而狭义的心理咨询主要指非标准化的临床干预措施,是各类非标准化干预手段或方法的统称。这就是说,广义"心理咨询"这一概念中,包括"狭义的心理咨询"和"心理治疗"这两类临床技术手段。那我们暂时会用这个"广义的心理咨询"作为对"狭义心理咨询"和"心理治疗"的统称,简称为"心理咨询"。

那心理咨询与精神科临床的诊断治疗有怎样的关系呢?

精神科的临床诊断和治疗在很大程度上是通过生物学水平上的干预来"消除"或者"减轻"就诊患者的一些症状,让患者尽快地恢复到可以正常生活的状态,例如一个抑郁症的患者,通过在精神科的就诊和治疗,可以缓解情绪低落的状态、降低危机风险,患者可以继续正常地学习、工作和生活。但是引发抑郁的原因除了生物学因素之外还有什么?我们可以做些什么以尽量避免这样的情绪状态再现?这些都是心理咨询可以做的工作。心理咨询是一个探究病因的过程,根据咨询师咨询风格取向的不同,所需要的时间也不同,但是相对精神科的治疗过程而言,为期较长,它可以通过多次的咨询工作,帮助来访者找到抑郁产生的原因,或者直面自己的情绪状态,从而在一定程度上有效降低抑郁复发的概率。

而从另一方面来说,同样以抑郁症为例,如果只是轻度或者中度的抑郁症,是可以仅通过心理咨询来得到缓解的,当然,如果能同时辅以精神科临床治疗,效果可能会更好;但是对于重度的抑郁症,很难通过心理咨询的谈话治疗达到预期效果,必须尽早通过药物或物理进行干预治疗,在严重的抑郁症状大部分得到改善之后,才能安全地开展心理咨询工作,否则对来访者和咨询师来说可能都是一种高危险性的双重伤害。就如第二节中所提到的,心理咨询师的工作框架是建立在正确评估基础上开展的,任何一种干预措施的作用都是有限制的,并不是对所有人都适用的。而我们咨询师实际上承担着首任干预者的角色,面对形式多样的精神、心理问题,第一要务就是及时对来访者作出评估。心理咨询师发现来访者有疑似重性精神疾病的可能时应及时转诊,大部分的情况下,患者的情况都能由精神科临床诊断和治疗解决。精神科作为一个专业机构,也是心理咨询师开展后续工作的强有力的后盾。在排除重性精神疾病之后,心理咨询师才能开展咨询工作,而且在咨询中还应该根据工作对象的表现随时进行动态评估,降低咨询师的执业风险(具体内容详见第九、第十章)。很多情况下我们的工作对象是需要一些症状来进行防御的,由于患者已经习惯了信以为真的病理状态下的感知思维习惯,而精神科医生三下五除二迅速在短期内用药物或电休克消除了症状,患者就会很不适应,甚至抵触治疗,于是拒绝服药,希望回到自己已经熟悉的那个精神世界。心理咨询师通过分析问题产生的可能原因,帮助对方自己认知存在的问题和自我帮助的应对方式。

有一个患者自述这样的经历:"我当时喜欢可以与人隔空间说话交流的感觉,而且想什么时候互相说就可以说,甚至不用说出声,特别是没有事情可做的时候。""吃了药物后这种感觉没有了,很不习惯。我非常需要再次寻找那样的感觉,当找不到的时候有失望的感觉。""这种感觉可以自己控制,家里人就认为我是在自说自话,毛病没有好。医生加(换)药直到那种感觉找不到,因为那种感觉找不回来没有了,我会感到很累。"减少药物后"那种说话声音重新出现了,很快就又习惯了。""随着药物治疗时间延长,会有害怕的感觉,具体怕什么又不知道。""是心理老师帮助我逐渐习惯摆脱那种时刻能够对话的现象,现在知道是害怕失去那种感觉后的孤独感。"

这个案例展示了,精神科医生与心理咨询师虽然有区别,但是也有许多相同之处,例如重性精神患者的康复目标是回归社会,达到复原的状态。而这仅仅靠药物治疗是难以做到的,心理咨询师的工作恰恰可以起到发觉病因、提高患者认知的作用,对预防复发效果也得到肯定。心理咨询的定义很难保持一致,但是广义的一致认为心理咨询是通过语言、文字等媒介,给咨询对象以帮助、启发和教育的过程。通过心理咨询可以使心理咨询对象的认识、情感和态度有所变化,解决其在学习、工作、生活、疾病和康复等方面出现的问题。所以心理咨询和精神科的临床诊断与评估是一个相辅相成的关系,两者的结合可以更有效地帮助来访者(患者)更快地恢复健康,重新恢复自己的社会功能和日常生活。

(潘 歆 秦 伟 王政科)

第二章 精神疾病常见症状的确认与鉴别

第一节 感知和思维障碍

一、感知障碍

感知包括感觉和知觉两个部分。感觉是大脑对直接作用于感觉器官的客观事物的个别属性的反映,如光、声、色、气味、冷、热、软、硬等,通过感觉器官在人脑中的直接反映。知觉是客观事物的各种属性在人脑中经过综合并借助于过去的经验所形成的一种完整的印象,如视觉、听觉、味觉、嗅觉、触觉、平衡觉、运动觉等都是不同类型的感觉,而知觉就是在这些感觉的综合基础上产生的。比如吃苹果时,得到苹果的颜色、脆、甜、香是感觉,而得出一个什么品牌的苹果是知觉。通常我们对事物的感受都是综合性的。在精神科临床实践中,常常将感觉和知觉统称为感知。因此,感知障碍包括感觉障碍和知觉障碍两个部分。感觉障碍多见于神经系统疾病,知觉障碍常见于精神疾病。

(一) 感觉障碍

常见的感觉障碍有感觉过敏、感觉迟钝、内感不适和感觉性质改变四种。

1. 感觉过敏

感觉过敏又称感觉增强,由感觉阈值降低或强烈的情绪因素所致。临床表现为患者对一般强度的刺激反应特别强烈、难以忍受,比如不能忍受电话铃声、关门声、冷水、阳光等。感觉过敏多见于丘脑或周围神经病变,精神科常见于神经衰弱、疑病症、焦虑症等。

2. 感觉迟钝

感觉迟钝又称感觉抑制,由感觉阈值升高或强烈的情绪抑制所致。临床表现为患者对强烈的刺激不能感知或感觉轻微,比如针刺没有疼痛感。感觉迟钝多见于神经系统疾病、谵妄或其他类型的意识障碍,精神科见于精神分裂症、抑郁症等。

3. 内感不适

内感不适由感觉异常所致。临床表现为患者叙述体内有异常的不适感,比如喉部阻塞感、腹部气流上涌、内脏扭转或牵拉疼痛等。内感不适多见于疑病症、分离性障碍、躯体形式障碍等。

4. 感觉性质改变

感觉性质改变由药物或毒物中毒所致。临床表现为感觉性质改变,比如"红视症""绿视症"等。

(二) 知觉障碍

常见的知觉障碍有错觉、幻觉和感知综合障碍三种。

1. 错觉

错觉是对客观事物的一种错误感知。比如将草绳看成蛇,将墙上的裂纹看成一幅画。错觉可发生在以下四种情况:

(1) 感觉条件差使感觉刺激的水平降低时,如光线暗淡时将挂着衣服的衣架错认为是一个人。

(2) 疲劳、注意力不集中感知的清晰度下降时,如专心读书时听见响声,以为有人在叫唤自己。

(3) 意识障碍使意识水平下降时,如谵妄时将输液皮条当成蛇。

(4) 情绪因素处于某种强烈的心境状态时,如恐惧、紧张、期待时将陌生人看成熟悉的人。

错觉可以在正常人中出现,如光线暗淡、情绪紧张或处于期待状态时出现错觉,但条件改善或解释后,很快意识到错误并能及时纠正。病理性错觉常常因意识障碍或其他精神障碍产生,患者常常坚信不疑,并伴有相应的情绪和行为反应,不容易及时纠正。病理性错觉多见于谵妄和躯体疾病,也见于精神分裂症。如果患者通过想象,将感知的简单形象,增添许多细节变成生动复杂的知觉形象,称为幻想性错觉,多见于感染中毒性精神障碍、分离性障碍或精神分裂症。

2. 幻觉

幻觉是一种缺乏外界相应的客观刺激作用于感觉器官时所出现的知觉体

验。如没有人讲话时听见讲话的声音。引起幻觉的原因有中枢神经系统病变或功能损害、情绪影响、暗示、周围感觉器官病变、感觉剥夺等。幻觉是一种常见的精神症状,可以在意识完全清晰时发生,也可以在不同程度的意识障碍时发生。意识清晰时出现的幻觉属于精神病性症状,是精神病患者最常见的症状之一。健康人有时也会出现幻觉,主要发生在入睡前和醒来后,通常是短暂的、单纯的,如听到铃声或一个人的名字。

幻觉具有两个特性:逼真的知觉体验和幻觉似乎来自外部世界。

(1) 幻觉按感觉器官不同,可以分为以下几种:

① 听幻觉。听幻觉是最常见的一种幻觉。可以听见各种声音,如言语声、噪声、音乐等。如幻觉内容为言语交谈,称为言语性听幻觉。言语性听幻觉可以是几个单词、一段话、几个句子。如果言语内容是评论患者的言行,称为评论性听幻觉。如果言语内容为命令患者做某事,称为命令性听幻觉。言语性听幻觉,尤其是评论性听幻觉、命令性听幻觉多见于精神分裂症。幻听内容有时十分清晰,有时非常模糊。临床上多数患者的行为和情绪受听幻觉影响,甚至产生不良或危险后果。

② 视幻觉。视幻觉比听幻觉少见,常与其他幻觉一起出现。视幻觉可以是简单的闪光,也可以是复杂的图像,如人体画像。视幻觉中图像较正常大的为物体显大性幻觉,又称巨形幻视;较正常小的为物体显小性幻觉,又称小人国幻视。视幻觉多见于器质性障碍,如谵妄、中毒、癫痫等,也可见于功能性精神障碍,如精神分裂症等。

③ 味幻觉和嗅幻觉。味幻觉和嗅幻觉比较少见。通常是患者可以辨认的特殊气味和味道,如花香、臭味等。多数嗅幻觉或味幻觉是患者以前接触过的、令人不愉快的气味或味道。味幻觉和嗅幻觉常同时出现,常见于颞叶癫痫、精神分裂症等。

④ 触幻觉。触幻觉又称皮肤黏膜幻觉,此幻觉也较少见。患者感到皮肤或黏膜表面或生殖器官有接触、针刺、虫爬、通电等异常感觉。多见于周围神经炎、中毒、精神分裂症等。患者有性器官的接触,称为性幻觉,见于精神分裂症、分离性障碍等。

⑤ 本体幻觉。本体幻觉又称体感幻觉,临床上较少见。患者有内脏被捏、拉、膨胀、虫爬、刀割、舌头在动等体验。常见于疑病妄想、虚无妄想、精神分裂

症、抑郁症等。患者感到唇舌在运动,称为言语运动性幻觉。患者感到肢体、躯干在运动,称为精神运动性幻觉,多见于精神分裂症。患者感到失去平衡,处在斜面或旋转的地面上而紧紧抓住扶手不放,称为前庭性幻觉,见于精神分裂症、脑干器质性疾病。

(2) 幻觉按结构、性质不同,可以分为以下两种:

① 完全幻觉。完全幻觉又称真性 A 幻觉。患者的幻觉体验来源于客观世界,具有与知觉体验相同的鲜明性、生动性和不随意性。比如患者听见有人在议论自己,情绪激动,心情不愉快。上述听幻觉、视幻觉、味幻觉、嗅幻觉属于此类。临床上多数幻觉属于完全幻觉。

② 不完全幻觉。不完全幻觉又称类幻觉。此类幻觉除了有感知成分外,还有表象和思维的内容。常见的不完全幻觉有四种:

一是伪幻觉。伪幻觉又称假性幻觉、表象幻觉,其特点是幻觉出现在患者的主观空间,患者可以不通过感官而获得幻觉。伪幻觉多见于精神分裂症。

二是思维化声和读心症。这种幻觉的特征是患者感到心里想什么,就听到什么。如果听到的声音为别人的声音,称为读心症;如果听到的声音为患者自己的声音,称为思维化声。这两种幻觉多见于精神分裂症。

三是思维显影。患者在思考的同时,能够看见所想的内容,性质与思维化声相同。

四是精神性幻觉。患者感到自己的大脑不通过感官就能看到文字、听到声音。幻觉的内容不属于患者自己,也不能随主观意志转移。精神性幻觉见于精神分裂症。

(3) 幻觉按产生条件不同,可以分为以下五种:

① 功能性幻觉。功能性幻觉是指患者的幻觉与现实刺激伴随出现的幻觉。比如听见流水的声音,就听见别人在议论自己。客观刺激和幻觉同时为患者感受,这种现象多见于精神分裂症和心因性精神障碍。

② 反射性幻觉。反射性幻觉是指患者的某一感觉器官感受到现实的刺激时,他的另一个感觉器官便产生幻觉。比如看见有人在前面几米远的地方,就听见别人在议论自己。反射性幻觉多见于精神分裂症。

③ 域外幻觉。域外幻觉是患者具有超出感觉限度之外的幻觉。比如双眼朝前看时能够看见站在后面的人。这种现象见于精神分裂症、催眠状态和器质

性精神障碍。

④ 心因性幻觉。是幻觉内容与心理因素密切相关,在强烈心理因素影响下产生的幻觉。比如想起已故的亲人时,就听见已经死去的亲人的说话声。常见于心因性精神障碍、分离性障碍等。

⑤ 催眠相幻觉。指发生在催眠时相的幻觉。幻觉发生在将睡未睡时称为入睡前幻觉,幻觉发生在将醒未醒时称为醒前幻觉。催眠性幻觉一般没有病理性意义。

幻觉是一种精神病性症状,可以发生在各种重性精神障碍中,如精神分裂症、情感性障碍和器质性疾病。幻觉没有特征性疾病的诊断意义。视幻觉主要见于器质性精神障碍,但在重性精神分裂症和情感障碍中也可以见到。听幻觉、味幻觉、嗅幻觉、本体幻觉多见于精神分裂症。

(三) 感知综合障碍

感知综合障碍是指患者对客观事物能够正确认识,但对部分属性如大小比例、形状结构、空间距离、物体的动静等产生错误的知觉体验。常见以下几类:

1. 时间知觉综合障碍

患者对时间体验的判断出现障碍。比如患者感到时间"飞快",或者时间"凝固"。这种症状多见于颞叶癫痫和精神分裂症。

2. 空间知觉综合障碍

患者对事物空间距离或事物大小的判断出现障碍。比如患者看见物体的形象比其实体大或者小,或者将近物看得很远。这种症状多见于癫痫和精神分裂症。

3. 运动知觉综合障碍

患者觉得运动的物体静止不动或者静止不动的物体在运动。比如患者感到面前的房屋在往后退,坐着的凳子在移动。这种症状多见于癫痫和精神分裂症。

4. 体形知觉综合障碍

又称体象感知综合障碍。比如患者感到自己的脸变长、变大,鼻子变宽等。这种症状见于器质性精神障碍、癫痫和精神分裂症。

二、思维障碍

思维是人脑对客观事物的间接和概括的反映,是精神活动的重要特征,是认识过程的高级阶段。思维在感觉和知觉的基础上产生,并借助语言和文字来表达。思维包括分析、综合、抽象、概括、判断、推理等过程。从发展心理学看,人类的思维是从直觉的形象思维,逐步发展到抽象的逻辑思维。这个发展过程通过大脑的结构和功能的日益完善,通过不断学习和社会实践来完成。目的性、连贯性、逻辑性是正常人类思维活动的特征。① 目的性:指思维是围绕着一定目的,有意识地进行的;② 连贯性:指思维过程中的概念之间前后衔接,互相联系;③ 逻辑性:指思维过程有一定道理,是合乎逻辑的。

思维障碍是精神疾病的重要的精神症状,主要包括思维形式障碍、思维过程障碍、思维内容障碍和思维属性障碍四个部分。

(一) 思维形式障碍

思维形式障碍是指思维的联想障碍。常见的有:

1. 思维散漫

指联想范围松散,缺乏固定的指向和目的,思维缺乏目的性、连贯性和逻辑性。患者认真讲了一段话,每句话、每段叙述的语法结构和逻辑性完整,但是整篇谈话内容散漫、没有主题,使听者不得要领。严重者表现为联想完全没有逻辑性,句与句之间互不相关,甚至是语词的堆积,不能组成完整的句子,这种现象称为思维破裂。比如问患者姓名,回答"我是一个兵。我要扫地。医生,我这件衣服好吗?……"思维散漫主要见于精神分裂症,也见于严重的躁狂发作、智能障碍等。

2. 思维贫乏

指思维数量的减少,概念缺乏。患者常感到脑子一片空白,想不出问题。临床表现为患者回答问题时言语内容简单、空洞,自觉脑中空虚。如询问患者今后有什么打算?回答"没有"。询问患者家属探望时谈些什么?回答"没什么"。询问患者对住院治疗有什么看法?回答"没什么"。思维贫乏多见于精神分裂症,也见于抑郁症和脑器质性障碍。

3. 病理性象征性思维

指用无关的、不被大家所理解的具体概念来代表抽象概念,不经患者解释,别人无法理解。如不穿衣服表示光明磊落。病理性象征性思维常见于精神分裂症。

4. 语词新作

指患者自创新词、新字、图形、符号等,代替已被大家公认的概念。如患者指"尖"为心,称"解剖鸡的心脏,是上面小、下面大。所以'尖'应该读'心'"。语词新作常见于精神分裂症。

5. 持续言语

指回答问题时患者持续重复第一次回答,尽管提问者已经开始提问下面的问题。如问患者年龄,回答"60岁"(正确);问其住址,仍回答"60岁"。持续言语主要见于器质性障碍,如痴呆,也可见于其他精神障碍。

(二) 思维过程障碍

思维过程障碍又称思流障碍,指思维的联想过快、过慢或中断。常见的有:

1. 思维奔逸

指思维的联想速度过度加快和思维量增加。患者表现为思维和谈话都非常快,一个概念接着另一个概念。患者讲话时,语量增多,语速变快,甚至滔滔不绝、不易打断。思维奔逸时常常伴有随境转移、音联意联。如问患者姓名,回答"鄙人姓张,弓长张,名字是××。今年28岁,生日是6月18日,结婚刚满一年零八个月……"病情严重时,患者有思维压力感,思维大量涌现,患者经常来不及述说。思维奔逸是躁狂症的典型症状,也可见于精神分裂症。

2. 思维迟缓

指思维的联想过度缓慢,与思维奔逸正好相反。患者表现为讲话速度缓慢,应答迟钝。回答一个简单的问题要花上很长的时间,令提问者不耐烦。思维迟缓者常常伴有动作和行为的减少或抑制、情绪的低落。这是抑郁症的典型症状,也可见于精神分裂症。

3. 思维阻隔

指思维突然中断。患者表现为谈话时话题突然中断,联想突然受到抑制,片刻后以新的话题内容出现,但患者对此不能解释。如问患者什么时候住院的?回答"我昨天来医院的"。停顿片刻后,又会问"刚才你问什么问题?我可以看书吗?"思维阻隔主要见于精神分裂症。

4. 赘述

指患者在叙述一件事时加入许多不必要的细节,无法简明扼要地讲清问题。如问患者坐什么车来医院的? 回答"坐49路公交车,从终点站经人民广场,到淮海路,再到衡山路、乌鲁木齐路、中山医院、儿科医院、中山南路下车,走过来的。"赘述主要见于癫痫,也见于其他精神障碍。

(三) 思维内容障碍

思维内容障碍又称妄想,妄想是一种病理信念,其内容与事实不符,甚至与患者的文化水平及社会背景也不符合。但患者仍坚信不疑,难以用摆事实、讲道理的方法加以纠正。妄想属于精神病性症状,是精神病患者最常见的症状之一。

妄想是个别的心理现象,而集体的信念有时尽管不合理,也不能归于病态,如迷信观念。妄想的定义中虽然有"坚信不疑",但在妄想的开始形成阶段或消失阶段,患者对妄想可以动摇。有些患者尽管对妄想坚信不疑,但其行为常常不受妄想影响,比如患者一面坚信自己是伟大人物的亲戚,一面却安心地生活在医院中。有时妄想、内容虽然符合事实,但患者的结论并不是通过客观事实和逻辑推理得来的,比如患者认为配偶有外遇,因为天在下雨老天也为他感动。妄想不能根据其内容是否"合乎常情"来定,因为现实生活是复杂的,对检查者来讲不可想象的事并不等于不会发生,关键在于其结果是如何得出的。需要与妄想鉴别的心理活动:① 偏见。正常人的成见和偏见是由人们的思想方法不正确或认识水平的限制造成的。② 迷信观念。迷信观念是与当时当地的社会文化背景相联系的。③ 幻想。幻想时的内容可能离奇,但人们能够与现实区分,并不坚信不疑。④ 超价观念。超价观念是一种带有强烈情感色彩的先入之见,并在较长时间内占优势地位,使当事人以此来解释一切现象。不过,当情绪稳定或客观环境改变时,超价观念即可消失。

1. 妄想的起源

妄想按起源可以分为原发性妄想和继发性妄想。原发性妄想是一种无法以患者当前的环境和以往的心境解释的,不是来源于其他异常精神活动的病理信念。原发性妄想是精神分裂症的特征性症状。

(1) 原发性妄想的形成可分为如下几种:

① 妄想心境。患者突然产生一种情绪,感到周围发生了某些与自己有关的情况,导致原发性妄想形成。

② 妄想表象。患者突然产生一种记忆表象,接着对之赋予一种妄想意义。

③ 原妄想观念:妄想的形成既无前因,又无后果,没有推理,也无法理解。

④ 妄想知觉。患者对正常知觉体验赋以妄想性意义。

原发性妄想的共同特征是对某一心理现象(如情绪、记忆表象、知觉)赋予难以理解的特殊的妄想性意义。原发性妄想、体验仅见于妄想、形成的开始。

(2) 继发性妄想的形成可分为如下几种:

① 情感障碍。如抑郁症和躁狂症情绪低落或高涨时产生的自罪妄想、夸大

妄想等。

② 知觉障碍。如听幻觉基础上产生的被害妄想。

③ 意识障碍。如意识模糊与错觉有关的后遗性妄想。

④ 智能障碍。如轻度精神发育迟滞、脑器质性障碍、老年性痴呆等因推理、判断、记忆缺损所产生的继发性妄想。

⑤ 性格障碍。如多疑、敏感、主观、固执、高傲的偏执性格容易发生妄想。

⑥ 强烈的精神刺激。如等待审判、亲人的突然死亡所致的心因性妄想。

⑦ 暗示。易于接受暗示或自我暗示的患者容易受暗示产生妄想。

2. 常见的妄想

（1）被害妄想：这是最常见的妄想。患者感到正在被人迫害、监视、跟踪、窃听、诽谤、诬陷、毒害等。被害妄想常见于各种精神病状态，伴有幻觉的被害妄想多见于精神分裂症。

（2）关系妄想：这是较常见的妄想。患者感到周围的一事一物均与自己有关，或具有某种特殊意义。前者称为牵连观念，后者称为特殊意义观念。如患者认为报刊、电视中的内容都与自己有关，有些是明的讲自己，有些是暗示自己。关系妄想多见于精神分裂症，也见于其他各类精神病。

（3）夸大妄想：患者认为自己是重要人物，出身名门，有特殊才能，有巨大财富等。如患者坚信自己是某个领袖人物的亲戚，家中有许多的钱财等。夸大妄想常见于躁狂症，也见于精神分裂症、器质性精神病。

（4）自罪妄想：又名罪恶妄想。患者将过去的缺点、错误无限上纲，看成是很大的罪行，对不起家人，不可饶恕，不配正常的生活下去。如同朋友吃一餐便饭，认为自己是受贿，应该判刑，罪有应得。患者常可伴有自杀或自伤行为或者主动去公安局自首。自罪妄想多见于抑郁症，也可见于精神分裂症。

（5）虚无妄想：又名否定妄想。患者认为客观存在的物质已不复存在，一切都是虚假的。如患者感到自己的胃肠已消失，因而不必吃饭，也没有饥饿感。虚无妄想多见于抑郁症，也见于精神分裂症、老年期精神病。

（6）疑病妄想：患者深信自己患了某种严重疾病，如癌症、艾滋病等。一系列详细检查和反复的医学验证都不能纠正患者的病态信念，常伴有反复就医的行为和焦虑不安的情绪。疑病妄想常见于抑郁症，尤其是中老年患者，也见于精神分裂症。

(7) 嫉妒妄想：患者捕风捉影地认为自己的配偶另有新欢，坚信配偶对自己不忠，常跟踪、逼问配偶，以求证实；甚至对配偶或第三者采取攻击性行为。嫉妒妄想常见于精神分裂症、偏执性精神病等。嫉妒妄想男性多于女性，夫妇双方条件相差大者、更年期妇女容易发生。

(8) 钟情妄想：患者认为自己被异性看中、所爱，因而眷恋、追逐对方。患者钟情的对象常常是名人如影星、歌星等。可以是突发的，也可以在一次见面之后产生。如在一次演唱会上向明星献过花，其实对方根本不认识他（她），也没有任何意思。钟情妄想多见于精神分裂症。

(9) 影响妄想（或称被控制感）：患者觉得自己的一言一行都受到外界某种力量的控制，如电波、仪器、光等，因而不能自主，常伴有与妄想内容相应的行为。如患者感到自己的行为受到情报部门的控制，情报部门在自己的大脑中安装了特殊仪器，然后操纵他的一举一动，连讲话的声音和内容也是借患者的大脑和喉咙。影响妄想是诊断精神分裂症的重要症状。

(10) 其他常见的妄想：有非血统妄想、宗教妄想、着魔妄想等。

根据妄想结构的严密性，即妄想的推理，可分为系统妄想和非系统妄想。妄想结构的严密性或系统性，取决于患者人格的完整性。通常，中年人的人格比青年人稳定。因此，中年患者的妄想常常比青年患者来得系统，常常需要经过调查研究，方能明确患者的现象是否属于妄想。尤其偏执性精神病患者的人格比精神分裂症妄想型患者的人格更加完整，妄想也就更加系统化，临床判断也就更难。妄想可使患者采取种种行为，如攻击、自伤、反复就诊等。妄想是否付诸行动，取决于患者的人格是否完整，取决于患者对妄想内容的评估。

(四) 思维属性障碍

思维属性障碍又称思维占有障碍，指患者感到头脑中的思维不受自己控制，或者体验到思维不属于自己，受外界控制。

1. 常见的思维障碍

(1) 思维插入：患者认为自己大脑中的某些想法不属于自己，而是外界有人通过某种技术放入自己的大脑，自己在被别人利用。比如患者告诉医生："气功师傅用气把师傅的思维放入自己的大脑，来控制自己。我现在的思维一部分是自己的，还有一部分是师傅的。"思维插入常见于精神分裂症。

(2) 思维抽去/思维被窃：患者认为自己的思维没有了，被外界偷走了，并常常有思维中断现象。比如患者称:"特殊部门用一种高科技手段把我脑子中的思想都抽取了,脑子不舒服,想不出问题。他们在考验我,拿我做试验。"思维被窃常见于精神分裂症。

(3) 思维播散或思维广播:患者觉得自己的思维即使不讲出来别人也会知道,好似新闻被广播,人人皆知。比如患者在回答医生问题时说:"你们不要装了,其实你们都已经知道,还要故意问我。我的想法还没有讲出来就已经通过电视、广播全世界都知道了,你还不知道?至于用什么方法从我脑子中发出去的,我也不知道。"思维播散常见于精神分裂症。

(4) 强迫思维:指一种反复出现的思维,表现为一种想法、冲动等,尽管患者明知不对、不必要、不合理,但也很难克服和摆脱。抵抗是强迫思维的特征,也是与妄想鉴别的要点。通常,强迫思维的内容是不愉快的、痛苦的。患者认为这些想法是没有意义的,甚至是不可告人的。常见的强迫思维有:① 强迫想法:患者重复、持续的出现一些想法,如怕接触细菌、病毒,怕染上某种疾病或把疾病传给别人;或反复出现某些淫秽或亵渎神灵的想法。② 强迫性穷思竭虑:明知不必要,患者却不停地思考,如为什么月亮会发光?先有鸡还是先有蛋?③ 强迫怀疑:患者对已做的事不停地怀疑或担忧,如门是否已关、电闸是否已切断。④ 强迫冲动/强迫意向:患者反复出现某种冲动的欲望,虽然从不表现在具体行动上,但使患者感到非常紧张害怕。如攻击别人、采取危险行动或社会不容许的违法行为等。不管冲动欲望如何,患者都认识到这是不合理的,并且不想采取行动。这是与妄想,鉴别的要点。⑤ 强迫回忆:患者对往事、经历反复回忆,明知没有实际意义,但无法摆脱,不断回忆。如不断回忆电视中的情景,一遍又一遍。⑥ 强迫性对立思维:患者无法摆脱与自己认识相对立的想法的纠缠,而感到非常痛苦。比如听见"和平""友好",马上出现"战争""敌人"等相反的词语。

2. 思维障碍的判断

(1) 思维形式障碍:需观察语量、语速,言语流畅性、连贯性,应答是否切题,是否有思维松弛散漫、思维破裂。

(2) 思维内容障碍:所出现妄想的种类、性质、出现时间、持续时间、频度、对社会功能的影响和与其他精神症状的关系等。对妄想要分析系原发性还是继发性,妄想具体内容、出现时间、持续时间、出现频率,妄想牢固程度、系统性、荒谬性与泛化倾向,妄想出现时患者的情感状态、意识状态,对社会功能的影响,与其他症状的关系及对妄想的自知力等。同时,还应了解是否存在超价观念与强迫观念。

(3) 思维逻辑障碍:注意逻辑障碍种类、性质、强度、出现时间、持续时间、频度、对社会功能的影响、与其他精神症状的关系等。精神检查中主要注意有无逻辑倒错性思维、病理性象征性思维、语词新作、诡辩症及其他病理性思维逻辑障碍等。需指出的是,各种精神症状如幻觉、妄想等从一般意义上讲都存在着逻辑障碍问题,此种情形不应罗列为本项障碍。

(4) 思维属性障碍:主要观察患者对于其联想自主性方面是否存在障碍,该类患者认为自己的思想被外力夺走(思维被夺)或一些思想是由外力插入自己脑中的(思维被插入),感到自己内心体验已被人知晓(思维被洞悉)或被广播出去(思维播散)。

(钱美玲)

第二节 情感与动作行为障碍

一、情感障碍

当人们在感知事物时,不论是对来自躯体内部感觉,还是对外部世界的感知,必然会伴随着相应态度和外部表现,如面部表情、身体表情和声音表情等。这种喜怒哀乐爱憎等体验和表情,总称为情感活动,它是人类对客观事物的主观态度。比如当听到一个好消息时,产生高兴和喜悦的体验,流露出愉快的表情,并且发笑。相反,遇到一件伤心的事,则产生悲哀和痛苦的体验,流露出忧愁的表情,并且哭泣。

情感障碍通常表现为三种形式,即情感性质的障碍、情感波动性的障碍和情感协调性的障碍。

(一) 情感性质的障碍

情感性质的障碍临床表现为情感高涨、欣快、情绪低落、焦虑、恐惧。正常人在一定的处境下也可以表现这些情感反应,因此只有在情感反应不能与其处境及心境背景来解释时方可作为精神症状处理。

1. 情感高涨

此时患者的情感活动显著增强,总是表现得欢欣喜悦、轻松愉快、兴高采烈、洋洋自得。讲话时眉飞色舞,喜笑颜开,表情丰富、生动。对一切都感到非常乐观,好像从来没有什么忧愁和烦恼,对任何事物都感兴趣,自负自信,甚至伴有明显的夸大色彩。但是这种情感的高涨并不一定是很稳定的,患者易激惹,稍有不遂便勃然大怒,遇悲哀事便伤心流泪,但转瞬即逝,迅速恢复原状。上述种种表现与环境之间的统一性仍保持完好,这一点与精神分裂症患者的兴奋状态鉴别时很有意义,它是躁狂症中的一种典型表现。

2. 欣快

一般是指在器质性精神病如脑动脉硬化性精神病、老年性痴呆及麻痹性痴呆等疾病时出现的快乐心情。这类症状表面上与前者颇相类似。虽然患者经常乐呵呵的,也有似乎十分满意和幸福愉快的体验,但是由于智能障碍的影响,使它和情感高涨有本质的不同。此时患者即使很高兴,但其面部表情却给人以呆傻、愚蠢的感觉。同时患者自己也说不清高兴的原因,而且表现得内容也比较单调刻板,因而难以引起正常人的共鸣。

3. 情感低落

它与情感高涨恰恰相反,患者情绪低沉,整日忧心忡忡,愁眉不展,唉声叹气,重则忧郁沮丧,悲观绝望,感到自己一无是处,以致有"度日如年""生不如死"之感。外界一切都不能引起其兴趣,仅增悲伤。患者因而常常自责自罪,甚至出现自杀观念和自杀行为。这种情感低落经常伴有思维缓慢、言语及动作减少、意志要求减退、反应迟钝等,但整个精神活动与周围环境仍有密切联系。这一症状为抑郁症的典型表现之一。

4. 焦虑

这是担心发生威胁自身安全和其他不良后果的心境。患者在缺乏明显客观因素或充分根据的情况下,对其本身健康或其他问题感到忧虑不安,紧张恐惧,顾虑重重,或认为病情严重,不易治疗;或认为问题复杂、无法解决等,以致搔首顿足、坐立不安、唉声叹气、怨天尤人,一如大祸将临,惶惶不可终日,即使多方劝解也不能消除其焦虑。常伴有自主神经功能紊乱和疑病观念,常在焦虑性神经症表现突出。

5. 恐惧

这是一类不以患者的意志愿望为转移的情绪。患者对平时无关紧要的物品、环境或活动,会产生一种紧张恐怖的心情,甚至感到这种恐怖感是不正常的,但无法摆脱。恐惧的内容很多,如怕脏、怕感染、怕尖锐物件、怕空旷的广场、怕高地或深渊、怕脸红、怕得某种疾病、怕死亡,等等,以致不敢去接触或接近某些物品或人。怕脸红的患者常回避社交活动。这类症状以恐怖性神经症为突出,也常见于精神分裂症早期,如幻觉、错觉、妄想状态。

(二) 情感波动性的障碍

临床表现为情感脆弱、情感爆发、易激惹、情感迟钝、情感淡漠、情感麻木、病理性激情、病理性心境恶劣等。

1. 情感脆弱

一般在细微的外界刺激甚至并无十分明显的外因影响下,患者的情感容易引起波动,反应迅速,有时也较强烈,常因无关紧要的事件而感到伤心流泪或兴奋激动,无法克制。常见于癔症、神经衰弱或脑动脉硬化性精神病。

2. 情感爆发

这是一种在精神因素作用下突然发作的、暴发性的情感障碍。患者表现哭笑无常、叫喊吵骂、打人毁物等。有时捶胸顿足、号啕大哭,有时则兴高采烈、载歌载舞、手舞足蹈、狂笑不已,有时则又满地打滚、表现极为粗暴。整个临床表现杂乱无章,变化很大。但这类发作持续时间短,情感色彩异常浓厚,并且常伴有撒娇、做作、幼稚以及演剧式的表情和动作。患者对周围情况的感知并无障碍,意识也颇清晰,但严重时可也出现轻度意识障碍。一般来说患者的暗示性较高,癔症性格特征也颇为明显,故常为癔症的主要精神症状之一。

3. 易激惹

这是一种剧烈但持续时间较短的情感障碍。患者一遇到刺激或不愉快的情绪,即使极为轻微,也很容易产生一些剧烈的情感反应。患者极易生气、激动、愤怒,甚至大发雷霆,与人争吵不已。常见于癔症、神经衰弱、躁狂状态、躯体性或器质性精神病。

4. 情感迟钝

指患者对平时能引起鲜明情感反应的刺激却表现较为平淡,并缺乏与之相应的内心体验。多是细微的情感逐渐丧失,如患者变得对亲属不体贴,对同事不关心,对工作不认真,情感反应不鲜明不生动。多见于精神分裂症早期和某些器质性精神病的早期,如继续发展,则为情感淡漠。

5. 情感淡漠

患者对外界任何刺激均缺乏相应情感反应,即使一般能引起正常人的极大悲伤或高度愉快的事件,如生离死别、久别重逢等也泰然处之,无动于衷。对周围发生的事漠不关心,视若无睹。面部表情冷淡呆板。内心体验极为贫乏或缺如,与周围环境失去情感上的联系。它是精神分裂症晚期经常出现的症状,也可见于严重的器质性痴呆的患者。

6. 情感麻木

患者因十分强烈的精神刺激所引起的短暂而深度的情感抑制状态。患者当时虽处于极度悲痛或惊恐的境遇中,但缺乏相应的情感体验和表情反应,常见于急性应激障碍、分离性障碍。

7. 病理性激情

这是一类突然发作、非常强烈但又较短暂的精神障碍。一般地说,患者既不能意识到由此产生的冲动行为的后果,也不能对其发作加以控制。这种行为往往表现为残酷的暴行,以致严重地伤害别人。在这类发作时常伴有一定程度的意识障碍,因此事后可能出现遗忘。这类症状多见于癫痫、较严重的颅脑外伤或中毒性精神病,也可见于精神分裂症。

8. 病理性心境恶劣

是无任何外界原因而突然出现的低落、紧张、不满情绪的发作。一般持续1～2天。患者易激动,无故恐惧,提出各种要求,诉说各种不满,处处感到不顺心。常见于癫痫。

(三) 情感协调性的障碍

临床表现为情感倒错、表情倒错、强制性哭笑、情感幼稚、矛盾情感等。

1. 情感倒错

患者的情感反应与环境刺激不相一致,当他听到某个能引起一般人感到悲痛的事件时却表现得非常高兴愉快。比如某个患者接到他父亲突然意外死亡的消息时却哈哈大笑。有时在谈论别人施用各种残酷手段对他进行迫害而使身体感到非常痛苦时,却显得好像没有什么事似的,甚至面带笑容地诉说自己的不幸遭遇。

2. 表情倒错

这是指情感体验与表情之间不协调不配合或相反的表现。如患者在外表上痛哭流涕,显得很难受似的,但其内心却并无相应的悲伤体验,或相反,心里却很高兴。

以上情感倒错或表情倒错常见于精神分裂症,尤其在青春型患者中更为多见。

3. 强制性哭笑

这是一类在脑器质性精神病的病例中较常见的症状。患者在没有任何外界因素的影响下,突然出现不能控制或带有强制性的哭或笑。此时患者呈现为一种奇特的、愚蠢的、与其情感内容完全不相符合的面部表情。患者既缺乏任何的内心体验,也说不出为什么这样哭和笑。

4. 情感幼稚

患者的情感反应退化到童年时代的水平,容易受直觉和本能活动的影响,缺乏节制。面部表情幼稚,喜忧易形于色,不能很好地适应环境变化,极易受周围环境的影响而波动。多见于分裂性障碍、老年性痴呆。

5. 矛盾情感

同一患者对同一件事同时产生两种相反的、互相矛盾的情感体验,这是一类在精神分裂症中具有一定特征性意义的症状,它意味着情感活动本身的不相协调和不配合。如:患者对其亲人既是爱又是恨,既喜欢又讨厌,但患者对此既不自觉又不能加以分析和批判,安之若素,并不因此而感到焦虑和痛苦。

二、动作行为障碍

动作是指简单的随意和不随意的运动,如点头、弯腰等。行为则指为达到一定目的而进行的复杂随意运动,它是一系列动作的有机组合。一定的行为反映一定的思想、动机和目的。精神患者由于认知、情感和意志等活动的障碍,常导致动作和行为的异常,称为动作行为障碍,又称精神运动性障碍。尽管这类障碍在动作和行为方面比较突出,但其中在思维、言语、情感方面失调,同样不仅有很明显的反映,而且它们之间紧密联系。因而,在讨论和描述这类障碍时,不可将思维、言语、情感方面的失调与动作行为分割开来。

动作行为障碍分为精神运动性兴奋、精神运动性抑制和某些特殊症状三类。

(一)精神运动性兴奋

精神运动性兴奋主要表现为以下几类状态:

1. 躁狂性兴奋

是情感性精神障碍躁狂状态的主要表现,也称为协调性精神运动性兴奋。在这类兴奋状态中,包括有情感高涨、思维奔逸和意志增强的主症现象,同时还常伴有一种自身感觉良好的舒适感。其临床特征为：兴奋遍及精神活动各方面，但以情感高涨更为突出，并且往往以此为主导而影响和支配其他方面的活动。患者的精神活动在知、情、意各个过程的本身和三者之间以及与其周围环境保持完整，互相协调和配合。同时，患者的意志活动和表情，也与当时他的思想、内心体验和愿望相一致。所以患者的言语和行动都比较易于理解，并且也往往容易引起别人的共鸣。

2. 青春性兴奋

又称不协调性精神运动性兴奋。这类兴奋主要见于精神分裂症青春型。在它的临床表现中，患者的动作、行为和其他精神活动之间的统一性和完整性遭到破坏，动作和行为既无明显的动机和目的，也缺乏一定的指向性，以致杂乱无章、不可理解。本能意向（食欲、性欲）增强，严重时可出现意向倒错。此外在整个临床表现中都具有一种特殊的愚蠢、幼稚、做作、冲动、荒谬和离奇的特点，因此，即使患者载歌载舞，显得很欢乐似的，但也不能引起旁观者情感上的共鸣。

3. 紧张性兴奋

这类兴奋主要见于精神分裂症紧张型。临床表现为：兴奋常突然发作，强烈粗暴、冲动、杂乱，但又单调而刻板，并且有一种局限性的性质，往往无端攻击他人，伤人毁物，既无明显的原因，也无确切的指向和目的，使人无法琢磨，以致难以防御，一般持续时间较短，往往与紧张性木僵交替出现。也属于不协调性精神运动性兴奋的一种。

4. 器质性兴奋

这是一类在大脑器质性病变时所出现的兴奋状态，多见于脑动脉硬化性精神病、老年性精神病、慢性脑外伤性精神障碍和麻痹性痴呆等疾病。这类兴奋状态的共同特点是：动作行为多杂乱并带有冲动性，甚至可出现攻击性行动。平时常有一种好做无目的动作的倾向。这类患者一般有不同程度的智能障碍，严重时出现痴呆现象和人格异常。思维活动缓慢迟钝，反应时间较长，语量增多，但啰唆琐碎（病理性赘述），并常出现重复言语或持续言语。情感脆弱而不稳定，易激惹，常出现欣快，有时可见强制性哭笑。也属于不协调性精神运动性兴奋的一种。

（二）精神运动性抑制

精神运动性抑制指患者的整个精神活动的抑制，表现为动作、行为的明显减

少,常见以下各类:

1. 木僵状态

根据发病机制的不同,木僵状态可以分为以下几类:

(1) 紧张性木僵:这是在紧张性综合征中最常见的一类运动抑制的表现。木僵程度不一,轻时患者的言语、动作和行为显著减少,缓慢,举动笨拙。严重时运动完全抑制,缄默不语,不吃不喝,往往保持一个固定不变的姿势,僵住不动。任何刺激如针刺皮肤等都不能引起相应的反应或躲避(防御反射)。由于吞咽活动也遭涉及,患者不咽唾液,而任其沿口角外流,以致口腔黏膜往往发生糜烂。大小便潴留,也不主动排出。白天一般多卧床不起,但往往在夜深人静时可稍有活动或自进饮食,询问时也可低声回答。严重时患者的肢体可任人随意摆布,如将四肢抬高离开床面,他持续在一个好似枕着枕头的姿势躺着,即使很长时间,也不会自动纠正,即所谓空气枕头。此时患者的意识一般清晰,对外界变化仍能感知。他完全知道别人对他的摆弄,但却不加以抗拒。当患者摆脱木僵状态后,均能回忆并叙述这些经过。这类现象见于精神分裂症紧张型。

(2) 心因性木僵:这是一种在急速而强烈的精神创伤作用下所产生的反应状态。临床上表现为一种普遍的抑制状态:患者的活动大大地减少,呆滞,缄默,拒绝饮食,甚至呈僵住状态。躯体方面常伴有自主神经系统功能失调的症状,如心跳加速、面色潮红或苍白、出汗、瞳孔散大等,有时可见某些轻度的意识障碍。一般来说,当环境改变或外因消除后,木僵的症状就可消失,患者对此常不能完全回忆。

(3) 抑郁性木僵:这类木僵常由急性抑郁引起。患者可缺乏任何自主行动和要求,反应极端迟钝,以致经常呆坐不动或卧床不起,且缄默不语。在反复劝导或追问下,有时对外界刺激尚能做出相应反应,如点头或摇头,或微动嘴唇、低声回答。此外,患者的情感活动无论在表情、姿势方面和他内心体验都是相符合的,这一点是精神分裂症紧张性木僵患者所没有的。

(4) 器质性木僵:这类木僵较少见。常见于脑炎后、脑瘤侵入第三脑室、癫痫、脑外伤或急性中毒等。一般除病史外,还可在神经系统或躯体及化验检查中发现相应的阳性所见,并且也可见到一些意识障碍及痴呆的现象。

2. 违拗症

患者对于别人向他提出的要求不仅没有相应的行为反应,甚至加以抗拒,这主要有两种表现：

（1）主动性违拗：患者做出与对方要求全然相反的动作。

（2）被动性违拗：此时患者对别人的要求一概加以拒绝，不肯履行要求他做的事。

以上两种症状均可常见于精神分裂症紧张型。

3. 被动服从

这恰恰与上述相反，患者被动地服从医生或任何人的要求和命令。甚至一些不愉快的、无意义的并使他难受的动作也绝对服从。可常见于精神分裂症紧张型。

（三）某些特殊症状

1. 刻板动作

和刻板言语一样，患者持续地、单调而重复地做一个动作，尽管这个动作并没有什么指向性和意义。它常和刻板言语同时出现。可常见于精神分裂症紧张型。

2. 模仿动作

这是和模仿言语有同样性质并经常同时出现的一种症状，患者毫无目的、毫无意义地模仿周围人的动作。可常见于精神分裂症紧张型。

3. 作态

又称装相。此时患者做些愚蠢而幼稚的动作和姿态，并不离奇，但使人感到好像是故意装出来似的。

4. 离奇行动、古怪动作

此时患者的行为离奇古怪、不可理解，常无故做些挤眉弄眼、装怪样、做鬼脸等奇怪的表情和动作。以上两种动作行为障碍常见于精神分裂症青春型。

5. 持续动作

和持续言语一样，当周围人又向患者提出新的要求后，患者依然重复地做刚才所做的动作，它经常和持续言语同时出现。

6. 强制性动作

在精神分裂症尤其是具有精神自动症的患者中，可以见到不符合其本人意愿且又不受其自己支配而带有强制性质的动作，而患者对此往往没有强烈摆脱的愿望，因此缺乏痛苦的体验。

7. 强迫性动作

这是一种违反本人意愿、反复纠缠出现的动作，患者清楚地知道做这些动作完全没有必要,努力设法摆脱,但徒劳无益。这类症状常见于强迫性神经症,也可见于精神分裂症早期。

(丁雪凡)

第三节 意识障碍

一、意识与意识障碍

意识在临床医学中指患者对周围环境及自身能否正确认识和反应的能力。它涉及觉醒水平、注意、感知、思维、情感、记忆、定向、行为等心理活动/精神功能,是人们智慧活动、随意动作和意志行为的基础。

意识障碍指意识清晰度下降和意识范围改变,它是脑功能抑制所致。不同程度的脑功能抑制,造成不同程度的意识障碍。意识障碍时许多精神活动都受到影响,临床表现为:感觉阈值升高、感知清晰度下降、不完全甚至完全不能感知;主动注意减退,注意集中困难;思维能力下降,难于形成新的概念,思维联想松散或缓慢,内容含糊,抽象思维和有目的思维困难;情感反应迟钝、茫然;记忆减退,常有遗忘;行为和动作迟缓,缺乏目的性和连贯性;定向障碍,表现为时间、地点、人物的定向错误,通常时间定向最早受累,其次是地点定向,最后是人物定向受损。定向障碍是临床上判断患者有无意识障碍的重要标志。

意识状态一般可从患者的自发言语、面部表情、生活自理情况及行为等方面进行判断。特别对兴奋躁动患者,要注意其言语运动性兴奋状态,通过多方面细致观察,分析有无意识障碍,并可通过患者的自发言语、生活起居以及对医护人员接触时的反应,分析判断定向力障碍。

二、临床上常见的意识障碍

临床上常见的意识障碍有嗜睡、昏睡、昏迷、意识混浊、梦样状态、朦胧状态、谵妄。

(一)嗜睡

指患者的意识水平下降,如不予刺激,患者昏昏入睡,但呼叫或推醒后能够简单应答,停止刺激患者又进入睡眠。此时,患者的吞咽、瞳孔、角膜反射存在。

（二）昏睡

指患者的意识水平更低，对周围环境及自我意识均丧失，但强烈刺激下患者可以有简单或轻度反应。此时角膜反射减弱，吞咽反射和对光反射存在。

（三）昏迷

指患者的意识完全丧失，对外界的刺激没有反应，随意运动消失。此时，吞咽、角膜、咳嗽、括约肌、脏反射甚至对光反射均消失。

（四）意识混浊

指患者的意识清晰度受损，表现似醒非醒，缺乏主动，强烈刺激能引起反应，但患者的反应迟钝，回答问题简单，语音低而慢，有时间、地点、人物的定向障碍。此时，吞咽、对光、角膜反射尚存在。

（五）梦样状态

指患者表现像做梦一样，完全沉湎于幻觉、妄想之中，对外界环境毫不在意，但外表好像清醒，对其幻觉内容过后并不完全遗忘。迷茫状态、困惑状态和梦吃状态都可纳入意识梦样改变的范围。睡眠剥夺或过度疲劳均可引起梦样状态，精神分裂症、某些药物如致幻剂也可引起梦样状态。

（六）朦胧状态

指患者的意识活动范围缩小，但其意识水平仅有轻度降低。患者对一定程围内的各种刺激能够感知和认识，并能作出相应反应，但对其他事物感知困难。具体表现为患者集中注意于某些内心体验，可有相对正常的感知觉和协调连贯的行为。但对范围外的事物都不能正确感知和判断，仔细检查可以发现定向障碍，片段的幻觉、错觉、妄想及相应的行为。常为突然发生、突然修正，持续时间为数分钟至数天，好转后常不能回忆。朦胧状态可有多种原因，其中器质性原因有癫痫、脑外伤、脑血管疾病、中毒等，心因性朦胧常见于分离性障碍和心因性精神障碍。

（七）谵妄

谵妄是一种急性脑器质性综合征，系非特异性病因所致，属于意识内容的改变，其病理基础是整个大脑皮质功能的障碍。由于患者有明显的精神活动异常，常需要精神科医生急诊。导致谵妄的原因很多，主要为躯体疾病，如感染性疾病、颅脑疾病、代谢障碍、心血管疾病以及中毒、手术等。

1. 临床表现

（1）意识水平降低：患者呈中重度的意识混浊，有定向障碍。意识障碍具有波动性,多为昼轻夜重。

(2) 精神运动性兴奋:患者常常行为无目的性,如寻衣摸床等。可有欣快感,即患者被动地体验一种极度舒适满足的状态,与环境不协调。

(3) 思维障碍:患者常常答非所问,言语混乱,表述不连贯。

(4) 幻觉或错觉:患者常伴有短暂、片段幻觉或错觉,内容多为恐怖性或迫害性。临床上以幻视多见,患者可因逃避攻击而出现冲动行为,如伤人、自伤或越窗逃走等。

(5) 妄想:患者可有短暂、片段妄想,内容多为被害妄想。

谵妄的诊断主要依据临床特征。谵妄的病因诊断依靠病史、体格检查和实验室检查。

2. 处理

(1) 病因治疗:针对躯体疾病积极治疗,控制原发疾病。

(2) 支持和对症治疗:在明确病因前可予对症处理,纠正水、电解质紊乱和酸碱失衡,保证营养供给。保持病房安静和光线柔和,病房布置应简单,有人陪伴护理。

(3) 控制兴奋躁动:应选用安全、有效、作用迅速的精神药物及时控制患者的兴奋躁动。苯二氮䓬类药物是安全有效的药物,可作为首选药物,如地西泮 10 mg 缓慢静脉注射(快速静脉注射可致呼吸抑制,肌内注射易致吸收不良),或者氯硝西泮 5 mg 肌内注射。口服苯二氮䓬类药物有阿普唑仑 0.8~1.6 mg/日、劳拉西泮 2~4 mg/日或氯硝西泮 2~4 mg/日。氟哌啶醇可作为次选药物,每次 5~10 mg,肌内注射,也可以与苯二氮䓬类药物合用。第二代抗精神病药物有奥氮平、利培酮、喹硫平等,应小剂量使用。

避免使用巴比妥类药物,因为巴比妥类药物可以加重意识障碍。慎用氯丙嗪,因为氯丙嗪易导致血压下降。

(4) 幻觉、妄想症状:可短期使用抗精神病药物,如奥氮平、利培酮、喹硫平、氟哌啶醇、奋乃静、舒必利等。

三、自我意识障碍

自我意识或称自我体验,指个体对自身精神状况和躯体状况的认识。这一概念与心理学中弗洛伊德学派的"自我"不同。每个人都意识到自己的存在,并体验到自己是与客观环境相独立的单一的个体。自己的精神活动完全由自己控制，并为自己所认识。过去的我和现在的我是相互联系的统一个体。常见的自我意识障碍有人格解体、双重人格、自我界限障碍和自知力缺乏。

1. 人格解体

指患者感到自身已有特殊的改变，甚至已不存在了。有的患者感到世界正在变得不真实或不复存在，称为现实解体或非现实感。有些患者感到自己丧失了与他人的情感共鸣，不能产生正常的情绪或感受。多见于抑郁症，也见于精神分裂症和神经症。

2. 双重人格

指患者在不同的时间体验到两种完全不同的心理活动，有着两种截然不同的精神生活，是自我单一性的障碍。除了自我以外，患者感到还有另一个"我"存在。或者患者认为自己已经变成了另一个人。常见于分离性障碍、精神分裂症。

3. 自我界限障碍

指患者不能将自我与周围世界区别开来，因而感到精神活动不再属于自己所有，自己的思维即使不说出来，他人也会知道，称为思维被洞悉感或思维播散；自己的思维、情感、意志、冲动和行为不是自己的，而是由他人或某种仪器所操纵或强加控制，称为被控制感。这些都是精神分裂症的特征性症状。偶见于癫痫及其他精神障碍。

4. 自知力缺乏

又称内省力缺乏，指患者对自己疾病的判断和认识的能力的缺乏。患者能正确认识自己的精神病理现象称为"有自知力"，患者不能认识自己的精神病理现象是病态，称为"无自知力"，介于两者之间者，称为"有部分自知力"。判断有无自知力有四条标准：① 患者是否意识到别人认为他/她有异常的现象。② 患者是否认识到这些现象是异常的。③ 患者是否认识到这些异常现象是自己的精神疾病所致。④ 患者是否意识到这些异常现象需要治疗。通常，患者对自己的精神病理现象不能作出正确的估计，不能意识到疾病前后精神活动的改变，不能认识到自己的病态行为与正常人的区别。因而常常否认有病，抗拒治疗。多数精神病患者的自知力不完全，神经症患者的自知力多数完全。自知力不但是诊断精神疾病的重要指标，而且也是判断患者能否配合治疗和预测疗效的标准之一。

自知力需判断对自我的完整性以及对诊断和治疗的态度。一般应检查以下内容：

（1）患者是否意识到自己目前的这些变化；
（2）是否承认这些表现是异常的、病态的；
（3）是否愿意接受医师、家人等对他（她）目前的处理方式；
（4）是否接受并积极配合治疗。

（钱美玲）

第四节　常见精神疾病状态

一、幻觉妄想综合征

幻觉妄想综合征特点是以幻觉为主，多为幻听、幻嗅等，在幻觉的基础上产生被害、物理影响等妄想，这类综合征的特点是幻觉和妄想密切结合、相互补充、互相影响，多见于精神分裂症，也见于器质性精神病等其他障碍。

二、紧张综合征

紧张综合征主要特点是全身肌张力增高，包括紧张性木僵和紧张性兴奋。

（一）紧张性木僵

紧张性木僵临床特点是丧失活动能力、缄默无语、不活动、肌张力增高等。对任何刺激，如疼痛、冷或热刺激甚至面临危险，照旧保持无活动状态。按病因可分为心因性木僵、抑郁性木僵及器质性木僵。紧张性木僵可以突然转入紧张性兴奋状态。

（二）紧张性兴奋

紧张性兴奋临床特点是情绪激昂、热情奔放的兴奋，行为带有冲动性。此种类型的兴奋又称冲动性兴奋状态，严重病例有极度兴奋，可产生狂暴性的攻击行为，如无目的乱跑，捣毁身边的东西，攻击所有企图接近他的人，对所有的人都表现出暴怒和对立。

三、遗忘综合征

遗忘综合征又称科萨科夫综合征,其临床特点是独特记忆障碍以近事遗忘非常突出,往往是患者刚说过的话或做过的事情随即遗忘。患者同时有时间定向障碍,对病中发生的事情常是丧失回忆能力,对任何新的印象一般很快遗忘,对日期最难辨别。这一综合征常与记忆错误结合在一起,如患者以虚构症的事件填补了记忆的空隙是一种典型的表现。多见于酒精中毒性精神障碍、颅脑损伤所致的精神障碍、脑肿瘤及其他脑器质性障碍。

四、疑病症综合征

疑病症综合征指的是对自身健康过分的关注,确信自己患了某些实际并不存在的疾病,并对微不足道的一些症状和体征过分夸张,而终日焦虑紧张,可见于神经症、抑郁性精神障碍、反应性精神病、精神分裂症、中毒、感染、颅脑损伤及内脏疾病等。神经官能症时,疑病症特点是患者对这一症状并不达到荒谬的程度。抑郁性精神障碍时的疑病观念往往与自罪观念并存;精神分裂症时的疑病是一种较牢固的妄想观念,内容较荒谬,同时患者还有精神分裂症的其他表现。

五、虚无妄想综合征

虚无妄想综合征又名Cotard综合征,此综合征的严重程度可以很不相同,轻度状态可能症状不明显,严重时患者认为本身的内部器官和外部现实世界都发生了变化,部分不存在了,最严重的病例是患者确认本人和外部世界都已不复存在。多见于高龄抑郁症,尤其伴有激越性症状的抑郁症,很罕见于年轻人,也可见于精神分裂症、老年痴呆、顶叶病变时。

六、易人综合征

易人综合征又名Capgras综合征。患者认为两个人在同一时间是都存在的,并认为真实的那个人已被他人所替代。例如一位住院患者说,来院探视她的母亲并不是她的真母亲,而是一个极其像她母亲的人,或者是一个冒充她母亲的骗子。这是一种特殊的妄想观念,也可称为冒充者综合征。这种妄想观念多涉及与患者本人关系密切的人。此种综合征产生于意识清晰状态下,被认为属于一种自我功能障碍。

七、Ganser 综合征

Ganser 综合征指患者回答问题时表现出能理解问题,但作近似而不正确的回答,常伴有时间、地点、人物的定向障碍。临床表现有两种表现:一类为假性痴呆,患者能理解问题,但回答错误。即使极简单的问题也是如此,给人以故意答错的印象,多见于分离性障碍。另一类为童样痴呆,患者的言语与表情均似儿童,也常见于分离性障碍。以上情况也见于精神分裂症、器质性精神障碍、诈病。

八、缩阳综合征、缩阴综合征

男性患者极度害怕自己的阴茎缩小,甚至缩至腹内以致死亡,称为缩阳综合征;女性患者如出现类似综合征,表现为害怕乳房及阴唇缩小,称为缩阴综合征。这是一种心因性障碍,系文化、社会、心理因素和病前人格综合作用的结果。本综合征偶见于抑郁症和苯丙胺中毒。

九、病理性嫉妒综合征

病理性嫉妒综合征又名奥赛罗综合征,指以怀疑配偶不忠的嫉妒妄想为核心症状的综合征,以男性患者占多数,通常以 40 岁者较多见。患者以许多似是而非的证据来证明配偶另有新欢,但往往说不出具体的对象,为此经常反复侦察、盘问、跟踪,甚至殴打配偶。症状可以持续多年,不断增强的妄想可以产生攻击性行为,甚至杀死配偶。患者具有过于敏感、自卑、焦虑和不安全感,易激惹、沮丧、紧张。但患者其他方面的精神活动基本正常。本综合征常见于偏执状态,也见于精神分裂症、慢性酒精中毒、器质性精神病等。

十、精神自动综合征

精神自动综合征为患者在意识清晰状态下产生的一组症状,其中包括假性幻觉以及患者思想、意志不受本人愿望控制的不少症状,精神自动症的典型表现是患者感到本人的精神活动丧失了属于自己的特性(即一类自我意识障碍表现)

而认为这是由于外力作用的结果。概括地说精神自动症综合征主要临床特征，即存在异己感、强制感和不自主感三个特点。这一综合征，有某些类似强迫状态的特点即两者都具有异己感，但强迫状态不存在强制感和不自主感这另外两个特点可鉴别。本综合征多见于精神分裂症，也见于感染、中毒性精神障碍。

（杨雅琴）

第三章 常见精神疾病的分类

第一节 器质性精神障碍

一、阿尔茨海默病

阿尔茨海默病(Alzheimer Disease,AD)是一种起病隐袭、进行性发展的慢性神经退行性疾病。多起病于老年期,临床上以智能损害为主,主要以记忆障碍、失语、失用、失认等为特征,同时伴有精神行为异常和社会生活功能减退。该病的特征性病理变化为炎性老年斑,神经原纤维缠结和神经元变性坏死。起病在65岁以前者称为早发型痴呆或早老性痴呆,65岁以后发病者称晚发型痴呆。65岁以上老年人中的患病率为2‰~5‰,患病率随年龄增加而增加;女性患病率高于男性。另遗传家族史、载脂蛋白E(apo E)等位基因ε4、脑外伤、甲状腺功能减退、抑郁症、老年期首发抑郁症、低教育水平等都是发病的危险因素。

(一) 临床表现

临床上主要表现为认知功能减退、行为及精神症状、社会生活功能减退。根据疾病发展和认知功能受损的严重程度,可分为轻度、中度和重度。

1. 轻度

近记忆障碍是本病的首发症状。患者对新近发生的事情容易遗忘,如:经常失落物品、忘记约会及事物安排,记不住新面孔的名字,学习新知识困难,看书读报不能回忆其中内容;常有时间和定向障碍,记不清年月日;计算力减退,即便受过良好的教育也不能完成100连续减7;思维迟缓,思考问题困难。早期患者对自己认知功能缺损有一定的自知力,并力求弥补和掩饰,可引起轻度的焦虑和抑郁。患者的个人生活基本可以自理。早期可出现人格改变,如患者变得缺乏主动性、活动减少、孤独、自私、对周围环境兴趣减少、对周围人较为冷淡,甚至对亲人漠不关心,情绪不稳、易激惹,对新的环境难以适应。

2. 中度

记忆障碍日益加重,用过的物品转身即忘,日常用品丢三落四,甚至遗失贵重物品,忘记自己的家庭住址,忘记亲人的姓名,但尚能记住自己的名字。有时因记忆减退而出现错构和虚构。远事记忆也受损,不能回忆自己的工作经历,甚至不知道自己的出生年月。除有时间定向障碍外,地点定向也出现障碍,在熟悉的地方也会迷路,甚至不能分辨地点,如学校或医院。言语功能障碍明显,讲话无序,内容空洞,不能列出同类物品的名称;继之,出现命名不能,在命名测验中对少见物品的命名能力丧失,随后对常见物品的命名亦困难。失认以面容认识不能为最常见,不认识自己的亲人和朋友,甚至不认识镜子中的自己。失用表现为不能正确地以手势表达,无法做出连续的动作,如刷牙动作。患者不能工作、难以完成家务劳动,甚至洗漱、穿衣等基本的生活料理也需家人督促或帮助。

患者的精神和行为障碍也比较突出,情绪波动不稳;或因找不到自己放置的物品而怀疑被他人偷窃,或因强烈的嫉妒心而怀疑配偶不忠;可伴有片段的幻觉;睡眠障碍,部分患者白天思睡、夜间不宁;行为紊乱,常拾捡破烂、藏污纳垢、乱拿他人之物;亦可表现本能活动亢进,当众裸体,有时出现攻击性行为。

3. 重度

记忆力、思维及其他认知功能皆严重受损。忘记自己的姓名和年龄,不认识亲人。语言表达能力进一步退化,患者只有自发言语,内容单调或反复发出不可理解的声音,最终丧失语言功能。患者活动逐渐减少,并逐渐丧失行走能力,甚至不能站立,最终只能终日卧床,大、小便失禁。晚期患者可出现原始反射如强握、吸吮反射等。最明显的神经系统体征是肌张力增高,肢体屈曲。

病程呈进行性,一般经历 8~10 年左右,罕见自发缓解或自愈,最后发展为严重痴呆,常因褥疮、骨折、肺炎、营养不良等继发躯体疾病或衰竭而死亡。

(二) 诊断与鉴别诊断

患者的脑电图变化无特异性。计算机 X 线扫描断层摄影(Computed Tomography,CT)检查、磁共振成像技术(Magnetic Resonance Imaging,MRI)检查显示皮质性脑萎缩和脑室扩大,伴脑沟裂增宽。由于很多正常老人及其他疾病同样可出现脑萎缩现象,且部分患者并没有明显的脑萎缩,所以不可只凭脑萎缩诊断患有阿尔茨海默病。单电子发射计算机断层扫描(Single-Photon Emission

Computed Tomography，SPECT）检查和正电子发射断层扫描（Positron Emission Tomography，PET）检查可显示患有阿尔茨海默病的顶-颞叶联络皮质有明显的代谢紊乱，额叶亦可能有此现象。

阿尔茨海默病病因未明，目前诊断主要根据临床表现，然后对病史、病程的特点、体格检查及神经系统检查、心理测查与辅助检查的资料进行综合分析，排除其他原因引起的痴呆，才能确诊。在我国，心理测查包括一些国际性的测试工具。最常用的有简易智能状态检查（Mini Mental State Examination，MMSE），是一个非常简单的测试工具。此外，阿尔茨海默病评定量表（Alzheimer's Disease Assessment Scale，ADAS）亦是国际通用的测试工具。在鉴别诊断方面，应注意与血管性、维生素B缺乏、恶性贫血、神经梅毒、正常压力脑积水、脑肿瘤以及其他脑原发性退行性病变如匹克病和帕金森病所引起的痴呆相鉴别。此外，亦要注意与抑郁症导致之假性痴呆及谵妄之鉴别。

（三）治疗

阿尔茨海默病治疗包括药物治疗与非药物治疗。阿尔茨海默病患者大脑的胆碱乙酰基转移酶（ChAT）和乙酰胆碱酯酶（AchE）活性比常人降低。有证据显示这类神经生化改变与患者的记忆损害有关系，所以AchE抑制剂可改善患者的记忆障碍。此类药物如多奈哌齐，副作用较少，并无明显肝功能异常。约1/3的患者治疗有效，可使认知功能改善，但不能痊愈。胆碱酯酶抑制剂石杉碱甲也能改善患者的记忆，副作用较少。此外，维生素E有抗氧化作用，对患者病情亦有帮助。

二、血管性痴呆

血管性痴呆（Vascular Dementia，VD）是由于脑血管病变导致的痴呆。过去曾称为多发性梗死型痴呆（multi-infarctdementia），近年来病理形态学研究发现，除了多发性脑梗死性病变外，还有其他脑血管病变，故现已改称为血管性痴呆。

血管性痴呆发病率与年龄有关，男性多于女性。导致血管性痴呆的危险因素尚不清楚，但通常认为与卒中的危险因素类似，如高血压、冠状动脉疾病、房颤、糖尿病、高血脂、吸烟、高龄、既往卒中史等。

（一）临床表现

与阿尔茨海默病比较，血管性痴呆的起病相对较急，病程可呈阶梯式恶化且波动较大,较多出现夜间精神紊乱,人格改变较少见,早期自知力存在,可伴发抑郁、情绪不稳和情感失控等症状。患者有卒中或短暂性脑缺血发作的病史或有脑血管障碍危险因素病史,体格检查可有局灶性神经系统症状和体征。血管性痴呆认知功能缺损通常较局限,记忆缺损可能不太严重。

(二) 预防和治疗

对血管性痴呆危险因素的预防和治疗可减少发病率。治疗能防止患者病情继续恶化,有时可改善部分患者的病情。

首先要控制血压和其他危险因素如高血脂、糖尿病、吸烟、酗酒和肥胖等,注意其他危险因素如房颤和颈动脉狭窄等,华法林可减少卒中伴房颤的危险性。既往有短暂性脑缺血发作或非出血性疾病致卒中史的患者,使用抗血小板聚集疗法可减少发病的危险性,可使用小剂量阿司匹林。在卒中或短暂性脑缺血发作患者伴发严重的颈动脉狭窄时,颈动脉内膜切除术是有效的治疗方法,目前还没有特效药治疗血管性痴呆。药物如血管舒张剂(如氢化麦角碱)、长春花生物碱、脑代谢药、银杏叶制剂、神经保护剂、钙通道阻滞剂(钙拮抗剂)和 N-甲基-D-天冬氨酸受体拮抗剂在临床上的疗效都不甚肯定。此外,对伴发精神症状和行为障碍者应给予相应的治疗。

三、脑外伤所致精神障碍

颅脑外伤甚为常见,虽然医疗服务的迅速发展已大大降低了颅脑外伤的死亡率,但外伤后引起的精神障碍依然十分普遍。

(一) 临床表现

1. 急性精神障碍

(1) 意识障碍:头部外伤轻微者意识障碍较短暂,可持续数秒至数十分钟不等。严重受创者若丧失意识时间超过数小时,完全康复的机会可能降低。

(2) 脑外伤后急性障碍:昏迷患者会经过一段意识模糊和智能下降的阶段,才能完全恢复正常,这类情况亦称外伤后精神混乱状态。除智能障碍外,还可表现易疲劳与精神萎靡或行为冲动,亦可出现谵妄状态。

(3) 记忆障碍:脑外伤后遗忘是一种顺行性遗忘,患者对脑外伤当时及其后一段时间的经历发生遗忘。通常由数分钟至数星期不等。脑外伤后遗忘的长度可作为临床评估脑外伤严重程度的一个指标,即 PTA 愈长,脑损伤便愈严重。

逆行性遗忘是指患者忘掉受伤前一段时间的经历,它的长度是指由受伤一刻开始,直至受伤前最后一件能清晰回忆的事情为止。遗忘的时间常只有数秒至数分钟,但伤势严重的患者,逆行性遗忘便可达数天甚至数周或更长时间。

2. 慢性精神障碍

(1) 智能障碍:严重的脑外伤可引起智力受损,出现遗忘综合征甚至痴呆。严重程度与 PTA 的长短有关,对于闭合性脑外伤患者,如脑外伤后遗忘长度在 24 小时以内,智力多能完全恢复,若脑外伤后遗忘长度超过 24 小时,情况便不容乐观。年长者和优势半球受伤者发生智能障碍的机会较大。

(2) 人格改变:患者的人格改变多伴有智能障碍,一般表现为情绪不稳、焦虑、抑郁、易激惹甚至阵发暴怒,也可变得孤僻、冷漠、自我中心、丧失进取心等。如仅损害额叶,可出现行为放纵等症状,但智力正常。人格改变也可以是患者对脑外伤及其后果的心理反应的表现。

(3) 脑外伤后精神病性症状:部分头部外伤的患者经过一段时间后会出现精神病性症状,如精神分裂样症状与情感症状等。脑外伤可直接导致精神症状,也可对有精神病素质者起诱因作用。另外,脑外伤及其后遗症对患者社会、心理的影响,也与精神病性症状的发生、发展有关。当然,有些患者的精神病和脑外伤并无直接关系。一般而言,脑外伤和精神症状出现相隔愈久,两者直接因果关系的相关性便愈小。

(4) 脑震荡后综合征是各种脑外伤后最普遍的慢性后遗症。主要表现为头痛、眩晕、注意力不集中、记忆力减退、对声光敏感、疲乏、情绪不稳及失眠等。Lishman 认为器质性与非器质性因素都可导致此综合征。虽然患者可能有器质性改变,但多数情况下躯体及实验室检查并无异常发现。该综合征与社会心理因素有很大关系,如索赔等。

(二) 治疗

颅脑外伤急性阶段的治疗主要由神经外科处理。危险期过后,应积极治疗精神症状。处理外伤性谵妄的原则与其他谵妄相同,但对尚有意识障碍者应慎用精神药物,对于幻觉、妄想、精神运动性兴奋等症状可给予苯二氮䓬类药物或抗精神病药物口服或注射。智能障碍患者应首先进行神经心理测量,再根据具体情况制订出康复训练计划。

对人格改变的患者可尝试行为治疗,并帮助患者家属及同事正确认识及接纳患者的行为,尝试让他们参与治疗计划。对于脑外伤后伴发的精神病性症状,可根据情况采用抗精神病药物治疗,其用法与剂量与治疗功能性精神障碍的原则相同。对于外伤后神经症患者应避免不必要的身体检查和反复的病史采集。支持性心理治疗、行为或认知-行为治疗配合适当的药物治疗(如抗抑郁药、抗焦虑药)都是可行的治疗方法。如症状迁延不愈,应弄清是否存在社会心理因素,如工作问题和诉讼赔偿问题等。

四、颅内感染所致精神障碍

虽然颅内感染的患者大多就诊于神经内科,精神科医师仍会遇到这类问题。颅内感染可分别位于蛛网膜下腔(脑膜炎)、脑实质(脑炎)或局限于脑或脑膜并形成包围区域(脑脓肿),但实际上损害很少呈局限性。

(一) 病毒性脑炎

病毒性脑炎系指由病毒直接感染所致,可分为流行性脑炎(如日本乙型脑炎)和散发性脑炎(如腮腺炎病毒脑炎)。其中以单纯疱疹病毒性脑炎最为常见,一般发病无季节性与区域性,故常为散发性病毒性脑炎。

多为急性或亚急性起病,部分患者病前有上呼吸道或肠道感染史。急性起病者常有头痛、疲惫并可伴脑膜刺激征,部分病例可有轻度或中度发热。精神症状可以是首发症状,也是主要临床表现。精神运动性抑郁症状较多见,表现为言语减少或缄默不语、情感淡漠、迟钝、呆板甚至不饮不食呈木僵状态。也可表现为精神运动性兴奋,如躁动、言语增多、行为紊乱、欣快、无故哭泣或痴笑等。可有视听幻觉、各种妄想等。记忆、计算、理解能力减退相当常见。多数患者在早期有意识障碍,表现为嗜睡、精神萎靡、神志恍惚、定向障碍、大小便失禁,甚至昏迷或呈去皮质状态。癫痫发作相当常见,以全身性发作最多,有的以癫痫持续状态为首发表现。有的可出现肢体上运动神经元性瘫痪、舞蹈样动作、扭转性斜颈、震颤等各种不随意运动。颅神经损害并不少见,如眼球运动障碍、面肌瘫痪、吞咽困难、舌下神经麻痹等。自主神经症状以多汗为常见,伴有面部潮红,呼吸增快等。其他如瞳孔异常、视乳头水肿、眼球震颤、共济失调和感觉障碍都可见到。

实验室检查可见血白细胞总数增高,脑脊液检查压力增高,白细胞和(或)蛋白质轻度增高,糖、氯化物正常。血和脑脊液 IgG 可增高,脑电图检查大多呈弥漫性改变或在弥漫性改变的基础上出现局灶性改变,且随临床症状好转而恢复正常,对诊断本病有重要价值。CT检查可排除脑脓肿和颅内肿瘤,但MRI检查却能更准确地找出发病初期的变化,从而对症下药。本组疾病一般预后较好。重型病例的死亡率为22.4%～60%。一部分存活者遗留轻重不等的神经损害体征或高级神经活动障碍。复发率约为10%。

抗病毒治疗能有效降低脑炎患者(如单纯疱疹病毒性脑炎)的死亡率,但必须在患病初期使用。另外,积极的对症治疗(如降温、脱水)合并激素治疗和支持疗法(如补充液体、加强护理等)十分重要。

(二) 脑膜炎

1. 化脓性脑膜炎

常见病原菌有脑膜炎双球菌、肺炎双球菌、链球菌、葡萄球菌、流感杆菌和大肠杆菌等。起病急,可表现为头痛、发热、呕吐、怕光、易激惹、癫痫发作等。精神症状以急性脑器质性综合征为主,患者可有倦怠,可表现为意识障碍,如嗜睡、昏睡甚至昏迷,可伴有幻觉、精神运动性兴奋等。颈部强直及克氏征(Kernig's sign)阳性是诊断的重要依据。治疗以抗生素为主,配合对症治疗和支持疗法。

2. 结核性脑膜炎

由结核杆菌侵入脑膜引起。在前驱期,以情感症状为主,如情绪不稳、易激惹或缺乏主动性,随后可有发热、头痛、呕吐、意识障碍、脑膜刺激征和颅神经损害等症状。但由于隐匿起病,有时发热较轻微及颈部强直不明显,较易误诊。此外,患者可出现记忆障碍,但大多可在接受治疗后复原。残留的精神症状包括认知障碍与人格改变。治疗以抗结核药物为主。

(三) 脑脓肿

主要由葡萄球菌、链球菌、肺炎双球菌或大肠杆菌等引起,可经血液或由头部感染灶直接蔓延入脑。

典型症状包括头痛、呕吐和谵妄。脓肿较大者可有颅内高压症状。部分脓肿可潜伏多月才出现病征,此期间患者常仅感到头痛、疲倦、食欲差、体重下降、便秘、偶有发冷、抑郁和易激惹。此外,不同部位的脓肿会有不同的症状,如额叶脓肿会表现为记忆障碍和人格改变,颞叶脓肿可造成言语障碍等。

脑脊液检查虽然对诊断有帮助,但由于颅内压较高,腰穿有一定风险,最好进行CT或MRI检查。

治疗以抗生素控制感染、消除颅内高压、治疗原发病灶为主，有时需考虑穿刺抽脓和脓肿切除术。现代治疗能降低患者死亡率，但70%的患者康复后会出现癫痫发作，所以病愈后应继续服用抗癫痫药至少5年。

五、颅内肿瘤所致精神障碍

颅内肿瘤可损害正常脑组织、压迫邻近脑实质或脑血管，造成颅内压增高，出现神经系统的病理症状、癫痫发作或精神症状。但有部分颅内肿瘤患者早期缺乏神经系统的定位体征而只有精神症状，易导致误诊而延误患者治疗。

(一) 临床表现

1. 精神症状

颅内肿瘤患者精神症状常见。肿瘤的性质、部位、生长速度、有无颅内高压及患者的个性特征等因素均可影响精神症状的产生与表现。

(1) 智能障碍：颅内肿瘤所致的精神症状中智能障碍最常见。患者可表现为注意力不集中、记忆减退或思维迟缓，严重者可出现类似痴呆的表现。

(2) 幻觉：不同部位的肿瘤可产生不同种类的幻觉，如枕叶肿瘤可产生简单的原始性幻视；颞叶肿瘤可出现较复杂的幻视和幻听，亦可产生幻嗅、幻味；而顶叶肿瘤则可产生幻触和运动性幻觉。但不同部位的肿瘤也可产生相同的幻觉，如额叶肿瘤常因影响邻近的颞叶而出现幻视和幻听。

(3) 其他精神症状：包括焦虑、抑郁、躁狂、分裂样或神经症性症状。

2. 局限性症状

精神症状的表现与颅内肿瘤的位置有关，但并非绝对。颅内某个区域的肿瘤不一定都会产生特定的精神症状。但若表现特定的精神症状，却有助于定位诊断。

(1) 额叶肿瘤：大部分额叶肿瘤患者会出现精神症状，而且精神症状较其他部位肿瘤多见，症状出现亦较早，容易导致误诊。

精神症状可表现为广泛性智能受损，形成类痴呆样表现，但也有患者出现单纯的记忆力受损而无其他损害。额叶肿瘤患者常见的情感障碍包括易激惹、抑郁、欣快和淡漠。许多患者会出现人格改变，尤以生长缓慢的肿瘤较常见。患者的行为可变得幼稚、轻浮和不负责任，严重者可有性欲脱抑制，如猥琐行为或性欲亢进。部分患者的人格改变与上述相反，表现缺乏主动性、淡漠和对周围事物漠不关心等。

(2) 颞叶肿瘤：约一半颞叶肿瘤患者会出现颞叶癫痫。此外，颞叶肿瘤大多没有定位体征。多数颞叶受损患者可伴有智力缺损，也可出现与额叶受损类似的人格改变。常见的情感障碍包括欣快、焦虑、易激惹、抑郁躁狂样症状。小部分患者可出现类精神分裂症样症状，如幻觉、妄想等。

(3) 顶叶肿瘤：顶叶肿瘤较少引起精神症状。一般来说，顶叶受损导致的神经系统症状与体征多于精神症状。

神经系统体征包括实体觉缺失及失用症。此外，优势半球的肿瘤可引起Gerstmann综合征，表现为手指失认、计算不能、书写不能和左右不分等；而在非优势半球的肿瘤会引起视觉空间知觉障碍、穿衣失用症和地点定向障碍等。

(4) 枕叶肿瘤：较少引起精神症状。最特定的症状是视幻觉，通常是原始性视幻觉，也可有比较复杂的视幻觉。偶可出现遗忘、痴呆及其他精神症状。

(5) 间脑肿瘤：是指发生在间脑，即丘脑、下丘脑和第三脑室邻近结构的肿瘤，比颞叶等部位的肿瘤较少导致精神症状。

第三脑室附近的肿瘤导致的典型症状是遗忘综合征，部分患者有类似痴呆的表现。嗜睡亦是间脑肿瘤的特征性症状。因下丘脑和中脑受到影响，部分患者除了嗜睡外，还会出现停经、阳痿、尿崩症、烦渴、贪食等症状。部分下丘脑肿瘤患者的症状与神经性厌食症相似。

有些患者可出现运动性缄默症，患者沉默不语或只回答少许单字，静止不动或只有一些缓慢、重复的动作，但双眼往往能注视检查者或移动的对象，情感淡漠，可出现尿失禁情况。

(6) 胼胝体肿瘤：胼胝体肿瘤较早亦较多引起精神障碍，尤以生长在胼胝体前部和后部的肿瘤为甚。常见的精神症状为智能障碍与情绪障碍，而且症状在肿瘤生长初期便可出现。

(7) 垂体肿瘤：垂体肿瘤引发的精神症状，是由垂体本身的损害、继发性内分泌障碍和垂体肿瘤的扩展共同造成的。垂体肿瘤可造成内分泌障碍（如库欣氏病等），继而出现相关的精神症状，但更常见的是肿瘤扩展到蝶鞍区以外，如第三脑室、额叶等区域而造成各种精神症状。

(8) 天幕下肿瘤：天幕下肿瘤比天幕上肿瘤较少产生精神障碍。患者可出现全面性智能障碍，其程度与颅内压成正比。也可产生情绪障碍、人格改变及其他精神症状。

(二)诊断和治疗

详细准确的病史采集,仔细的躯体及神经系统检查,脑脊液检查和脑电图、超声、CT、MRI、SPECT 以及脑血管造影等辅助检查,可有助于明确诊断。

确诊颅内肿瘤的患者,应及时转入神经外科进行手术治疗。对于不适宜手术治疗的患者,可以通过放射治疗或化学治疗抑制肿瘤的生长和扩散。此外,若出现精神症状可给予精神药物治疗。另外,对于颅内压升高的患者应及时控制颅内压。

六、梅毒所致精神障碍

在 20 世纪初期,梅毒所致精神障碍很普通。随着抗生素的应用,梅毒发病率显著下降。自 20 世纪末期以来,梅毒再次流行,且常与人类免疫缺陷病毒合并感染。由于梅毒的神经精神症状多样化,无特异性,因此很难根据临床症状做出正确的诊断。

(一)临床表现

一期梅毒常表现为局部溃疡,可伴有焦虑、紧张、沮丧等情绪反应,不伴有严重的精神症状。约在初次感染后 6~24 周,进入二期梅毒,中枢神经系统可能受累,常见有疲乏、厌食和体重减轻,伴有多个器官系统感染的症状,可出现梅毒性脑膜炎,表现为头痛、颈项强直、恶心、呕吐和局灶性神经系统体征。

通常在首次感染后 5 年内出现三期梅毒的临床表现,包括良性梅毒瘤、心血管和神经梅毒。约有 10% 左右未经治疗的患者可出现神经性梅毒,患者可有不同的临床症状。无症状性神经梅毒是指缺乏临床表现,但脑脊液检查阳性的梅毒患者。梅毒性脑膜炎和其他神经梅毒除脑膜刺激征外,还可表现淡漠、易激惹和情绪不稳及人格改变、记忆和注意障碍等。在初次感染后 4~7 年内,可发生典型的亚急性脑膜血管性梅毒,其临床表现比脑膜梅毒更严重,常伴有妄想、易激惹、人格改变和认知功能缺损等精神症状,随病情进一步恶化,可发展为痴呆。脊髓痨通常发生在初次感染梅毒后 20~25 年内,最具特征性的神经系统症状是脊髓后部脱髓鞘和脊髓背侧根部的萎缩,可伴眼科体征瞳孔对光反射消失而调节反射存在,即阿罗瞳孔(Argyll-Robert sonpupils)及性功能障碍、尿失禁、剧痛、全身闪电样疼痛和躯干运动失调等。应注意,以上描述的任何精神症状可与神经系统的综合征同时出现。

麻痹性痴呆,通常在感染后 15~20 年内出现。典型病程常表现为隐匿起病,初时出现构音障碍、反射亢进和癫痫样发作,可伴有记忆障碍、易激惹、情绪波动等。发生痴呆时可有多种症状,如欣快、幼稚的自夸和夸大妄想等。

(二) 诊断和治疗

神经梅毒的治疗均是选择青霉素或其他抗生素,但治疗剂量需确保脑脊液中达到有效治疗浓度。未使用抗生素的患者可在感染后数年内死亡。抗精神病药和抗抑郁药可用于对症治疗。

七、癫痫性精神障碍

癫痫是一种常见的神经系统疾病,虽然大部分癫痫患者没有或只有轻微精神症状,但处理癫痫伴发的精神障碍却较困难,很多情况下,需要精神科、神经内科共同合作,才能达到理想效果。

(一) 临床表现

1. 发作前精神障碍

表现为先兆或前驱症状。先兆是一种部分发作,在癫痫发作前出现,通常只有数秒,很少超过 1 分钟。不同部位的发作会有不同的表现,但同一患者每次发作前的先兆往往相同。

前驱症状发生在癫痫发作前数小时至数天,尤以儿童较多见,表现为易激惹、紧张、失眠、坐立不安,甚至极度抑郁,症状通常随着癫痫发作而终止。

2. 发作时精神障碍

(1) 自动症:指发作时或发作刚结束时出现的意识混浊状态,此时患者仍可维持一定的姿势和肌张力,在无意识中完成简单或复杂的动作和行为。

自动症主要与颞叶自发性电活动有关,有时额叶、扣带回皮质等处放电也可产生自动症。80%患者的自动症为时少于 5 分钟,少数可长达 1 小时。

自动症发作前常有先兆,如头晕、流涎、咀嚼动作、躯体感觉异常和陌生感等。发作时突然变得目瞪口呆,意识模糊,无意识地重复动作如咀嚼、咂嘴等,偶可完成较复杂的技术性工作。事后患者对这段时间发生的事情完全遗忘。

(2) 神游症:比自动症少见,历时可达数小时、数天甚至数周。意识障碍程度较轻,异常行为较为复杂,对周围环境有一定感知能力,亦能做出相应的反应。表现为无目的地外出漫游,患者可出远门,亦能从事协调的活动,如购物、简单交谈。发作后遗忘或回忆困难。

（3）朦胧状态：发作突然，通常持续1小时至数小时，有时可长至1周以上。患者表现为意识障碍，伴有情感和感知觉障碍，如恐怖、愤怒等，也可表现为情感淡漠、思维及动作迟缓等。

3. 发作后精神障碍

患者发作后可出现自动症、朦胧状态或产生短暂的偏执、幻觉等症状，通常持续数分钟至数小时不等。

4. 发作间精神障碍

人格改变较为常见，以左颞叶病灶和大发作的患者较多见，与脑器质性损害、社会心理因素、癫痫发作类型、长期使用抗癫痫药及患者原有人格特征等因素有关，表现为人际关系紧张、敏感多疑、思维黏滞等。

少数癫痫患者会出现记忆力衰退、注意力不集中和判断能力下降，可伴有行为障碍。这些症状多见于继发性癫痫和长期、严重的癫痫患者。临床也可见到类精神分裂样症状、以焦虑为主的情感症状等。值得注意的是，癫痫患者的自杀率是常人的4～5倍，因此应注意预防患者自杀。

（二）诊断和治疗

除详细收集病史外，躯体和神经系统与脑电图检查十分重要，必要时可做脑部CT、MRI及SPECT等检查。

治疗癫痫的一般原则是：尽可能单一用药，鼓励患者遵医嘱服药，定期进行血药浓度监测。依据癫痫的类型来选择药物，同时应考虑到药物的副作用。

癫痫性精神障碍的治疗，应在治疗癫痫的基础上根据精神症状选用药物，注意选择致癫痫作用较弱的药物。

八、人类免疫缺陷病毒感染所致精神障碍

人类免疫缺陷病毒（Human Immunodeficiency Virus，HIV）感染是一种慢性传染病和致死性疾病。HIV能直接侵犯中枢神经系统、杀死人体的辅助性T淋巴细胞和CD_4^+T细胞，使机体对危害生命的机会性感染的易感性增加，患者可患罕见的细胞免疫缺陷病，如卡氏肺囊虫肺炎和卡波西肉瘤等。

HIV直接侵犯中枢神经系统，导致HIV脑病，神经病理学改变可有神经元减少、多核巨细胞、小胶质细胞结、弥散性星形细胞增生、白质空泡形成及脱髓鞘

等。本病主要是基底核和皮层下白质受累,而大脑皮层灰质影响较少。

(一)临床表现

HIV感染者易出现各种不同的精神障碍,可分为原发性或继发性。原发性并发症是由于HIV直接侵犯中枢神经系统或HIV破坏免疫系统所致;继发性并发症是由机会性感染、肿瘤、HIV感染导致的脑血管疾病和药物治疗的副作用等引起。患者的心理、社会因素亦可影响精神症状的发生、发展。主要有以下表现:

1. 轻度认知功能障碍

患者表现为注意力集中困难、反应迟缓和轻度认知功能缺陷,但日常生活功能并无严重损害。

2. HIV感染痴呆

约10%~20%的艾滋病患者可伴发痴呆。痴呆通常出现于疾病晚期,特别是当患者的免疫系统功能受到严重抑制时。HIV感染伴发痴呆是预后差的标志,约50%~75%的患者在伴发痴呆的6个月内死亡。

临床表现以皮层下痴呆为主,但在疾病晚期,患者可出现典型的皮层症状,如失语症和失用症,并可伴发运动迟缓、笨拙和步态不稳。

3. 谵妄

病因包括脑部HIV感染、治疗艾滋病的药物、继发性感染等。

4. 其他

患者可表现为焦虑、抑郁,严重者可出现自杀行为,也可能出现躁狂样。

(二)治疗

对于HIV痴呆,临床上可使用抗逆转录病毒药物,如齐多夫定(AZT)及其他辅助药物;有精神症状者可予对症处理。

九、躯体疾病所致精神障碍

躯体疾病所致精神障碍是由于脑以外的躯体疾病,如躯体感染、内脏器官疾病、内分泌障碍、营养代谢疾病等引起脑功能紊乱而产生的精神障碍。

主要发病机制常为毒素作用、能量供应不足、神经递质改变、缺氧、酸碱平衡紊乱等。

躯体疾病并非引起此类精神障碍的唯一因素,性别、年龄、遗传因素、人格特征、应激状态、环境因素、缺乏社会支持以及既往神经精神病史等均可能影响精神障碍的发生。

躯体疾病所致精神障碍的临床表现主要有：意识障碍、认知障碍、人格改变、精神病性症状、情感症状、神经症症状或以上症状的混合状态。患者常有日常生活能力或社会功能的受损。

(一) 临床表现

1. 不同躯体疾病所致的精神障碍的一些共同临床特征

(1) 精神障碍与原发躯体疾病的病情在程度上有平行关系，在时间上常有先后关系；

(2) 躯体疾病常引起意识障碍，慢性躯体疾病常引起智能障碍和人格改变，智能障碍和人格改变也可由急性期迁延而来。在急性期、慢性期、迁延期均可以叠加精神病性症状、情感症状及神经症症状等；

(3) 精神障碍缺少独特症状，同一疾病可以表现出不同的精神症状，不同疾病又可表现出类似的精神症状；

(4) 治疗原发疾病及处理精神障碍，可使精神症状好转。

2. 诊断躯体疾病所致精神障碍依据

(1) 有躯体疾病的依据，并且已有文献报道这种躯体疾病可引起精神障碍。

(2) 有证据显示精神障碍系该躯体疾病导致，如躯体疾病与精神障碍在发生、发展、转归等方面有时间上和程度上的密切关系。但有时精神症状较躯体疾病早出现，如抑郁症状可发生于诊断胰腺癌之前。

(3) 精神障碍的表现不典型，难以构成典型的功能性精神障碍的诊断。如患者在老年时才出现精神分裂症症状或抑郁伴不常见的症状，如幻嗅或幻触等。

(二) 治疗

1. 病因治疗

首先必须治疗原发的躯体疾病，停用可能引起精神障碍的药物等。

2. 支持治疗

纠正酸碱平衡失调及水、电解质紊乱；补充营养、维生素和水分。

3. 控制精神症状

因年龄、躯体疾病、药物间的相互作用等原因，对于躯体疾病所致精神障碍的患者，使用精神药物要慎重，起始剂量应更低，剂量应逐渐增加，而当症状稳定时,应考虑逐渐减少剂量。对存在攻击行为或行为紊乱的患者,可考虑短期使用抗精神病药物。抑郁患者可用抗抑郁药,但须注意三环类抗抑郁药的副作用,特别要禁用于心脏传导阻滞、前列腺肥大或青光眼患者。严重失眠和焦虑的患者,可以短期、小剂量使用抗焦虑药。

4. 护理

宁静与安全的环境,防止意外发生,注意预防褥疮和其他并发症等。

十、躯体感染所致精神障碍

躯体感染所致精神障碍是指由病毒、细菌、螺旋体、真菌、原虫或其他感染病原体引起的身体感染所致的精神障碍,而感染病原体没有直接感染颅内。

(一)临床表现与诊断

多数躯体感染患者出现的症状较轻微且短暂,如难于集中注意力、轻度意识障碍、焦虑、抑郁、失眠或嗜睡、精神疲乏等,仅少数患者出现较严重的精神障碍。

及时发现感染性疾病是正确诊断的关键。若患者出现意识障碍、急性认知功能紊乱,尤其是定向障碍和意识混浊,应引起充分注意,并积极寻找有无原发的躯体疾病。

早期诊断、早期治疗非常重要,因精神症状可加重躯体疾病的症状,如激越行为可使心血管系统疾病恶化,并阻止水和营养的吸收等。所以治疗要双管齐下,同时控制原发疾病和精神症状。

(二)较常见的躯体感染所致的精神障碍

1. 肺炎

最常见的精神症状是在高烧时出现谵妄状态,不过病毒性支气管炎患者出现谵妄则较少见,但可表现出焦虑、烦躁、嗜睡及短暂的定向障碍。

2. 细菌性心内膜炎

此病最常由链球菌感染引起。很多患者可有轻微的精神症状,却极少出现严重的精神症状(如谵妄)。但若心内膜炎并发蛛网膜下腔出血或脑膜炎,常会出现激越、意识障碍等,亦可伴有局部神经系统体征。

3. 小舞蹈病

小舞蹈病又称风湿性舞蹈病,是由溶血性链球菌感染引起的自身免疫性疾病。通常在感染7~21天内出现症状,多发生于儿童与少年,也可发生于妊娠期的妇女。

小舞蹈病首先出现的症状多为精神症状,如易激惹、情绪不稳和冲动行为等。早期舞蹈动作可不明显,易被忽略,之后全身不自主地舞蹈样活动越趋明显,偶可出现木僵和缄默。若不经治疗,舞蹈样动作会持续2~6个月。若病情复发,可遗留人格障碍,并可出现神经衰弱样和类抑郁症状,可伴有抽动和不自主发音等残留综合征。

十一、内分泌障碍伴发的精神障碍

(一) 肾上腺功能异常

1. 皮质醇增多症

系糖皮质激素分泌过多,并伴有盐皮质激素与雄性激素分泌过多,主要机制是促肾上腺皮质激素(ACTH)分泌过多导致双侧肾上腺皮质增生和肾上腺皮质瘤。

皮质醇增多症半数以上的患者存在精神症状,以抑郁为最常见。而常见的认知功能损害有注意损害和记忆减退,可能是由于皮质醇对海马的损害所引起。另外,部分患者可出现幻觉、妄想和人格解体。因类固醇治疗或肾上腺癌引起的精神症状则以躁狂症状或精神病性症状为突出表现。精神症状通常在类固醇治疗两周内出现,症状随着类固醇剂量的增加而加重。此外,当突然停止使用类固醇时,可出现抑郁、情绪不稳、记忆损害、谵妄等。

首先是治疗原发疾病,通常精神症状随着皮质醇增多症的治疗而好转,但认知功能损害要较长的时间才能恢复。严重抑郁患者可能需服用抗抑郁药。类固醇引起的精神症状,常常因药物治疗的结束而消失。对于有精神症状但仍需要继续使用类固醇治疗的患者,抗精神病药物和锂盐有助于缓解精神病性症状及或躁狂症状。

2. 肾上腺皮质功能减退症

系肾上腺的三种类固醇激素(糖皮质激素、盐皮质激素和雄性激素)分泌不足所致,以破坏肾上腺的原发性损害为最常见(如自身免疫性疾病、败血症并发出血性梗死、结核感染、转移瘤等),也可继发于垂体或下丘脑功能不足。

急性肾上腺皮质功能减退症常威胁生命,可发展成谵妄、木僵或昏迷。慢性肾上腺皮质功能减退的症状隐袭,类似于抑郁症。典型患者可表现为易疲劳、肌肉痉挛、乏力、体重减轻、食欲下降、情感淡漠、易激惹和情绪低落等,注意和记忆也可受影响,幻觉、妄想则少见。

替代疗法可快速缓解躯体和精神症状。对原发性肾上腺皮质功能减退,应同时给予强的松和盐皮质激素制剂治疗。

(二) 甲状旁腺功能异常

1. 甲状旁腺功能亢进症

常由良性甲状旁腺腺瘤引起高钙血症而出现多种临床症状。

精神症状常见,主要为类似抑郁的表现:情绪低落、乏力、缺乏主动性和易激惹等,也可出现记忆减退和思维迟缓。若起病隐匿,症状可能被忽略而漏诊。"甲状旁腺危象"可出现急性器质性精神障碍,表现为意识混浊、幻觉、妄想和攻击行为等。患者可反复抽搐、出现昏睡和昏迷。

甲状旁腺腺瘤切除后,躯体和精神症状常可缓解,恢复的程度与血清钙水平的下降相平行。对严重抑郁的患者,应予抗抑郁治疗。

2. 甲状旁腺功能减退症

通常是由于在甲状腺切除术时,因切除或损害甲状旁腺而引起,偶为特发性。甲状旁腺激素缺乏会造成血清钙降低、血清磷增高。而在"假性甲状旁腺功能减退症"中,甲状旁腺功能属正常,但组织却对激素产生抵抗,所以出现血清钙低和血清磷高的现象。

精神症状常见,通常发生于甲状腺切除手术,因血钙下降导致谵妄。在特发性的患者中,起病隐袭,可表现为注意力难以集中、智能损害和"假性神经症"。假性神经症在儿童表现为暴怒发作和夜惊,在成人则表现为抑郁和易激惹。

对伴有躯体和精神症状的患者,补充钙剂有效,且慢性认知功能损害也可好转,但"假性甲状旁腺功能减退症"患者认知损害的改善却有限。

3. 甲状腺功能障碍

(1) 甲状腺功能亢进:由于甲状腺激素分泌过多所致。女性比男性多见,好发于20~30岁的女性。

精神症状主要表现为精神运动性兴奋,包括失眠、话多、易激惹、烦躁等。严重者可出现精神病性症状如幻视、幻听和被害妄想等。甲亢所致精神障碍的患者虽然缺乏典型的愉悦心境,但精神运动水平常明显提高,与躁狂发作的表现有类似之处,既往有误诊者。

甲状腺症状危象：是一种急症，通常发生于未经治疗的甲状腺功能亢进患者，因急性疾病和接受外科手术而诱发甲状腺激素水平骤增，表现为发热、谵妄甚至昏迷。

"淡漠型甲状腺功能亢进"较少见，多发生于中、老年人中。表现为淡漠、迟滞性抑郁、体重下降、食欲降低、注意力不集中和记忆力减退，临床症状类似痴呆。

当患者的甲状腺功能正常时，抑郁和焦虑症状常不需要治疗即可消失。精神病性症状持续者应给予精神药物治疗。

（2）甲状腺功能减退症：患者的甲状腺激素浓度低于正常，伴 TSH 升高。亚临床型甲状腺功能减退的患者甲状腺激素浓度正常，但 TSH 水平升高。甲状腺功能减退可继发于垂体或下丘脑的损害，多见于女性。

因手术切除引起的甲状腺功能减退起病较急，而其他原因引起的则起病隐袭，易被漏诊。

患者常有抑郁表现：言语缓慢、反应迟钝、记忆力减退和注意力不集中。严重的患者出现淡漠、退缩和痴呆表现。"黏液水肿性精神失常"综合征可伴有幻觉和妄想。

亚临床型甲状腺功能减退可出现抑郁症状和认知功能损害，它与快速循环型双相障碍有关，可使罹患抑郁症的危险增加 2 倍。亚临床型甲状腺功能减退可发展成临床型甲状腺功能减退，尤见于女性患者。甲状腺功能减退与难治性抑郁症有关。

躯体和精神症状经甲状腺素替代治疗后均可以缓解。甲状腺素剂量应该逐渐增加，特别是对老年人、健康状况差和心血管疾病的患者。患者的抑郁症状通常要在甲状腺激素正常后才会完全消失，严重抑郁者需要抗抑郁剂治疗。极少情况下，T_4 补充治疗初期反而出现精神症状，多为躁狂样表现。有严重精神病性症状的患者应给予抗精神病药，但应注意酚噻嗪类药物可能引起甲状腺功能减退、患者会出现低体温性昏迷。该病若长期得不到治疗，认知损害会持久存在。

（三）嗜铬细胞瘤

嗜铬细胞瘤能产生过量的肾上腺素和去甲肾上腺素。

根据儿茶酚胺释放的间断性或持续性，症状可分为发作性或隐袭性。可出现自主神经功能亢进症状，表现为心悸、心动过速、脸红、出汗、头晕、手震颤及恶心和呕吐等，患者可有濒死和极度焦虑感，偶尔可出现意识混浊。

症状与功能性精神障碍及其他躯体疾病所致精神障碍有许多类似之处,所以鉴别诊断应包括广泛性焦虑、惊恐障碍、颞叶癫痫、酒精戒断综合征、甲状腺功能亢进、低血糖和发作性心律失常等。

(四)结缔组织疾病伴发的精神障碍

结缔组织疾病常有多系统、多脏器受累,症状复杂多变,常伴发神经精神障碍,一些患者可以精神神经症状为首发表现。

1. 类风湿性关节炎

这是一种慢性、进行性、炎症性、系统性疾病。类风湿性关节炎相关的精神症状可以从两个方面理解:

(1)功能障碍常使患者的工作、家庭生活和性生活等方面受限,由此可引起情绪障碍,如焦虑、抑郁和对治疗的不合作等。心理治疗可改善精神症状、增加对治疗的依从性、缓解疼痛和改善心理社会功能。

(2)对类风湿性关节炎患者采用的药物治疗可导致精神症状。非甾体类抗炎药(NSAIDs)可引起认知功能损害、谵妄、抑郁、躁狂和精神病性症状,老年人更易出现此类副作用。NSAIDs可增加锂盐的血浓度,而锂盐的治疗浓度和中毒浓度接近,因此,若患者同时服用锂盐,必须定期监测血锂浓度。糖皮质激素可引起情绪不稳、睡眠障碍、谵妄和精神病性症状,且症状与药物的剂量相关。

临床上,对类风湿性关节炎患者使用精神药物时,必须避免使用引起明显锥体外系副作用的药物,因其易使已有运动受限的患者出现肌强直。抑郁患者可使用抗抑郁药,但三环类药物的抗胆碱能副作用可加重眼干和口干症状,应特别注意。对已服用NSAIDs的患者,若需使用心境稳定剂,卡马西平比锂盐更理想。但卡马西平可加速环孢霉素在肝脏的代谢,故应避免将环孢霉素和卡马西平两者合用。

2. 系统性红斑狼疮

这是一种病因不明、反复发作的结缔组织疾病,常有多器官受累,包括皮肤、关节、肾脏、血管和中枢神经系统等。

当本病累及中枢神经系统时,可产生神经精神症状。偶有神经精神症状早于其他系统受累者。

神经精神症状常出现于疾病晚期,但亦可出现于疾病初期。由于症状缺乏特异性且多样化,很易引起误诊。急性脑器质性精神障碍较多见,表现为意识混浊、谵妄，伴有偏执性妄想、幻觉、情感紊乱和运动障碍等。慢性脑器质性精神障碍较少见，可有认知功能损害，甚至发展为痴呆。情感症状和分裂样症状相对少见，通常与器质性精神症状同时出现，还可有焦虑、抑郁、社会退缩和人格解体症状。

应注意鉴别精神障碍是因类固醇药物治疗所致，抑或是系统性红斑狼疮本身引起。

SLE伴有中枢神经系统病变的患者，可使用类固醇或大剂量的免疫抑制剂治疗，精神症状可使用抗精神病药和心境稳定剂。应注意治疗SLE的药物本身可引起精神症状，如NSAIDs及类固醇类药物，请参阅类风湿性关节炎部分。

（五）内脏器官疾病伴发的精神障碍

1. 肝脏疾病

（1）Wilson's病：又称肝豆状核变性，是一种铜代谢障碍的隐性遗传病。主要的病理生理变化是血浆铜蓝蛋白减少，导致铜沉积在豆状核、肝脏、角膜和肾脏上。

精神症状可出现在疾病的早期，随着病情的发展，精神症状渐趋明显。于儿童期起病者，病情发展快，可表现为情绪不稳，随后出现假性延髓病（假性球麻痹）和锥体外系症状，如肌痉挛和肌强直。于青少年期和成人期起病者，病程多迁延，可出现震颤、强直和运动减少，极少数患者可出现抽搐；随后可伴随情绪高涨，有时可出现幻觉-妄想综合征，亦可出现敌对和其他反社会人格改变，不久可发展为痴呆。

精神症状无特异性，临床诊断可根据角膜K-F环，尿和大便铜排泄量增加以及血浆铜蓝蛋白减少确诊。

（2）肝性脑病：指由于严重肝病导致的神经精神障碍。成因包括爆发性肝炎、亚急性肝炎、慢性肝炎、肝硬化和肝癌后期。

初期以情绪改变和行为异常为主，可有欣快或情感淡漠两种主症，伴有乏力、迟钝等并有嗜睡。继而可表现为意识障碍并有定向障碍和认知功能减退，包括记忆障碍，可出现谵妄和幻觉，视幻觉尤其明显。存在扑翼样震颤和脑电图异常。脑电波变化在早期表现为慢波增多，后来出现三相波。

后期以昏睡、神经系统体征及精神症状为主，可出现幻觉。若病情不能控制，可出现昏迷。

治疗上本病尚无特殊疗法，多采用综合措施。由于肝功能损害，对药物的代谢功能减弱，原则上不使用抗精神病药物，需要使用时也当慎重。

2. 肾脏疾病

（1）尿毒症：是一种以多种代谢紊乱为特征的疾病，体内含氮代谢产物等有毒物质聚集。可由急性或慢性肾功能衰竭导致。精神症状可表现为意识障碍、类躁狂、类抑郁、类神经症症状，慢性尿毒症患者可出现逐渐加重的智能障碍。

治疗时以治疗原发疾病为根本，精神药物的选择要考虑对肾脏的毒性，应选择对肾脏毒性小的药物。

（2）透析所致的精神障碍：部分患者经透析后会产生透析性脑病或称为"平衡失调"综合征。这是由于透析时可导致血和脑脊液中尿素比例失调，脑脊液渗透压升高，以致颅内压升高与脑细胞肿胀，表现为头晕、头痛、情绪波动以至意识障碍。

透析的慢性作用可造成持久的神经系统症状和智能的进行性下降，亦可表现为痴呆，即所谓透析性痴呆。这一综合征通常出现在透析两年或以上之患者，研究显示可能与透析液含有高铝有关。如今将有害的铝清除后，已明显减少此问题。

3. 呼吸系统疾病

几乎所有严重的呼吸系统疾病都可产生精神症状。呼吸困难可引起焦虑、低氧血症和高碳酸血症。低氧血症可引起认知功能障碍与意识障碍。中度的高碳酸血症会引起头痛、头晕、淡漠、健忘，而重度高碳酸血症可导致木僵或昏迷。

慢性阻塞性呼吸系统疾病患者的焦虑症状常见，发生率约为8%～24%，且多数是惊恐障碍。严重的患者还常有抑郁症状。治疗慢性阻塞性呼吸系统疾病所致的精神症状首先要注意药物的副作用，如虽然苯二氮䓬类药物是有效的抗焦虑药物，但其对呼吸中枢的抑制限制了它们的运用。一般来讲，抗抑郁剂比较安全，但剂量要低。

肺栓塞可能表现为突然的惊恐发作，因此，术后或静脉炎的患者出现突然的惊恐发作应留意是否并发肺栓塞。

（杨雅琴）

第二节　精神活性物质和非成瘾性物质所致精神障碍

精神活性物质伴发的精神障碍是指来自体外的可显著影响精神活动的各种

物质所伴发的精神障碍。此类精神障碍按病因可包括酒精依赖、酒中毒、阿片类物质、镇静安眠药、麻醉剂、兴奋剂以及其他精神活性物质（农药、一氧化碳、重金属以及其他物质中毒）伴发的精神障碍等。应用精神活性物质以后，紧接着产生心理、生理症状，行为或反应方式的改变（恶心、呕吐、心悸、注意力不集中、痛觉迟钝等），同时使精神活动能力明显下降或社会功能明显下降。急性中毒或戒断可出现意识障碍或精神病状态。慢性中毒可出现人格改变、遗忘综合征和痴呆。

一、精神活性物质的基本概念与依赖、耐受性和戒断状态

（一）精神活性物质的基本概念

又称物质或成瘾物质、药物，指能够影响人类情绪、行为、改变意识状态，并有致依赖作用的一类化学物质，人类使用这些物质的目的在于取得或保持某些特殊的心理、生理状态。毒品是社会学概念，是指具有很强或成瘾性并在社会上禁止使用的化学物质，我国的毒品主要指阿片类、可卡因、大麻、苯丙胺类兴奋剂等药物。

（二）精神活性物质的依赖

精神活性物质的依赖是一组认知、行为和生理症状群，使用者尽管明白使用成瘾物质会带来问题，但还在继续使用。自我用药导致了耐受性增加、戒断症状和强制性觅药行为。所谓强制性觅药行为是指使用者冲动性使用药物，不顾一切后果，是自我失去控制的表现，不一定是人们常常理解的意志薄弱、道德败坏的问题。传统上将依赖分为躯体依赖和心理依赖。躯体依赖又称生理依赖，它是由于反复用药所造成的一种病理性适应状态，主要表现为耐受性增加和戒断症状。心理依赖又称精神依赖，它使吸食者产生一种愉快满足的或欣快的感觉，驱使使用者为寻求这种感觉而反复使用药物，表现所谓的渴求状态。

（三）精神活性物质的耐受性

耐受性是一种状态，指药物使用者必须增加使用剂量方能获得所需的效果，或使用原来的剂量则达不到使用者所追求的效果。

（四）精神活性物质的戒断状态

戒断状态是指停止使用药物或减少使用剂量或使用拮抗剂占据受体后所出现的特殊心理生理症状群，其机理是由于长期用药后，突然停药引起的适应性的反跳。不同药物所致的戒断症状因其药理特性不同而不同，一般表现为与所使

用药物的药理作用相反的症状。如苯丙胺（中枢神经系统兴奋剂）戒断后出现的乏力、倦怠、精神压抑、抑郁等。

二、精神活性物质的分类与滥用的相关因素

（一）精神活性物质的分类

1. 中枢神经系统抑制剂

能抑制中枢神经系统，如巴比妥类、苯二氮䓬类、酒精等。

2. 中枢神经系统兴奋剂

能兴奋中枢神经系统，如苯丙胺、可卡因、咖啡因等。

3. 大麻类

大麻是世界上最古老的致幻剂，适量吸入或食用可使人欣快，增加剂量可使人进入梦幻状态。

4. 致幻剂

能改变意识状态或感知觉，如麦角酰二乙胺（LSD）、苯环己哌啶（PCP）、仙人掌毒素。

5. 阿片类

包括天然、人工合成或半合成的阿片类物质，如阿片、吗啡、海洛因、美沙酮、二氢埃托啡、哌替啶等。

6. 吸入剂

如丙酮、乙醚等。

7. 烟草

尼古丁是引起成瘾的物质。

（二）精神活性物质滥用的相关因素

一般认为，药物滥用的原因不能用单一的模式来解释，与社会环境、心理特点和生物学因素皆有较为密切的关系。常见患者的个性有：反社会性、情绪调节较差、易冲动、缺乏有效的防御机制、追求立即的满足等。患者的常见心理有好奇、侥幸、逆反、追求刺激、享乐、解脱心理以及艺术创作需要等。

三、酒精所致的精神障碍

酒精是最常使用的精神活性物质之一，在欧美国家，终身饮酒率为80%。

饮酒常常起于青少年,在美国,有一半13岁及以下的少年儿童饮过酒,到17岁时,就有81.7%尝试过酒精,与饮酒有关的意外事故发生率,也随着饮酒率、每次饮酒量增加而增加,到35岁达高峰。根据筛查问卷,如GAGE的筛查结果,大概有20%的饮酒者可能是问题饮酒者,但绝大多数饮酒者并没有出现饮酒相关问题。根据社区的流调结果,有5.4%~7.4%的人群可以诊断为酒精依赖或酒滥用。近年来,我国酒的生产与消费均呈现稳步增长的势头。对于急剧上升的酒精依赖患病率,饮酒相关问题发生率增加应该是实实在在的变化。

(一)饮酒所致的精神障碍的临床表现

1. 急性酒中毒

急性酒精中毒初期患者表现出自制能力差、兴奋、话多、言行轻佻、不加思考等类似轻躁狂的兴奋期症状;随后出现言语凌乱、步态不稳、困倦嗜睡等麻痹期症状。可伴有轻度意识障碍,但记忆力和定向力多保持完整,多数经数小时或睡眠后恢复正常。急性酒精中毒是一种短暂的现象,中毒的程度随时间的推移而逐步减轻,如果不再继续饮酒,中毒症状最终将消失。如果不发生组织损害或其他并发症,该中毒症状可以完全缓解。中毒症状的严重程度与血液酒精浓度有关,血中酒精浓度上升越快,浓度越高,中毒症状越重。但存在一定个体差异。酒精中毒不一定反应该物质的原有效应,如低剂量时酒对行为有明显的兴奋作用,随着剂量的增加,可产生激越和攻击行为,达到极高酒量时可能产生显著的镇静作用。

2. 有害使用与酒精依赖

(1)酒精有害使用:指使用酒精对健康造成损害的一种使用类型,这种损害可分为躯体性或精神性。酒精的有害使用的行为经常受到他人的抱怨或批评,或者发生过各种不良后果,如酒驾被拘、婚姻不和、不能履行家庭职责、上班迟到、误事、犯罪、婚姻危机等。

(2)酒精依赖:患者多数在体验饮酒初期心情愉快,能缓解紧张状态,之后逐渐形成饮酒习惯。当饮酒时间和量达到一定程度后,患者无法控制自己的饮酒行为,并出现一系列特征性的症状。其主要特征为:① 对饮酒的渴求,强迫饮酒,无法控制。② 固定的饮酒模式,定时饮酒。③ 饮酒高于一切活动,不顾事业、家庭和社交活动。④ 耐受性逐渐增加,饮酒量增多;但后期可能耐受性下降,每次饮酒量增加,饮酒频率增加。⑤ 反复出现戒断症状,当患者减少饮酒量或延长饮酒间隔期、血浆酒精浓度下降明显时,即出现手足及四肢震颤、出汗、恶心、呕吐等戒断状态。若及时饮酒,此症状迅速消失。此现象发生在早晨,称之为"晨饮"症状。⑥ 戒断后复饮(如戒酒后重新饮酒),就会在较短的时间内再现原来的依赖状态。

3. 戒断综合征

酒精戒断综合征是在反复地、往往长时间和高剂量地使用酒精后,在最后一次饮酒停饮或减量后出现的一组症状,往往发生在停饮 6～8 小时,如不给予药物,症状可能将在末次饮酒的 72 小时到达高峰,通常在 7 天内恢复。但某些躯体情况差、年龄较大的患者可能持续更长时间。酒精戒断的症状和体征主要表现为躯体症状和精神症状。躯体症状可分为三组症状群:第一组为自主神经功能亢进症状,常见的症状为震颤、出汗、恶心、呕吐、焦虑和激越;第二组为神经系统兴奋症状,表现为癫痫,5%～15%患者酒精戒断后会出现癫痫样大发作;第三组为意识障碍和震颤性谵妄症状,可以表现为意识模糊、定向障碍、幻觉、注意障碍等,如不及时治疗,可能会由于呼吸和心脏衰竭而死亡。在严重的酒精戒断症状中酒精戒断所致的幻觉发生率为 3%～10%,可表现为幻听、幻视、幻触。震颤性谵妄为酒精戒断最严重的并发症,其特点为兴奋、震颤、自主神经功能紊乱、发热、听/视幻觉以及定向力障碍。

4. 酒精所致的精神病性障碍

酒精所致的精神病性障碍包括酒精所致幻觉症,酒精所致嫉妒妄想症,酒精所致偏执症等。其中以酒精所致的幻觉症及酒精所致的嫉妒妄想症最为常见。

(1) 酒精所致的幻觉症:慢性酒精中毒或酒精依赖患者习惯性饮酒或者大量饮酒后(通常在停止饮酒后 24～48 小时)出现以幻觉为主的症状,不包括病理性醉酒、震颤谵妄状态下出现的错觉幻觉等。其中幻觉中最多为幻听,可持续数日、数周、数月后消失。

(2) 酒精所致的嫉妒妄想症:慢性酒精中毒或酒精依赖患者坚信配偶对自己不贞,是酒精所致精神障碍的常见妄想症状之一。

5. 酒精中毒性脑病

酒精中毒性脑病是因长期大量饮酒而发生的急性或慢性器质性脑病,包括韦尼克脑病、酒精中毒性遗忘综合征、酒精中毒性痴呆。

(1) Wernick 脑病:为多种原因引起的维生素 B_1 缺乏所致的急症。典型表现为眼球运动异常、共济失调、精神错乱三联征为特征,为临床上最严重的酒精中毒性脑病。

(2) 酒精中毒性遗忘综合征:又称科萨科夫综合征,是指在意识清晰状态下存在明显的记忆障碍,以近事遗忘、错(虚)构、定向障碍为特征。

(3) 酒精中毒性痴呆:多数患者起病隐匿,以慢性进行性的智能损害为主要表现,涉及记忆、思维、定向、理解、计算、学习能力、语言和判断功能等多方面的损害。如抽象概括能力减退、难以解释成语或谚语,掌握的词汇量减少,不能理解抽象意义的词汇,难以概括同类事物的共同特征,判断力减退等。

6. 饮酒所致的躯体疾病

酒精对身体的作用可分为急性及慢性作用。其急性作用主要表现为急性胃、食道出血等,慢性作用指长年累月及大量饮酒,超过肝脏的代谢能力,引起各脏器的损害,表现在脑、神经系统、肌肉、心脏、肝脏、胰腺、消化道等。酒精所致的内脏并发症有明显的个体差异,对不同的人来讲,所致的各脏器的损害不平衡,有的人所受到的损害以某一脏器为主,如有的人以肝脏受损为主,有的人以胰腺受损为主,有的人以周围神经系统受损为主。常见消化系统疾病有食管炎、反流性食管炎、上消化道出血、脂肪肝、酒精性肝炎、肝硬化、胰腺炎。酒精能诱导多种器官的肿瘤的发生,包括上消化道、上呼吸道、直肠、肝脏、乳腺。常见心血管疾病有冠心病、心功能不全、心肌肥大、心不齐、猝死等,常见神经系统疾病有酒精性记忆障碍、Wernick 脑病、酒精性末梢神经炎。

(二) 临床评估与诊断

1. 急性酒精中毒

对于急性酒精中毒患者应快速、详细采集病史,包括患者的一般情况、健康状况、意识状况,是否空腹饮酒,酒后是否有外伤、呕吐、误吸等及饮酒开始时间和持续时间、饮酒量、饮酒方式(独自饮酒还是多人饮酒)、饮酒的频率、饮酒的类型等,询问既往有无躯体疾病,进行详细的体格检查,密切观察生命体征。评估患者目前意识水平。进行实验室检查包括血常规、电解质、肝肾功能、心肌酶、心电图、腹部平片、头颅 CT 等以及血液酒精浓度检查或生物样本的代谢产物(包括乙基葡萄糖醛酸苷、硫酸乙酯、脂肪酸乙酯等)的检测。

2. 酒精的有害使用与酒精依赖的临床评估

主要依据患者的饮酒史、精神损害或躯体损害的症状以及实验室检查结果。

在日常诊疗过程中可常规进行酒精使用障碍筛查,如每天不超过 20 g 纯酒精(2 个标准杯),每周饮酒不超过 5 天,可大致判断为低风险饮酒;如超过此上限量,同时存在对饮酒者躯体与精神健康造成了损害,或经常饮酒对家庭、工作及他人造成了不良影响,或经常因饮酒受到他人的抱怨或批评,或发生过各种不良后果,可大致判断为高风险饮酒(也称为危险饮酒)。在评估有害饮酒的基础上,应进一步询问患者"是否存在难以控制、耐受、戒断等现象"。国外常用酒精依赖筛查自评问卷(CAGE)。分别是:① 你有没有感到你应该戒酒? A. 当别人责备你的饮酒情况时,你是否感到不高兴? B. 你是否对自己的饮酒问题感到内疚、自责? C. 你是否一睁开眼睛就要喝酒以免不适? 上述问题中有两个回答肯定者,即怀疑有酒精依赖的可能。

3. 急性酒精戒断综合征的临床评估

评估包括:饮酒的模式(包括最初饮酒年龄、每次饮酒量、饮酒频率与种类、每天饮酒的时间和方式等)、既往治疗情况、躯体情况和精神状态、当前饮酒的情况(尤其是最后一次饮酒的时间和饮酒量)、是否同时使用其他成瘾性物质及戒断反应的严重程度等。国际上通用的 CIWA - Ar 是评定戒断综合征的最客观有效的量表,有比较好的信度和效度,是用于酒精戒断综合征的最广泛的量表。

4. 酒精所致的精神障碍及中毒性脑病的临床评估

其临床评估主要依据患者的饮酒史、临床症状特点及相关神经心理测评与实验室检查结果来进行。

(三) 诊断标准

1. 参照 DSM - 5 诊断标准

(1) 酒精使用障碍:一种有问题的酒精使用模式导致显著的具有临床意义的损害或痛苦,在 12 个月内表现为下列至少两项症状:

① 酒精的摄入常常比意图的量更大或时间更长。

② 有持续的欲望或失败的努力试图减少或控制酒精的使用。

③ 大量的时间花在那些获得酒精、使用酒精或从其作用中恢复的必要活动上。

④ 对使用酒精有渴求或强烈的欲望或迫切的需要。

⑤ 反复的酒精使用导致不能履行在工作、学校或家庭中的主要角色的义务。

⑥ 尽管酒精使用引起或加重持续的或反复的社会和人际交往问题,但仍然继续使用酒精。

⑦ 由于酒精使用而放弃或减少重要的社交、职业或娱乐活动。

⑧ 在对躯体有害的情况下，反复使用酒精。

⑨ 尽管认识到使用酒精可能会引起或加重持续的或反复的生理或心理问题，但仍然继续使用酒精。

⑩ 耐受，通过下列两项之一来定义：一是需要显著增加酒精的量以达到过瘾或预期的效果；二是继续使用同量的酒精会显著降低效果。

⑪ 戒断，表现为下列两项之一：一是特征性酒精戒断综合征；二是酒精（或密切相关的物质，如苯二氮䓬类）用于缓解或避免戒断症状。

（2）酒精中毒：

① 最近饮酒。

② 在饮酒过程中或不久后，出现具有明显临床意义的问题行为或心理改变（如不适当的性行为或攻击行为、情绪不稳、判断受损）。

③ 在酒精使用过程中或不久后出现下列体征或症状的一项（或更多）：言语含糊不清，共济失调，步态不稳，眼球震颤，注意或记忆损害，木僵或昏迷。

④ 这些体征或症状不能归因于其他躯体疾病，也不能用其他精神障碍来更好地解释，包括其他物质中毒。

（3）酒精戒断：

① 长期大量饮酒后，停止（或减少）饮酒。

② 停止（或减少）饮酒之后的数小时或数天内出现下列两项（或更多）症状：自主神经功能亢进（如出汗或脉搏超过 100 次/分），手部震颤加重，失眠，恶心或呕吐，短暂性视、触或听幻觉或错觉，精神运动性激越，焦虑，癫痫大发作等。

③ 出现的体征或症状引起具有显著的临床意义的痛苦，或导致社会、职业或其他重要功能方面的损害。

④ 这些体征或症状不能归因于其他躯体疾病，也不能用其他精神障碍来更好地解释，包括其他物质中毒或戒断。

（4）未特定的酒精相关障碍：此类型适用于那些临床表现，它们具备酒精相关障碍的典型症状，且引起有临床意义的痛苦，或导致社交、职业或其他重要功能方面的损害，但未能符合任一种特定的酒精相关障碍或物质相关及成瘾障碍诊断类别中的任一种障碍的诊断标准。

2. 参照 ICD-10 酒精相关障碍的诊断标准

(1) 急性酒精中毒：ICD-10 关于急性酒精中毒的诊断要点如下：

① 使用酒精后的短暂状况，导致意识水平、认知、知觉、情感或行为障碍，或其他心理生理功能或反应的紊乱。

② 只有出现急性中毒，但不存在持久的酒精有关问题时才能作为主要诊断，若出现长期使用问题，则优先诊断酒精有害使用、酒精依赖综合征或精神病性障碍。

(2) 有害性使用：

① 有明显的证据证明饮酒已造成躯体或精神的损害，如反复饮酒导致不能履行工作、学习或家庭中的主要角色，反复出现与酒精相关法律问题等。

② 由于饮酒而导致或加重长期或反复存在的社会、人际关系问题，或危及躯体情况下仍反复饮酒。

③ 持续性饮酒已达 1 个月或在过去的 12 个月内反复发生。

④ 不符合酒精依赖的诊断标准。

(3) 酒精依赖：通常需要在过去的一年的某些时间内体验过或表现出以下至少三条：

① 对使用酒精的强烈渴求或冲动感。

② 对饮酒行为的开始、结束及剂量难以控制。

③ 当饮酒被终止或减少时出现生理戒断症状。

④ 因饮酒行动而逐渐忽略其他快乐或兴趣，在获得、使用酒或从其作用中恢复过来所花费的时间逐渐增加。

⑤ 出现耐受状态，必须使用高剂量的酒才能获得过去低剂量的效应。

⑥ 固执地饮酒而不顾其明显的危害性后果，如过度饮酒对肝的损害、周期性大量饮酒导致的抑郁心境或与酒有关的认知功能损害。

(4) 酒精所致精神病性障碍。

3. 参照 ICD-10/DSM-5 诊断标准

(1) 症状标准：

① 生动的幻觉，常为听幻觉，也可能涉及多种感官的幻觉，常伴有人物定向障碍。

② 妄想状态，以嫉妒妄想和被害妄想为主。

③ 精神运动性兴奋或抑制,也可出现木僵状态。

④ 情感症状,可从极度恐惧到销魂状态。

(2) 可发生在饮酒期间或急性期停止饮酒后,精神病性症状持续时间越短,典型病例在 1 个月内至少部分缓解,6 个月内痊愈。

(3) 社会功能严重受损。

(4) 排除其他精神活性物质加重或诱发的精神障碍(如精神分裂症、心境障碍,偏执性或分裂性人格障碍等)。

(四) 治疗

1. 急性酒精中毒的治疗

促进体内酒精含量下降,促进酒精代谢及排出体外;对症解毒治疗;预防并发症;促进机体功能恢复。

(1) 一般处理措施:保持呼吸道通畅及吸氧同时监测生命体征。

(2) 促进体内酒精含量下降:

① 清除酒精及其代谢产物,如大量饮酒发生在 2 小时以内,无呕吐,无昏迷,可考虑洗胃。病情危重或经常规治疗病情恶化可以考虑血液净化治疗。

② 促进酒精氧化代谢,可用 50% 葡萄糖 100 ml 静脉推注,同时肌注维生素 B_6 100 mg,维生素 B_{12} 0.5 mg/1 mg,烟酸 100 mg 等。

(3) 对症治疗及预防并发症:可用纳洛酮,重症者 1.2~2.0 mg 加入液体中持续静滴,可重复使用,直至患者清醒。兴奋躁动者可用地西泮肌注。维持呼吸功能,对呼吸衰竭者应给予吸氧,必要时使用呼吸兴奋剂(尼克刹米、洛贝林)。纠正水电解质平衡,防止低血糖、预防感染。

2. 酒精的有害使用及依赖的治疗

(1) 戒酒或减少酒精的使用量及频率。

(2) 保持戒断,预防复饮。

(3) 提供支持后续服务。

(4) 充分考虑治疗因素,须让患者及其家人、监护人参与。

3. 急性酒精戒断的治疗

包括支持性治疗及药物治疗。住院治疗可以为患者提供最安全的脱瘾环境,及时补充液体及营养。替代治疗主要是苯二氮䓬类药物。使用时有固定剂量给药、负荷剂量给药及症状触发给药三种方案。其他治疗包括补充 B 族维生素,补液及补充电解质等对症处理。

4. 震颤谵妄治疗

主要是支持性及苯二氮䓬类药物。

5. 酒精所致的精神病性障碍的治疗

对于幻觉妄想等精神病性症状,推荐选用第二代抗精神病药物,如利培酮(1~6 mg/日)、奥氮平(5~15 mg/日)、喹硫平(100~600 mg/日)、阿立哌唑(5~20 mg/日)等。对于伴焦虑抑郁明显者可同时使用抗抑郁药(如 SSRI、SNRI、NaSSA 等)。精神运动性兴奋的治疗,可选用地西泮等苯二氮䓬类药物,若不能控制,可肌注氟哌啶醇 2.5~10 mg/次。认知功能损害可用改善脑功能的药物。

四、镇静催眠药物所致的精神障碍

(一) 镇静催眠药物所致的精神障碍的临床表现

镇静催眠药为处方药,由于个体不恰当的使用模式,发生相关精神障碍和躯体损害,导致具有显著临床意义的痛苦,在临床上引起关注。此类药物在化学结构上差异较大,但都能抑制中枢神经系统的活动,目前在临床上主要有巴比妥类和苯二氮䓬类两大类。

巴比妥类根据半衰期的长短可分为超短效、短效、中效和长效巴比妥类药物。短效及中效巴比妥类药物主要包括司可巴比妥和戊巴比妥,临床主要用于失眠,滥用可能性大。小剂量巴比妥类药物可抑制大脑皮层,产生镇静催眠作用;较大剂量可使感觉迟钝、活动减少引起困倦和睡眠;中毒剂量则可致麻醉、昏迷乃至死亡。长期使用者一旦减药或者突然停药,会引起快动眼睡眠反跳,出现多梦、噩梦频繁,严重干扰睡眠,患者会因再次服用而产生依赖。

苯二氮䓬类药物的主要药理作用是抗焦虑、松弛肌肉、抗癫、催眠等。不同的苯二氮䓬类药物作用时间差异较大,如地西泮为 8~12 小时,氯硝西泮为 4~6 小时,此类药物安全性好,即使过量,也不至于有生命危险。

镇静催眠药物中毒症状与醉酒状态相似,表现为冲动或攻击行为、情绪不稳、判断失误、言语含糊不清、共济失调、站立不稳、眼球震颤、记忆受损甚至昏迷。巴比妥类的戒断症状较严重,甚至有生命危险。症状的严重程度取决于滥用的剂量和滥用的时间长短。在突然停药 12~24 小时内,戒断症状陆续出现,如厌食、虚弱无力、焦虑不安、头痛、失眠,随之出现肢体粗大的震颤,停药 2~3 天,戒断症状达到高峰,出现呕吐、体重锐减、心动过速、血压下降,四肢震颤加重、全身抽搐出现癫痫大发作,有的出现高热谵妄。7~14 天后逐渐消退。少数严重者可发生心律失常、心血管虚脱及类似脑病的神经系统症状和体征。苯二氮䓬类戒断症状不像巴比妥类那么严重,但易感者(如既往依赖者或有家族史者)在服用 3 个月以后,突然停药,可能出现严重的戒断反应,甚至抽搐。

对于巴比妥类的戒断症状应予充分重视,在脱瘾治疗时减量要慢,目前常用替代疗法,即用长效巴比妥类药物替代短效巴比妥类药物,然后再逐渐减少长效巴比妥类药物。苯二氮䓬类药物的脱瘾治疗同巴比妥类药物相似。

(二) 参照 DSM-5 诊断标准

1. 镇静催眠药或抗焦虑药使用障碍

一种有问题的镇静剂、催眠药或抗焦虑药的使用模式,导致具有临床意义的损害或痛苦,在 12 个月内表现为下列至少两项症状:

(1) 镇静剂、催眠药或抗焦虑药的摄入经常比意图的量更大或时间更长。

(2) 有持续的欲望或失败的努力试图减少或控制镇静剂、催眠药或抗焦虑药的使用。

(3) 大量的时间花在那些获得镇静剂、催眠药或抗焦虑药,使用它或从其作用中恢复的必要活动上。

(4) 对使用镇静剂、催眠药或抗焦虑药有强烈的渴求或强烈的欲望或迫切的要求。

(5) 反复的镇静剂、催眠药或抗焦虑药使用导致不能履行在工作、学校或家庭中的主要角色或义务。

(6) 尽管使用镇静剂、催眠药或抗焦虑药引起或加重持续的或反复的人际交往问题,仍然继续使用镇静剂、催眠药或抗焦虑药。

(7) 由于镇静剂、催眠药或抗焦虑药的使用而放弃或减少重要的社交、职业或娱乐活动。

(8) 在对躯体有害的情况下,反复地使用镇静剂、催眠药或抗焦虑药。

(9) 尽管认识到使用该物质可能会引起或加重持续的或反复的生理或心理问题,仍继续使用镇静剂、催眠药或抗焦虑药。

(10) 耐受,通过下列两项之一来定义:

① 需要显著增加镇静剂、催眠药或抗焦虑药的量以达到过瘾或预期的效果。

② 继续使用同量的镇静剂、催眠药或抗焦虑药会显著降低效果。

(11) 戒断,表现为下列两项之一:

① 特征性的镇静剂、催眠药或抗焦虑药戒断综合征。

② 镇静剂、催眠药或抗焦虑药用于缓解或避免戒断症状。

2. 镇静剂、催眠药或抗焦虑药中毒

(1) 最近使用镇静剂、催眠药或抗焦虑药。

(2) 在镇静剂、催眠药或抗焦虑药使用的过程中或不久后,出现的具有显著临床意义的适应不良行为或心理改变(如不适当的性或攻击行为,情绪不稳定,判断受损)。

(3) 镇静剂、催眠药或抗焦虑药使用过程中或不久出现下列体征或症状之一项(或更多):

① 言语含糊不清;

② 共济失调;

③ 步态不稳;

④ 眼球震颤;

⑤ 认知损害(如注意力、记忆力);

⑥ 木僵或昏迷。

(4) 这些体征或症状不能归因于其他躯体疾病,也不能用其他精神障碍来更好地解释,包括其他物质中毒。

3. 镇静剂、催眠药或抗焦虑药戒断

(1) 长期使用镇静剂、催眠药或抗焦虑药后停止或减少使用。

(2) 停止或减少使用镇静剂、催眠药或抗焦虑药后的数小时或数天内出现下列两项(或更多)症状:

① 植物神经活动亢进(例如出汗或脉搏超过100次/分);

② 手部震颤;

③ 失眠;

④ 恶心或呕吐;

⑤ 短暂的视、触或听幻觉或错觉;

⑥ 精神运动性激越;

⑦ 焦虑；

⑧ 癫痫大发作。

(3) 停止或减少使用镇静剂、催眠药或抗焦虑药后的体征或症状引起具有显著临床意义的痛苦，或导致社交、职业或其他重要功能方面的损害。

(4) 体征或症状不能归因于其他躯体疾病，也不能用其他精神障碍来更好地解释，包括其他物质中毒或戒断。

(三) 治疗

1. 对于镇静催眠药物的使用障碍及戒断的治疗

采取遵循个体化原则，即根据综合评估结果，建立个体化的干预措施。采取综合治疗、积极治疗或预防并发症，保证患者的生命安全。治疗方法上采取药物剂量递减法和替代疗法。给予心理治疗，应为患者提供各种心理支持。减轻焦虑的方法及学会如何应对压力、应激等，给予认知行为治疗，积极治疗精神疾病共病。

(1) 药物剂量递减法：一般认为服用镇静催眠药物超过四个月就需要采用药物递减法来停药。遵循个体化原则，根据患者用药时间和用药剂量决定递减的速度，要充分考虑患者可能出现的戒断症状和对症状的耐受情况。用药时间短、剂量小、临床症状轻者可较快减药，反之应放慢速度。一般成人可在数周内减完，对体弱、既往药量较大、依赖时间长或老年人，为避免减药过程中出现严重的戒断症状，宜缓慢减药。

(2) 替代疗法：对于使用短半衰期药物者，可以先换成长半衰期的药物，然后再逐渐减少长半衰期的药物。在苯二氮䓬类药物停药过程中，抗惊厥药卡马西平和丙戊酸钠可起到辅助治疗作用。

2. 对于镇静催眠药中毒的治疗

主要是加强生命支持；促进药物的排出；对症解毒；治疗或预防并发症。促进药物排出有洗胃、导泻、血液净化疗法等。

五、苯丙胺类物质所致的精神障碍

(一) 苯丙胺类物质所致的精神障碍的临床表现

中枢神经兴奋剂包括咖啡或茶中所含的咖啡因、可卡因及苯丙胺类物质。苯丙胺类(ATS)兴奋剂具有强烈的中枢兴奋作用和致欣快作用。研究表明，致欣快、愉悦的作用主要与影响多巴胺释放、阻止重吸收有关。其他作用还包括觉醒度增加、支气管扩张、心率加快、心输出量增加、血压增高、胃肠蠕动降低、口干、食欲降低等。

中等剂量的苯丙胺类可致舒适感、警觉增加、话多、注意力集中、运动能力增加等，还有头晕、精神抑郁、焦虑激越、注意减退等，依个体的情况而有所不同。使用苯丙胺类后，特别是静脉使用后，使用者很快会感到思维活跃、精力充沛、能力感增强，可体验难以言表的快感，即所谓的腾云驾雾感或全身电流传导般的快感。数小时后使用者会因出现全身乏力、精神压抑、倦怠、沮丧而进入所谓的苯丙胺沮丧期。以上的正性和负性体验使得摄入者陷入反复使用的恶性循环中，这是形成精神依赖的重要原因。一般认为，苯丙胺类较难产生躯体依赖而易产生精神依赖。

苯丙胺类急性中毒的临床表现为中枢神经系统和交感神经系统的兴奋症状。轻者表现为瞳孔扩大、血压升高、脉搏加快、出汗、口渴、呼吸困难、震颤、反射亢进、头痛、兴奋躁动等；中度中毒者出现精神错乱、谵妄、幻听幻视、被害妄想等精神症状；重度中毒时出现心律失常、痉挛、循环衰竭、出血或凝血、高热、胸痛、昏迷甚至死亡。

长期使用可能出现分裂样精神障碍、躁狂-抑郁状态及人格和现实解体症状、焦虑状态，认知功能损害，还可以出现明显的暴力、伤害和杀人犯罪倾向。

（二）参照 DSM-5 诊断标准

1. 兴奋剂使用障碍

一种苯丙胺类物质、可卡因或其他兴奋剂的使用模式，导致具有临床意义的损害或痛苦，在 12 个月内表现为下列至少两项症状：

（1）兴奋剂的摄入经常比意图的量更大或时间更长。

（2）有持续的欲望或失败的努力试图减少或控制兴奋剂的使用。

（3）大量的时间花在那些获得兴奋剂、使用兴奋剂或从其作用中恢复的必要活动上。

（4）对使用兴奋剂有强烈的渴求或强烈的欲望或迫切的要求。

（5）反复使用兴奋剂导致不能履行在工作、学校或家庭中的主要角色或义务。

（6）尽管使用兴奋剂引起或加重持续的或反复的人际交往问题，仍然继续使用兴奋剂。

（7）由于兴奋剂的使用而放弃或减少重要的社交、职业或娱乐活动。

（8）在对躯体有害的情况下，反复使用兴奋剂。

（9）尽管认识到使用该物质可能会引起或加重持续的或反复的生理或心理问题，仍继续使用兴奋剂。

（10）耐受，通过下列两项之一来定义：

① 需要显著增加兴奋剂的量以达到过瘾或预期的效果；

② 继续使用同量的兴奋剂会显著降低效果。

（11）戒断，表现为下列两项之一：

① 特征性的兴奋剂戒断综合征；

② 兴奋剂用于缓解或避免戒断症状。

2. 兴奋剂中毒

（1）最近使用苯丙胺类物质、可卡因或其他兴奋剂。

（2）在使用兴奋剂的过程中或不久后，出现的具有显著临床意义的适应不良行为或心理改变（如欣快或情感迟钝；社交能力的改变；过度警觉；人际关系敏感、焦虑、紧张或愤怒；刻板行为；判断受阻等）。

（3）在使用兴奋剂的过程中或不久后，出现下列体征或症状的两项（或更多）：

① 心动过速或心动过缓；

② 瞳孔扩大；

③ 血压升高或降低；

④ 出汗或寒战；

⑤ 恶心或呕吐；

⑥ 体重减轻；

⑦ 精神运动性激越或迟滞；

⑧ 肌力减弱、呼吸抑制、胸痛或心律失常；

⑨ 意识模糊、抽搐、运动障碍、肌张力障碍或昏迷。

（4）这些体征或症状不能归因于其他躯体疾病，也不能用其他精神障碍来更好地解释，包括其他物质中毒。

3. 兴奋剂戒断

（1）长期使用苯丙胺类物质、可卡因或其他兴奋剂后停止或减少使用。

（2）停止使用苯丙胺类物质数小时或数天内心境烦躁不安，出现下列生理变化的两项(或更多)症状：

① 疲乏；

② 生动、不愉快的梦；

③ 失眠或嗜睡；

④ 食欲增加；

⑤ 精神运动性迟滞或激越。

(3) 停止使用苯丙胺类物质体征或症状引起具有显著临床意义的痛苦,或导致社交、职业或其他重要功能方面的损害。

(4) 这些体征或症状不能归因于其他躯体疾病,也不能用其他精神障碍来更好地解释,包括其他物质中毒或戒断。

(三) 参照 ICD-10 诊断标准

在以下几项中 12 个月内发生或存在三项以上即可诊断为苯丙胺类药物依赖：

(1) 具有非医疗目的使用苯丙胺类药物的强烈意愿。

(2) 对苯丙胺类药物使用行为的开始、结束及剂量难以控制。

(3) 使用苯丙胺类药物的目的是减轻或消除戒断症状。

(4) 减少或停止使用苯丙胺类药物后出现戒断症状。

(5) 使用苯丙胺类药物过程中耐受性逐渐增加。

(6) 不顾社会约束,使用的(时间、地点、场合等)自控力下降。

(7) 由于苯丙胺类药物逐渐丧失原有的兴趣爱好,并影响到家庭、社会关系。

(8) 知道使用苯丙胺类药物的危害仍继续坚持滥用。

(9) 减少或停止使用苯丙胺类药物后出现戒断症状,重新使用时剂量较前增加。

(四) 治疗

1. 精神症状的治疗

绝大多数患者在停止吸食后 2～3 天幻觉妄想、意识障碍、伤人行为等症状消失。对症状严重者可选用氟哌啶醇,常用 2～5 mg 肌注。地西泮等苯二氮䓬类也能起到良好的镇静作用。

2. 躯体症状的治疗

急性中毒出现高热、代谢性酸中毒和肌痉挛。处理原则是足量补液,维持水电解质平衡,利尿、促进排泄。苯丙胺类导致冠状动脉痉挛是引起心肌缺血和心肌梗死的常见原因。临床上常用钙通道阻滞剂（如硝苯吡啶）缓解痉挛,改善心肌缺血。B-受体阻滞剂对冰毒引起的心血管症状亦有良好的作用,高血压危象用酚妥拉明。

六、可卡因所致的精神障碍

（一）可卡因所致的精神障碍的临床表现

长期使用可卡因后可导致一系列的躯体障碍,包括心血管系统、神经系统、呼吸系统的损害、对性功能的影响以及潜在的危险,如获得性免疫缺陷综合征。心血管系统主要表现：心律失常,如心动过缓、心动过速、心肌收缩不全等。神经系统：记忆力下降、反应迟钝及共济失调、大剂量可诱发癫痫等。呼吸系统：嗅觉丧失,鼻黏膜萎缩、黏膜溃疡、出血,鼻中隔穿孔及声音嘶哑,剧烈胸痛和呼吸困难。性功能：提升性欲,即使没有性器官刺激,也可诱发性兴奋甚至自发射精。

（二）参照 ICD-10 诊断标准

1. 可卡因依赖

在过去一年内出现过下列至少三项,即可诊断为可卡因依赖：

（1）对使用可卡因有强烈的渴望或无法控制的冲动。

（2）对可卡因的使用无法自控。

（3）可卡因戒断后出现戒断反应。

（4）耐受性增高,小剂量无法获得以前的效应。

（5）因使用可卡因后其他兴趣爱好丧失或减少,更多的时间用来获得、使用可卡因。

（6）不考虑使用可卡因后果而使用。

（7）明知对身体有害,但依然反复使用。

存在上述症状两至三项者为轻度；存在上述症状四至五项者为中度；存在上述症状六项或六项以上者为重度。

2. 可卡因戒断的诊断标准

在长期使用可卡因后,停止或减少用药后数小时至数天内出现心境恶劣和以下五项中的至少两项症状：

（1）易疲劳感。

(2) 生动而令人不愉快的梦。

(3) 睡眠减少或增加。

(4) 食欲增加。

(5) 精神运动性迟滞或激越。

以上项目中的症状引起具有显著临床意义的痛苦或导致社交、职业或其他重要功能方面的损害,且症状不能归因于其他疾病引起,也不能用其他精神障碍来更好地解释。

(三) 治疗

重点在于维持操守,药物治疗通常不是首选。戒断后出现的焦虑抑郁情绪可选 SSRI,被害妄想可选第二代抗精神病药物。心理治疗可给予认知行为或人际关系治疗。

七、大麻所致的精神障碍

(一) 大麻所致的精神障碍的临床表现

大麻是世界最流行的非法药物。吸食大麻会造成情绪变化、感知觉被强化、思维加快、动作反应迟钝,也有心率加快、结膜充血、记忆力损害、平衡失调等。大麻植物内含有 60 多种大麻素,主要活性成分为四氢大麻酚(THC)和大麻二酚(CBD)。THC 与欣快、易激惹、睡眠障碍等精神活性及心血管效应有关;CBD 有抗精神病、抗焦虑等作用。大麻的效应和 THC 及 CBD 的比例有关。体内有两种大麻素受体,大麻素受体 1 分布在脑内、脊髓、外周组织,而大麻素受体 2 主要分布在免疫细胞。内源性大麻素是脑内天然的大麻素受体 1 激动剂,其在奖赏、认知、食欲控制、疼痛方面起作用。

(二) 参照 DSM-5 诊断标准

1. 大麻使用障碍

一种有问题的大麻的使用模式,导致具有临床意义的损害或痛苦,在 12 个月内表现为下列至少两项症状:

(1) 大麻的摄入经常比意图的量更大或时间更长。

(2) 有持续的欲望或失败的努力试图减少或控制大麻的使用。

(3) 大量的时间花在那些获得大麻、使用大麻或从其作用中恢复的必要活动上。

(4) 对使用大麻有强烈的渴求或强烈的欲望或迫切的要求。

(5) 反复使用大麻导致不能履行在工作、学校或家庭中的主要角色或义务。

(6) 尽管使用大麻引起或加重持续的或反复的人际交往问题,仍然继续使用大麻。

(7) 由于大麻使用而放弃或减少重要的社交、职业或娱乐活动。

(8) 在对躯体有害的情况下,反复使用大麻。

(9) 尽管认识到使用大麻可能会引起或加重持续的或反复的生理或心理问题,仍继续使用大麻。

(10) 耐受,通过下列两项之一来定义:

① 需要显著增加大麻的量以达到过瘾或预期的效果;

② 继续使用同量的大麻会显著降低效果。

(11) 戒断,表现为下列两项之一:

① 特征性的大麻戒断综合征;

② 大麻(或密切的相关物质)用于缓解或避免戒断症状。

2. 大麻中毒

(1) 最近使用大麻。

(2) 在使用大麻的过程中或不久后,出现的具有显著临床意义的问题行为或心理改变(如运动共济损害、欣快、焦虑、感动时间变慢、判断受损、社交退缩等)。

(3) 使用大麻 2 小时内出现下列体征或症状的两项(或更多):

① 眼结膜充血;

② 食欲增加;

③ 口干;

④ 心动过速。

(4) 这些体征或症状不能归因于其他躯体疾病,也不能用其他精神障碍来更好地解释,包括其他物质中毒。

3. 大麻戒断

(1) 长期大量使用大麻(即通常每天或几乎每天使用,长达至少几个月的时间)后停止或减少使用。

(2) 停止使用大麻之后大约 1 周内,出现下列体征和症状中的三项(或更多):

① 易激惹、愤怒或攻击;

② 神经过敏或焦虑;

③ 睡眠困难(如失眠、令人不安的梦);

④ 食欲下降,体重减轻;

⑤ 焦虑不安;

⑥ 心境抑郁;

⑦ 以下躯体症状中的至少一项造成了显著的不适感:腹痛、颤抖/震颤、出汗、发热、寒战或头痛。

(3) 停止使用大麻的体征或症状引起具有显著临床意义的痛苦,或导致社交、职业或其他重要功能方面的损害。

(4) 这些体征或症状不能归因于其他躯体疾病,也不能用其他精神障碍来更好地解释,包括其他物质中毒或戒断。

(三) 治疗

无论是大麻中毒还是戒断反应,目前尚无推荐针对性的药物,主要为对症治疗。

八、阿片类物质所致的精神障碍

(一) 阿片类物质所致的精神障碍的临床表现

阿片类物质是指任何天然或合成的、对机体产生吗啡效应的一类物质。阿片类物质具有镇痛、镇静作用,能抑制呼吸、咳嗽中枢及胃肠蠕动,同时能兴奋呕吐中枢和缩瞳作用。阿片类物质作用于中脑边缘系统,产生强烈的快感。

阿片类物质的戒断反应:由于所使用阿片类物质的剂量、对中枢神经系统的作用程度、使用时间的长短、使用途径、停药的速度等不同,戒断症状强烈程度也不一致。短效药物,如吗啡、海洛因一般在停药后 8～12 小时出现,极期在 48～72 小时,持续 7～10 天。长效药物,如美沙酮戒断症状出现在 1～3 天,性质与短效药物相似,极期在 3～8 天,症状持续数周。典型的戒断症状可分为两大类:客观体征,如血压增高、脉搏增加、体温升高、鸡皮疙瘩、瞳孔扩大、流涕、震颤、腹泻、呕吐、失眠等;主观症状,如恶心、肌肉疼痛、骨头疼痛、腹痛、不安、食欲差、无力、疲乏、喷嚏、发冷、发热、渴求药物等。

(二) 参照 DSM-5 诊断标准

1. 阿片类物质使用障碍

一种有问题的阿片类物质的使用模式,导致具有临床意义的损害或痛苦,在

12个月内表现为下列至少两项症状：

(1) 阿片类物质的摄入经常比意图的量更大或时间更长。

(2) 有持续的欲望或失败的努力试图减少或控制阿片类物质的使用。

(3) 大量的时间花在那些获得阿片类物质、使用它或从其作用中恢复的必要活动上。

(4) 对使用阿片类物质有强烈的渴求或强烈的欲望或迫切的要求。

(5) 反复使用阿片类物质导致不能履行在工作、学校或家庭中的主要角色或义务。

(6) 尽管使用阿片类物质引起或加重持续的或反复的人际交往问题，仍然继续使用阿片类物质。

(7) 由于阿片类物质使用而放弃或减少重要的社交、职业或娱乐活动。

(8) 在对躯体有害的情况下，反复使用阿片类物质。

(9) 尽管认识到使用阿片类物质可能会引起或加重持续的或反复的生理或心理问题，仍继续使用阿片类物质。

(10) 耐受，通过下列两项之一来定义：

① 需要显著增加阿片类物质的量以达到过瘾或预期的效果；

② 继续使用同量的阿片类物质会显著降低效果。

(11) 戒断，表现为下列两项之一：

① 特征性的阿片类物质戒断综合征；

② 阿片类物质(或密切的相关物质)用于缓解或避免戒断症状。

2. 阿片类物质中毒

(1) 最近使用阿片类物质。

(2) 在阿片类物质使用的过程中或不久后，出现的具有显著临床意义的问题行为或心理改变(如开始有欣快感，接着出现淡漠、烦躁不安、精神运动性激越或迟滞、判断受损等)。

(3) 在使用阿片类物质过程中或不久后瞳孔缩小(或由于严重中毒导致缺氧时瞳孔扩大)以及出现下列体征或症状的一项(或更多)：

① 嗜睡或昏迷；

② 言语含糊不清；

③ 注意力或记忆力损害；

④ 心动过速。

(4) 这些体征或症状不能归因于其他躯体疾病,也不能用其他精神障碍来更好地解释,包括其他物质中毒。

3. 阿片类物质戒断

(1) 存在下列两项之一:

① 长期大量使用阿片类物质(即数周或更长时间)后,停止或减少使用;

② 在使用阿片类物质一段时间后,使用阿片类物质拮抗剂。

(2) 停止使用阿片类物质数分钟或数天内,出现下列症状的三项(或更多):

① 心境烦躁不安;

② 恶心或呕吐;

③ 肌肉疼痛;

④ 流泪,流涕;

⑤ 瞳孔扩大,汗毛竖起或出汗;

⑥ 腹泻;

⑦ 打哈欠;

⑧ 发热;

⑨ 失眠。

(3) 停止使用阿片类物质体征或症状引起具有显著临床意义的痛苦,或导致社交、职业或其他重要功能方面的损害。

(4) 这些体征或症状不能归因于其他躯体疾病,也不能用其他精神障碍来更好地解释,包括其他物质中毒或戒断。

(三) 治疗

一般分两步走,即急性期的脱毒治疗和脱毒后防止复吸及社会心理康复治疗,最终的目的是让患者回归社会。

1. 脱毒治疗

(1) 替代治疗:替代治疗的理论基础是利用与毒品有相似作用的药物来替代毒品,以减轻戒断症状的严重程度,使患者能较好地耐受。然后在一定时间(14~21天)内将替代药物逐渐减少,最后停用。目前常用替代药物有美沙酮和丁丙诺啡。

(2) 非替代药物:可乐定、中药、针灸等。

2. 维持治疗

维持治疗的基本理论是基于减少危害策略,目前主要是美沙酮维持治疗。

3. 防止复吸

(1) 可选用阿片受体阻滞剂,通过阻滞阿片类的欣快作用,条件反射就会消失,此类药物主要有纳洛酮和纳曲酮。

(2) 进行由家庭成员参与的认知行为治疗,预防复吸。

九、氯胺酮相关的精神障碍

(一) 氯胺酮相关的精神障碍的临床表现

氯胺酮(又称K粉)为一种分离性麻醉药,临床上用作手术麻醉剂或者麻醉诱导剂。近年来,滥用氯胺酮的问题日益严重,主要是在一些娱乐场所。氯胺酮可抑制丘脑-新皮质系统,选择性地阻断痛觉。静注后约30秒钟(肌注后3～4分钟)即产生麻醉作用。氯胺酮麻醉的特点为镇痛,导致意识模糊而不是完全丧失,呈浅睡眠状态,对周围环境的刺激反应迟钝,是一种意识和感觉分离状态,称为"分离性麻醉"。氯胺酮作用于边缘系统,有致快感作用。服用氯胺酮后会出现一种分离状态,可表现为狂喜、偏执状态或厌烦等,伴有知觉损害甚至昏迷。服用氯胺酮后常有"去人格化"、"去真实感"、体象改变、梦境、幻觉以及恶心呕吐等。有些梦境或幻觉是愉悦性的,有些则是不愉快或痛苦的。常见症状表现为意识障碍、麻木、幻觉、谵妄、焦虑、共济失调、痛觉丧失、肌肉僵硬、攻击或暴力行为、语流障碍、人格解体、眼神茫然和失眠等。由于痛感缺失可造成使用者的人身伤害。连用数天氯胺酮后,使用者可有记忆方面的问题,甚至出现精神分裂症样的表现。

(二) 治疗

氯胺酮滥用的治疗主要是对症处理。部分滥用者在停用K粉后有轻、中度的失眠、焦虑反应,可使用中小剂量的抗焦虑药,如苯二氮䓬类。对于急性中毒所致的冲动行为、谵妄状态,使患者快速镇静下来是首要任务。可以使用镇静催眠药,一般采用静脉或肌注给予方式,如氯硝西泮2 mg肌注或4 mg加入500 ml液体(林格液或生理盐水)静脉滴注维持。出现幻觉妄想可使用抗精神病药物短期治疗,症状消失后减量至停药。

十、烟草滥用的精神障碍

(一) 烟草滥用的精神障碍的临床表现

我国是吸烟大国,香烟产量是第二产烟大国美国的3倍。据估计,目前全国有3亿多吸烟者,直接或间接受烟草危害者达7亿人。尼古丁是烟草中的依赖性成分,当依赖形成后突然戒断时会出现唾液分泌增加、头痛、失眠、易激惹等戒断症状,使吸烟者难以摆脱尼古丁的控制。尼古丁通过作用于脑的尼古丁乙酰胆碱受体发挥生理及行为作用。在中枢使中脑边缘系统多巴胺释放增加,产生强化作用。尼古丁对全部自主神经节具有特殊作用,小剂量能兴奋肾上腺髓质,使之释放肾上腺素,并通过兴奋颈动脉及主动脉化学感受器,反射性引起呼吸兴奋、血压升高,增加心血管负担。大剂量表现为节细胞先兴奋而后迅速转为抑制。尼古丁对中枢神经系统的作用也是先兴奋后抑制。与吸烟有关的躯体疾病主要为呼吸道、消化道、心血管疾病及各种癌症等。

(二) 参照DSM-5诊断标准

1. 烟草使用障碍

一种有问题的烟草使用模式,导致具有临床意义的损害或痛苦,在12个月内表现为下列至少两项症状:

(1) 烟草的摄入经常比意图的量更大或时间更长。

(2) 有持续的欲望或失败的努力试图减少或控制烟草的使用。

(3) 大量的时间花在那些获得烟草、使用烟草或从其作用中恢复的必要活动上。

(4) 对使用烟草有强烈的渴求或强烈的欲望或迫切的要求。

(5) 反复使用烟草导致不能履行在工作、学校或家庭中的主要角色或义务(例如干扰工作)。

(6) 尽管使用烟草引起或加重持续的或反复的人际交往问题,仍然继续使用烟草。

(7) 由于使用烟草而放弃或减少重要的社交、职业或娱乐活动。

(8) 在对躯体有害的情况下,反复使用烟草(如在床上吸烟)。

(9) 尽管认识到使用该物质可能会引起或加重持续的或反复的生理或心理问题,仍继续使用烟草。

(10) 耐受,通过下列两项之一来定义:

① 需要显著增加烟草的量以达到过瘾或预期的效果;

② 继续使用同量的烟草会显著降低效果。

(11) 戒断,表现为下列两项之一:

① 特征性的烟草戒断综合征;

② 烟草(或密切相关的物质如尼古丁)用于缓解或避免戒断症状。

2. 烟草戒断

(1) 每天使用烟草持续至少数周。

(2) 突然停止烟草使用,或减少烟草使用数量,在随后的 24 小时内出现下列体征或症状中的四项(或更多):

① 易激惹、挫折感、愤怒;

② 焦虑;

③ 注意力难以集中;

④ 食欲增加;

⑤ 坐立不安;

⑥ 心境抑郁;

⑦ 失眠。

(3) 突然停用烟草的体征或症状引起具有显著临床意义的痛苦,或导致社交、职业或其他重要功能方面的损害。

(4) 这些体征或症状不能归因于其他躯体疾病,也不能用其他精神障碍来更好地解释,包括其他物质中毒或戒断。

(三) 吸烟问题的处理

从群体角度看,提高公众对吸烟危害的意识,制定法律限制烟草产品的各类广告。从个体角度看,主要是改变行为与认知的综合疗法。药物治疗主要有尼古丁替代、安非他酮、伐尼克兰等。

十一、非成瘾物质所致的精神障碍

非成瘾物质所致的精神障碍即成瘾行为,包括赌博障碍和网络成瘾。赌博障碍又称病理性赌博、赌博癖。ICD-10 中没有关于赌博障碍的诊断,DSM-IV 和 CCMD-3 将赌博障碍归于"冲动控制障碍"条目下,但是最新出版的 DSM-5

将其归于"非物质相关障碍"条目中。网络成瘾症也称病理性网络使用、互联网依赖障碍、网络依赖、网络空间成瘾、网络滥用等。但一直以来,专家学者们对网络成瘾是否应该归属精神疾病范畴颇有争议。DSM-5中将网络游戏成瘾作为未来需要研究关注的问题加以提及。

(一)赌博障碍

也称病理性赌博,指持续反复的赌博,尽管已造成了消极的社会后果如贫困、家庭关系恶化、个人生活被打乱等,赌博行为仍持续而且常常会加重。患者有难以控制的赌博欲望和浓厚的兴趣,并有赌博行为前的紧张感和行动后的轻松感。赌博的目的不在于获得经济利益。病理性赌博通常在青春期开始,男性明显多于女性,多见于受教育程度较低者。家庭成员多有强烈的竞争心以及追求钱财的欲望,家庭环境具有不稳定性特点。病理性赌博具有成瘾性质,临床上和情感障碍、有害物质依赖有一定联系。病理性赌博可能是应付抑郁焦虑的方法,也可能是情感障碍的结果。

1. 参照DSM-5诊断标准

(1) 持续的或反复的有问题的赌博行为,引起有临床意义的损害和痛苦,个体在12个月内出现下列症状中的四项(或更多):

① 需要加大赌注去赌博以实现期待的兴奋;

② 当试图减少或停止赌博时,出现坐立不安或易激惹;

③ 反复的、失败的控制、减少或停止赌博的努力;

④ 沉湎于赌博(如持续地重温过去的赌博经历,预测赌博结果或计划下一次赌博,想尽办法获得金钱去赌博);

⑤ 感到痛苦(如无助、内疚、焦虑、抑郁)时经常赌博;

⑥ 赌博输钱后,经常在一天返回去想赢回来(追回损失);

⑦ 对参与赌博的程度撒谎;

⑧ 因为赌博已经损害或失去一个重要的关系、工作或教育或事业机会;

⑨ 依靠他人提供金钱来缓解赌博造成的严重财务状况。

(2) 赌博行为不能用躁狂发作来更好地解释。

2. 治疗

赌博障碍可采用行为治疗、心理辅助及药物治疗相结合的综合治疗措施来进行治疗和干预。心理教育,个别和集体心理治疗,如认知治疗、家庭治疗、精神分析治疗等,是主要治疗手段。根据患者的情绪症状和程度,可适当选用抗抑郁药、抗焦虑药等进行对症治疗。从国家的角度要根治赌博行为,必须采取综合治理,如开展人们喜欢的文艺活动以及长期的心理健康教育工作。

(二) 网络成瘾

网络成瘾指由于过度使用互联网而导致明显的社会、心理损害的一种社会现象。这种网络成瘾者与赌博成瘾者非常相似,均为无成瘾物质作用下的行为冲动失控,导致上网者学业失败、工作效率下降、婚姻不和谐甚至离婚。网络成瘾的治疗应以心理治疗为主。医生要和网络成瘾患者共同找出他们对电脑、网络沉迷的原因,帮助他们认清自身的需要,树立信心,积极寻求满足需要的其他方式、方法。在心理治疗中应给予患者相应的现实生活方面的辅导,最终使其融入社会生活中去。还可采用上网时间逐渐递减法来消除对网络的依赖。严重者可以考虑采用抗抑郁、抗焦虑药物进行综合治疗。网络成瘾重在预防。

(孙先仓)

第三节 精神分裂症

一、精神分裂症概述

精神分裂症是一组病因未明的精神疾病,多发病于青壮年,临床表现为感知、思维、情感、行为等多方面的障碍以及精神活动的不协调,大多数患者对疾病缺乏自知力,不认为是病态,一般无意识障碍和明显的智能障碍。该组疾病起病往往较为缓慢,病程多迁延,呈反复加重或恶化,较多患者最终出现衰退和精神残疾,而部分患者经有效治疗可保持痊愈或基本痊愈的状态。

(一) 流行病学

精神分裂症多见于青壮年,发病年龄一般在15～45岁,在成年人中的终身患病率在1%左右(0.5%～1.6%),年患病率在0.6%～0.45%。有50%的精神分裂症患者曾试图自杀,10%的患者最终死于自杀。遭受意外伤害的概率也高于一般人群,平均预期寿命缩短约20年。

（二）病因和发病机制

精神分裂症病因与发病机制尚未真正阐明，可能为多因素综合作用的结果。

（1）遗传因素的研究。

（2）环境与社会心理因素，包括母孕期以及围生期感染、合并症等，病前个性、心理因素的研究。

（3）神经生化的研究，包括多巴胺亢进学说、5-羟色胺假说、谷氨酸生化假说、血小板单胺氧化酶、神经肽的研究等。

（4）大脑病理解剖和结构的研究，包括 CT、MRI、PET 的研究等。

（5）发病的神经发育模型，包括流行病学研究、神经组织胚胎学研究等。

（6）神经电生理研究等。

二、精神分裂症的临床表现

（一）一级症状及常见精神症状

1. 一级症状（或称特征性症状）

（1）思维化生（思维鸣响）；

（2）争论性幻听；

（3）评论性幻听；

（4）躯体影响妄想；

（5）思维被夺；

（6）思维被插入；

（7）思维扩散或被广播；

（8）被强加的感情；

（9）被强加的意志、冲动；

（10）妄想性知觉。

2. "4A"症状

布鲁勒所指的原发性症状，即联想障碍（association disorder）、情感淡漠（apathy）、内向性（autism）、意志缺乏（abulia）。

（1）思维联想和逻辑障碍：思维联想过程缺乏连贯性和逻辑性，是精神分裂症最具有特征性的症状。其特点是患者在意识清楚的状态下，思维联想散漫或分裂，缺乏具体性和现实性。

① 思维松弛和思维破裂：指患者的言语或书写中，语句在文法结构上虽然无异常，但语句之间、概念之间或是上下文之间缺乏内在意义上的联系，因而失去中心思想和现实意义。病情严重者，言语支离破碎，甚至个别词语句子之间也缺乏联系，根本无法交谈，称为"破裂性思维"。

② 思维中断、思维云集和思维插入：患者的思维联想过程可以在无外界因素影响下突然中断（思维中断）；或涌现出大量的强制思维（思维云集）；有时思维可突然转折，或出现一些无关的意外的联想（思维插入）。往往伴有不自主感，患者感到难以控制自己的思想，并常常伴有妄想性判断，如认为自己的思维受外力的控制或操纵。

③ 病理性象征性思维：患者用一些很普通的词句、名词或者具体的动作，来表达某个抽象的或特殊的概念，而两者之间缺乏正常人可以理解的逻辑推理关系。如患者撞向正在驶来的车轮，表示"投胎"。有些患者往往以同样的方式创造新词，把两个或几个完全无关的概念词或不完整的字或词拼凑起来，赋予特殊的意义，即所谓的"语词新作"。

④ 逻辑倒错性思维：患者在得出某结论的过程中，逻辑推理荒谬离奇，甚至完全不合乎逻辑。

⑤ 诡辩症：也属于思维逻辑障碍，患者常表现为讨论哲学思想和新发明的观点，其所述的中心思想无法捉摸，缺乏实效的空调议论。

（2）情感障碍：多为情感淡漠，也常出现与客观刺激和内心体验不相称或截然相反的情绪反应及情感不协调或情感倒错。

（3）意志行为障碍：意志活动减退，患者的活动减少，缺乏主动性。行为较发病前明显孤僻、懒散、退缩、被动，对社交、工作和学习缺乏要求，对基本的日常活动缺乏主动性。可表现为行为愚蠢、幼稚、怪异；或出现紧张症状，如缄默、刻板动作、模仿动作（患者机械地重复周围人的言语或动作）、违拗（患者顽固拒绝一切，如让患者睁眼，患者却用力闭眼）、作态或木僵；或突然的、无目的的冲动行为。

（4）内向性：思维、情感、意志活动三方面的障碍使患者精神活动与外界环境脱离，行为孤僻离群，加之大多不愿暴露自己的病态想法，沉醉在自己的病态体验中，自乐自笑，周围人无法理解其内心的喜怒哀乐。

3. 常见症状

(1) 妄想：是精神分裂症的常见症状，其特点是内容离奇，逻辑荒谬，发生突然，缺乏系统性，具有泛化趋势，或具有特殊意义，患者对妄想的内容不愿主动暴露，并往往企图隐蔽。常见的妄想有关系、被害、夸大、嫉妒和钟情妄想等。

(2) 幻觉：较常见，其特点是内容荒谬，脱离现实，以言语性幻听多见。如经常出现评论性幻听或争论性幻听、命令性幻听及思维化声，则更具有特征和诊断价值。

(二) 临床分型

1. 单纯型

青少年起病，起病隐匿，缓慢而持续发展。临床主要表现为日益严重的孤僻被动、思维贫乏、生活懒散、意志缺乏、社会性退缩、情感淡漠及行为古怪。一般无幻觉妄想。此型患者易被忽视或误诊。治疗效果差，预后不良。此型临床较少见。

2. 青春型

多在青春期急性或亚急性起病，病情发展较快。主要症状包括思维破裂、思维内容荒谬离奇、情感反应不协调、行为幼稚愚蠢和本能意向（性欲、食欲）亢进等。幻觉妄想片段凌乱，精神症状丰富易变。此型患者若及时治疗，效果较好。此型临床比较常见。

3. 紧张型

青壮年发病，起病较急。临床上表现木僵状态较多见，轻者可为动作迟缓、少语少动（亚木僵状态），重者可为不语、不动、不食，对环境变化毫无反应（木僵状态），并可出现蜡样屈曲、违拗。紧张性木僵可与紧张性兴奋交替出现，此时患者可出现突然的冲动、伤人毁物行为。偶伴有幻觉和妄想。较其他类型治疗效果好，此型目前临床不常见。

4. 偏执型

又称妄想型。多发病于青壮年或中年，起病缓慢。主要表现为猜疑和各种妄想，内容多脱离现实、结构凌乱并有泛化趋势。而情感、意志和言语障碍及紧张性症状并不突出，可伴有幻觉和感知综合障碍。病程发展常较缓慢，如治疗彻底可获得较满意的缓解。此型临床最常见。

5. 其他类型

(1) 未分化型：有明显的精神病症状，但因临床各型症状并存，难以归入各型。

(2) 分裂后抑郁：指精神分裂症症状部分缓解或大部分控制后出现的抑郁状态。

(3) 残留型：多指符合精神分裂症的诊断，早期的阳性症状已基本消失，病程慢性迁延，临床以阴性症状为主时的状态。

(三) 病程及预后相关因素

1. 病程

有间断发作和持续进展两类。部分患者一次发作缓解后可终身不发作。反复发作或不间断发作者可出现人格改变、社会功能下降，呈现出不同程度的残疾状态。慢性病程可以导致患者逐步脱离正常生活轨道，个人生活陷入痛苦和混乱中。据统计，有近50%的患者曾试图自杀，至少10%的患者最终死于自杀。

2. 预后及相关因素

有利于预后的一些非治疗因素包括起病年龄较晚、急性起病、发作短暂、阳性症状为主或伴有明显的情感症状、有明显的诱因、病前人格无缺陷、病前社交与适应能力良好、家族史阴性、病程为间断发作、已婚以及家庭关系和睦等。如能早期发现及治疗，多数可获得满意疗效，症状可控制。

三、精神分裂症的诊断和鉴别诊断

(一) 参照 ICD-10 诊断标准

1. 症状标准

在1个月或1个月以上时间内确定存在以下(1)～(4)中的至少一组(如不甚明确常需要两个或多个症状，或(5)～(9)中至少两组十分明确的症状)：

(1) 思维鸣响、思维插入、思维被撤及思维广播。

(2) 明确涉及躯体或四肢运动，或特殊思维、行动或感觉的被影响、被控制或被动妄想、妄想性知觉。

(3) 对患者的行为进行跟踪性评论，或彼此对患者加以讨论的幻听，或来源于身体某一部分的其他类型的幻听。

(4) 与文化不相称且根本不可能的其他类型的持续性妄想，如具有某种宗教或政治身份、或超人的力量和能力。

(5) 伴转瞬即逝或未充分形成的无明显情感内容的妄想，或伴有持久的超价观念,或连续数周或数月每日均出现的任何感官的幻觉。

(6) 思潮断裂或无关的插入语,导致言语不连贯、不中肯或语词新作。

(7) 紧张性行为,如兴奋、摆姿势、或蜡样屈曲、违拗、缄默及木僵。

(8) 阴性症状,如显著情感淡漠、言语贫乏、情感迟钝或不协调,常导致社会退缩及社会功能下降,但需澄清这些症状并非由抑郁症或神经阻滞剂治疗所致。

(9) 个人行为的某些方面发生显著而持久的总体性质的改变,表现为丧失兴趣、缺乏目的、懒散、自我专注及社会退缩。

2. 病程标准

特征性症状在至少 1 个月或以上时期的大部分时间内肯定存在以上(1)～(4)症状至少一个,或(5)～(9)至少两组症状群中的十分明确的症状。

3. 排除标准

(1) 存在广泛情感症状(抑郁、躁狂)时,就不应作出精神分裂症的诊断,除非明确分裂症的症状早于情感症状出现。

(2) 分裂症的症状和情感症状一起出现,程度均衡,应诊断分裂情感性障碍。

(3) 严重脑病、癫痫、药物中毒或药物戒断状态应排除。

(二) 鉴别诊断

1. 脑器质性精神病

该疾病多具有智能障碍和神经系统阳性症状,一般鉴别不难。

2. 躯体疾病所致精神障碍

在躯体因素诱发下起病的精神分裂症患者,起病急,早期可出现意识障碍、定向错误、幻视等症状,需要与躯体疾病所致精神障碍即症状性精神病相鉴别。症状性精神病虽可出现类似精神分裂症的症状,但这些症状是在意识障碍的背景下出现的,幻觉以恐怖性幻视为主,且有昼轻夜重的波动性。当意识障碍减轻或消失时,患者与环境接触良好,情感反应保存,没有精神分裂症的特征性症状。

3. 双相障碍的躁狂发作或抑郁发作

躁狂发作或抑郁发作均可出现精神病性症状,如幻觉、妄想等。鉴别的要点在于前者是在情绪高涨或情绪低落的情况下出现,与周围环境有着密切的联系,而精神分裂症患者表现为情感与自身思维、行为等方面的不协调以及与外界环境的不协调。

4. 急性应激障碍

急性应激障碍是以急剧、严重的精神因素作为直接原因，在受刺激后立即发病。主要表现为强烈恐惧体验的精神运动性兴奋，行为有一定的盲目性，部分患者伴有轻度意识模糊，症状一般持续 1 周。部分精神分裂症患者虽然可以在精神创伤的影响下发病，但病程持续、延续是其特点，一般没有意识障碍，有明显思维散漫或思维破裂、情感淡漠、意志缺乏特征。

四、精神分裂症的治疗

(一) 治疗原则

精神分裂症需要早期发现、早期诊断、早期治疗，对于药物治疗需要实施足量、足疗程的全病程药物治疗。

(二) 治疗目标

1. 急性期治疗

(1) 缓解精神分裂症主要症状：阳性症状、阴性症状、激越兴奋、抑郁焦虑和认知功能减退，争取最佳愈后。

(2) 预防自杀及防止危害社会的冲动行为的发生。

(3) 将药物治疗带来的不良反应降到最低的程度，防止严重药物不良反应发生，如粒细胞减少、恶性综合征、抗胆碱能意识障碍等。

(4) 为恢复社会功能、回归社会做准备。治疗疗程至少 6 周。

2. 巩固期治疗

(1) 防止已缓解的症状反复，或进一步提高控制症状的疗效。

(2) 控制和预防精神分裂症后抑郁和强迫症状，预防自杀。

(3) 促进社会功能恢复。

(4) 控制和预防长期用药带来的常见药物不良反应的发生，如迟发性运动障碍、闭经、溢乳、体重增加、糖脂代谢异常、心、肝、肾功能损害等。治疗疗程一般持续 3~6 个月。

3. 维持期治疗

(1) 预防疾病的再一次发作或预防原已比较稳定的病情恶化，进一步缓解症状。

(2) 提高药物治疗的依从性。

(3) 恢复社会功能,回归社会。

(三) 常用抗精神病药物

1. 典型药物

氯丙嗪、奋乃静、氟哌啶醇、舒必利。

2. 非典型药物

利培酮、奥氮平、喹硫平、齐拉西酮、阿立哌唑、氯氮平。

(四) 电抽搐治疗

详见第五章第二节。

(五) 心理治疗和心理社会康复

1. 心理治疗

有助于解决患者的心理需要和心理问题,全面提高社会功能,获得临床治愈。对于急性期患者精神症状丰富,部分患者会有恐惧、紧张、焦虑及不安全感。对于这部分患者可给予支持性心理治疗。对于恢复期患者精神症状基本消失,自知力逐步恢复,针对患者的种种需求,可以采用集体心理治疗、认知行为疗法和家庭治疗等。慢性期精神分裂症患者,残留有精神症状,自知力不完整,为避免精神衰退较早出现,需要持之以恒地进行诸如行为治疗、支持性心理治疗、工娱治疗和音乐治疗等。

2. 心理社会康复

现在比较常用且效果较为肯定的几种心理社会干预方法有:家庭干预、社会技能训练、职业康复训练、认知矫正治疗、积极性社区治疗、多元化干预。

(孙艳伟)

第四节 心境障碍

一、心境障碍概述

心境障碍,又称情感性精神障碍,是以情感或心境改变为主要临床特征的一组精神障碍。通常伴有相应的认知、行为、心理生理学等方面的改变,躯体症状也很常见。心境障碍在临床上主要表现为抑郁和躁狂两种截然不同的障碍。具有患病率高、复发率高、致残率高、自杀率高、疾病负担重等特点。

心境障碍是由各种原因引起并以显著而持久的情感改变为主要临床特征的一组精神障碍。主要表现为情感高涨或低落,伴有相应的认知和行为改变,可有幻觉、妄想等精神病性症状。多数患者有反复发作倾向,每次发作多可缓解,部分可有残留症状或转为慢性。还包括环性心境障碍和恶劣心境两种持续性心境障碍。

(一)流行病学

1998年,世界精神卫生调查委员会(World Mental Health Survey Consortium,WMH)对焦虑障碍、心境障碍、冲动-控制障碍及药物依赖的年患病率、疾病严重度、功能损害程度和接受治疗情况等进行了调查。2004年报道了已完成的14个国家的15项调查结果,各国心境障碍的年患病率为0.8%~9.6%,其中美国最高,尼日利亚最低;我国北京、上海心境障碍的年患病率分别为2.5%和1.7%。调查还发现,各类精神疾病都有严重的功能缺损,而且很大比例的患者未接受治疗,尤其是发展中国家,即便是发达国家美国,尚有33.1%的重度精神患者未得到治疗。

世界卫生组织(World Health Organization,WHO)1993年组织了由15个国家和地区参加的以15个城市为中心的全球性合作研究,调查综合性医院就诊患者中的心理障碍,发现患抑郁症和恶劣心境者达12.5%。澳大利亚对社区人群的调查发现,躯体疾病患者中抑郁症的患病率约为25%,而一般人群为6%~11%。上海某综合医院457例内科住院患者中17.4%伴有抑郁。有调查发现帕金森病患者中抑郁发生率为25.5%~70%,且抑郁可能为其首发症状;卒中后患者中抑郁发生率为30%~64%,且有抑郁者较无抑郁者死亡率高3~4倍;心肌梗死者45%伴有抑郁,无心肌梗死者25%伴有抑郁,有抑郁者比无抑郁者死亡率高4倍;癌症患者中约25%~47%伴有抑郁;透析患者中约18%~79%伴有抑郁;其他疾病如阿尔茨海默病、多发性梗死性痴呆、糖尿病、甲状腺功能减退、红斑狼疮、慢性感染性疾病、慢性疼痛综合征等也可伴有抑郁,另外,很多药物如利血平、避孕药、抗癌药、左旋多巴等均可引起抑郁。

(二)发病的危险因素

1. 性别

女性抑郁症的患病率约为男性的2倍,可能与性激素、男女心理社会应激以及应对应激的行为模式不同有关,但女性的自杀死亡率低。男性患病率低,死亡率高。双相障碍的患病率男女几乎相等。

2. 年龄

心境障碍的发病年龄为 19～50 岁。双相障碍早于单相抑郁,双相障碍躁狂症平均发病年龄为 19 岁,单相抑郁平均发病年龄为 26 岁。

3. 种族

种族间的患病率无明显差异。但美国(1994 年)抑郁发作的时点患病率白人较黑人为高。

4. 婚姻

一般认为缺乏亲密人际关系、离异或单身者患抑郁症较多。单身者患双相障碍也较常见。但有人认为这是果而不是因。有研究发现婚姻不和谐者抑郁症的患病率较对照组高 25 倍。

5. 人格特征

具有较明显的焦虑、强迫、冲动等特质的个体易发生抑郁;具有情感旺盛性人格特征(具有明显外向性格,精力充沛、睡眠需要少)者易患双相障碍。临床上,遇有情感旺盛性人格特征的患者出现抑郁发作时,应警惕是否属于双相障碍,或是否会发展成双相障碍。

6. 社会、经济状况及文化程度

据西方国家调查,低社会阶层者患重症抑郁的危险率是高社会阶层者的 2 倍。社会经济状况好的人双相障碍的患病率高。郊区比城镇更多见抑郁症。也有报道重症抑郁的发病与社会经济状况无关。

7. 生活事件和应激

负性生活事件,如丧偶、离婚、婚姻不和谐、失业、严重躯体疾病等均可导致抑郁的发生,其中丧偶与抑郁症的关系最为密切。

8. 躯体因素

躯体疾病特别是慢性中枢神经系统疾病(如帕金森病等)或其他慢性躯体疾病(如糖尿病等)可成为抑郁症发生的重要危险因素。

二、心境障碍的临床表现

(一) 躁狂发作

躁狂发作的典型临床症状是心境高涨、思维奔逸和意志行为增强。

1. 心境高涨

这是躁狂状态的主要原发症状，患者表现为轻松、愉快、热情、乐观、兴高采烈、无忧无虑。这种情感是愉快的并具有相当的感染力。症状轻时可能不被视为异常，但了解患者的人则可以看出这种表现的异常性。有时患者也可以以易激惹的情绪为主，尤其当有人指责其狂妄自大或不切实际的想法时，表现为听不得一点反对意见，因细小琐事而大发雷霆，严重者可出现破坏或攻击行为。患者常常在患病早期表现为愉快，而在后期则转换为易激惹。

2. 思维奔逸

指思维联系速度的加快。患者言语增多、高谈阔论、滔滔不绝，感到说话的速度远远跟不上思想。有时可出现音韵联想，随境转移。在心境高涨的基础上可以出现自我感觉良好、言辞夸大、说话漫无边际、认为自己才华出众、出身名门、权位显赫、腰缠万贯、神通广大等，并可达到妄想的程度。有时可在夸大基础上产生被害体验或妄想，但其内容一般并无荒谬，持续时间也较短暂。幻觉较少见。

3. 意志行为增强

即协调性精神运动性兴奋。其内心体验与行为，行为反应与外在环境均较为统一。与精神运动性迟滞恰恰相反，患者活动增多，喜交往，爱凑热闹。与人一见如故，好开玩笑或搞恶作剧，好管闲事，整日忙碌。但做事虎头蛇尾，一事无成。尽管自己感觉什么都能干成，脑子灵光至极，但由于不能专心于某一事物之上，因而成事不足甚至败事有余。办事缺乏深思熟虑，有时到处惹事。

4. 躯体症状

由于患者自我感觉良好，故很少有躯体不适的主诉，常表现为面色红润、两眼有神，体格检查可发现瞳孔轻度扩大、心率加快，且有交感神经亢进的症状，如便秘。因患者极度兴奋，体力过度消耗，容易引起失水、体重减轻等。

5. 其他症状

患者的主动和被动注意力均有增强，但不能持久，易为周围事物所吸引，急性期这种随境转移的症状最为明显。部分患者有记忆力的增强，且无法抑制，多变动，常常充满许多细节琐事，对记忆的时间常失去正确的分界，以致与过去的记忆混为一谈而无连贯。在发作极为严重时，患者极度的兴奋躁动，可有短暂、片段的幻听，行为紊乱而毫无目的的指向，伴有冲动行为；也可出现意识障碍，有错觉、幻觉及思维不连贯等症状，称为谵妄性躁狂。多数患者在疾病的早期即丧失自知力。

躁狂发作临床表现较轻者称为轻躁狂,患者可存在持续至少数天的心境高涨、精力充沛、活动增多,有显著的自我感觉良好,注意力不集中,也不能持久,轻度挥霍,社交活动增多,性欲增强,睡眠需要减少。有时表现为易激惹、自负自傲、行为较莽撞,但不伴有幻觉、妄想等精神病性症状。患者社会功能有轻度的影响。部分患者有时达不到影响社会功能的程度,一般人常不易觉察。

老年患者临床上主要表现为易激惹、狂妄自大,有夸大观念及妄想,言语增多,但常较啰唆,可有攻击性行为,意念飘忽和性欲亢进等症状则较少见。病程较为迁延。

(二) 抑郁发作

抑郁发作的表现可分为核心症状、心理症状群与躯体症状群三方面。

1. 核心症状

抑郁的核心症状包括心境或情绪低落、兴趣缺失以及乐趣丧失等。这是抑郁的关键症状,诊断抑郁状态时至少应包括此症状中的一个。

(1) 情绪低落:患者体验到情绪低,悲伤。情绪的基调是低沉的、灰暗的。患者常常诉说自己心情不好,高兴不起来。抑郁症患者常常可以将自己在抑郁状态下所体验的悲观、悲观情绪与丧亲所致的悲哀区别开来,这就是在抑郁症状中常提到的"抑郁的特殊性质",它是区别"内源性"和"反应性"抑郁的症状之一。在抑郁发作的基础上患者会感到绝望、无助与无用。

(2) 兴趣缺乏:指患者对各种以前喜爱的活动缺乏兴趣,如文娱、体育活动、业余爱好等。典型者对任何事物无论好坏都缺乏兴趣,离群索居,不愿见人。

(3) 乐趣丧失:指患者无法从生活中体验到乐趣,或曰快感丧失。

2. 心理症状群

抑郁发作包括许多心理学症状,可分为心理学伴随症状(焦虑、自罪自责、精神病性症状、认知症状以及自杀观念行为、自知力等)和精神运动性症状(精神运动性兴奋与精神运动性激越等)。

(1) 焦虑:焦虑与抑郁常常伴发,而且经常成为抑郁症的主要症状之一。主观的焦虑症状可以伴发一些躯体症状,如胸闷、心跳加快、尿频、出汗等,躯体症状可以掩盖主观的焦虑体验而成为临床主诉。

(2) 自罪自责:患者对自己既往的一些轻微过失或错误痛加责备,认为自己的一些作为让别人感到失望。认为自己患病给家庭、社会带来巨大的负担。严重时患者会对自己的过失无限制地"上纲上线",达到妄想程度。

(3) 精神病性症状：主要是妄想或幻觉。内容与抑郁状态和谐的称为与心境相和谐的妄想,如罪恶妄想、无价值妄想、躯体疾病或灾难妄想、嘲弄性或谴责性的听幻觉等；而内容与抑郁状态不和谐的称为与心境不和谐的妄想,如被害或自我援引妄想,没有情感色彩的幻听等。这些妄想一般不具有精神分裂症妄想的特征,如原发性、荒谬性等。

(4) 认知症状：抑郁症伴发的认知症状主要是注意力和记忆力的下降。这类症状属于可逆性,随治疗的有效而缓解。认知扭曲也是重要特征之一,如对各种事物均作悲观的解释,将周围一切都看成灰色的。

(5) 自杀观念和行为：抑郁患者半数左右会出现自杀观念。轻者常常会想到与死亡有关的内容,或感到活着没意思、没劲；再重会有生不如死、希望毫无痛苦地死去；之后则会主动寻找自杀的方法,并反复寻求自杀。抑郁症患者最终会有 10%～15% 死于自杀。偶尔患者会出现所谓"扩大性自杀",患者可在杀死数人后再自杀,导致极严重的后果。因此,积极的治疗干预是十分必要的。

(6) 精神运动性迟滞或激越：多见于所谓"内源性抑郁"患者。精神运动性迟滞患者在心理上表现为思维发动的迟缓和思流的缓慢。患者将之表述为"脑子像是没有上润滑油",同时会伴有注意力和记忆力的下降。在行为上表现为运动迟缓、工作效率下降,严重者可以达到木僵的程度。激越患者与之相反,脑中反复思考一些没有目的的事情,思维内容无条理,大脑持续处于紧张状态。但由于无法集中注意力来思考一个中心议题,因此思维效率下降,无法进行创造性思考,在行为上则表现为烦躁不安、紧张激越,有时不能控制自己的动作,但又不知道自己因何烦躁。

(7) 自知力：相当一部分抑郁症患者自知力完整,主动求治。存在明显自杀倾向者自知力可能有所扭曲,缺乏对自己当前状态的清醒认识,甚至完全失去求治愿望。伴有精神病性症状者自知力不完整甚至完全丧失自知力的比例增高。双相障碍抑郁发作患者自知力保持完整的程度不如单相抑郁症患者。

3. 躯体症状群

躯体症状包括睡眠紊乱、食欲紊乱、性功能减退、精力丧失等,非特异性躯体症状如疼痛、周身不适、自主神经功能紊乱等。

(1) 睡眠紊乱：是抑郁状态最常伴随的症状之一,也是不少患者的主诉。表现为早段失眠、中段失眠、末段失眠、睡眠感缺失等。其中以早段失眠(入睡困难)最为多见,而以末段失眠(早醒)最具有特征性。与这些典型表现不同的是,在不典型抑郁患者可以出现贪睡的情况。

(2) 食欲紊乱:主要表现为食欲下降和体重减轻。食欲紊乱的发生率约为70%左右。轻者的表现为食不甘味,但进食量不一定出现明显减少,此时患者体重改变在一段时间内可能不明显;重者完全丧失进食的欲望,体重明显下降,甚至导致营养不良。不典型抑郁症患者则可见有食欲亢进和体重增加。

(3) 性功能减退:可以是性欲的减退乃至完全丧失。有些患者勉强维持有性行为,但无法从中体验到乐趣。

(4) 精力丧失:表现为无精打采、疲乏无力、懒惰、不愿见人。有时与精神运动性迟滞相伴随。

(5) 晨重夜轻:即情绪在晨间加重。患者清晨一睁眼,就在为新的一天担忧、不能自拔。在下午和晚间则有所减轻。此症状是"内源性抑郁症"的典型表现之一。有些心因性抑郁患者的症状则可能在下午或晚间加重,与之恰恰相反。

(6) 非特异性躯体症状:抑郁症患者有时以此类症状作为主诉,因而长期在综合医院门诊游荡。与疑病症状不同的是,这类患者只是诉说这类症状,希望得到相应治疗,但并未因此而产生牢固的疑病联想,认为自己得了不治之症。当然,抑郁症伴发疑病症状的并不少见。这类非特异性症状包括头痛或全身疼痛,周身不适,胃肠道功能紊乱,心慌气短乃至胸前区痛,尿频、尿急等,常在综合医院被诊为各种自主神经功能紊乱。

(三) 混合发作

混合发作表现为同时经历躁狂症和抑郁症。有抑郁情绪和自杀的想法,同时激惹,行为增多,睡眠需要少,性欲增加,临床上较为少见。通常是在躁狂与抑郁快速转相时发生,例如一个躁狂发作的患者突然转为抑郁,几小时后又再复躁狂,使人得出"混合"的印象。混合发作时临床上躁狂症状和抑郁症状均不典型,容易误诊为分裂情感性精神障碍或精神分裂症。

(四) 环性心境障碍

环性心境障碍指心境高涨与低落反复交替出现,但程度均较轻,不符合躁狂或抑郁发作时的诊断标准。轻度躁狂发作时表现为十分愉悦、活跃和积极,且在社会生活中会作出一些承诺;一旦转变为抑郁时,不再乐观自信,而成为痛苦的

"失败者"。随后,可能回到情绪相对正常的时期,或者又转变为轻度的情绪高涨。一般心境相对正常的间歇期可长达数月,其主要特征是持续性心境不稳定。这种心境的波动与生活应激无明显关系,与患者的人格特征有密切关系,过去有人称之为"环型人格"。

(五) 恶劣心境

恶劣心境是一种以持久的心境低落为主的轻度抑郁,而从不出现躁狂,常伴有焦虑、躯体不适感和睡眠障碍,患者有求治要求,但无明显的精神运动性抑制或精神病性症状,生活不受严重影响。患者抑郁常持续两年以上,其间无长时间的完全缓解,如有缓解,一般也不超过两个月。此类抑郁发作与生活事件和性格都有较大关系。焦虑情绪是常见伴随症状,也可有强迫症状。躯体症状诉说也较常见。睡眠障碍以入睡困难、噩梦、睡眠较浅为特点。可有头痛、背痛、四肢痛等慢性疼痛症状,尚有自主神经功能失调症状,如胃部不适、腹泻或便秘等。但无明显早醒、昼夜节律改变及体重减轻等生物学方面改变的症状。

三、心境障碍的诊断和鉴别标准

心境障碍的诊断标准可以分为躁狂、抑郁发作的诊断标准以及各种类型情感障碍的分类标准。目前国际上通用的诊断标准有 ICD-10 和 DSM-V。但任何一种诊断标准都难免有其局限性,而密切地临床观察,把握疾病横断面的主要症状及纵向病程的特点,进行科学的分析是临床诊断的可靠基础。现以 ICD-10 为例加以叙述。

(一) 躁狂发作诊断和鉴别

ICD-10 对轻躁狂发作和躁狂发作分别进行了描述。

1. 轻躁狂发作

心境高涨或易激惹,对个体来讲已达到肯定异常程度,且至少持续四天。必须具备以下三条,且对个人日常的工作及生活有一定的影响:

(1) 活动增加或坐卧不宁。
(2) 量增多。
(3) 注意力集中困难或随境转移。
(4) 睡眠需要减少。
(5) 性功能增强。

(6) 轻度挥霍或行为轻率、不负责任。

(7) 社交活动增多或过分亲昵。

2. 躁狂发作

心境明显高涨,易激惹,与个体所处环境不协调。至少具有以下三条(若仅为易激惹,需四条):

(1) 活动增加,丧失社会约束力以致行为出格。

(2) 言语增多。

(3) 意念飘忽或思维奔逸(语速增快、言语急促)的主观体验。

(4) 注意力不集中或随境转移。

(5) 自我评价过高或夸大。

(6) 睡眠需要减少。

(7) 鲁莽行为(如挥霍、不负责任,或不计后果的行为等)。

(8) 性欲亢进,严重者可出现幻觉、妄想等精神病性症状。

严重损害社会功能,或给别人造成危险或不良后果。病程至少已经持续一周。排除器质性精神障碍,或精神活性物质和非成瘾物质所致。

(二) 抑郁发作诊断和鉴别

1. 症状

在 ICD-10 中,抑郁发作是指首次发作的抑郁症和复发的抑郁症,不包括双相抑郁。患者通常具有心境低落、兴趣和愉快感丧失、精力不济或疲劳感等典型症状,其他常见症状是:

(1) 集中注意和注意的能力降低。

(2) 自我评价降低。

(3) 自罪观念和无价值感(即使在轻度发作中也有)。

(4) 认为前途暗淡悲观。

(5) 自伤或自杀的观念或行为。

(6) 睡眠障碍。

(7) 食欲下降,病程持续至少两周。

2. 类型

根据抑郁发作的严重程度,将其分为轻度、中度和重度三种类型。

(1) 轻度抑郁:是指具有至少两条典型症状,再加上至少两条其他症状,且对患者的日常工作和社交活动有一定困难,患者的社会功能受到影响。

(2) 中度抑郁:是指具有至少两条典型症状,再加上至少三条(最好四条)其他症状,且对患者工作、社交或家务活动有相当困难。

(3) 重度抑郁:三条典型症状都存在,并加上至少四条其他症状,其中某些症状应达到严重的程度;症状极为严重或起病非常急骤时,依据不足两周的病程作出诊断也是合理的。除了在极有限的范围内,几乎不可能继续进行社交、工作或家务活动。

应排除器质性精神障碍,或精神活性物质和非成瘾物质所致。

(三) 双相情感障碍诊断与鉴别

双相情感障碍的诊断需符合两条标准:本次发作符合上述某种发作的诊断;既往至少有过一次其他情感障碍发作。如本次为某种类型的抑郁发作,则既往需有至少一次轻躁狂、躁狂或混合性情感障碍发作。

(四) 环性心境障碍诊断与鉴别

环性心境障碍是指反复出现轻度心境高涨或低落,但不符合躁狂或抑郁发作症状标准。心境不稳定至少两年,其间有轻度躁狂或轻度抑郁的周期,可伴有或不伴有心境正常的间歇期。社会功能受损较轻。另外还要排除:① 心境变化并非躯体疾病或精神活性物质的直接后果,也非精神分裂症及其他精神病性障碍的附加症状;② 躁狂或抑郁发作,一旦符合相应标准即诊断为其他类型心境障碍。

(五) 恶劣心境诊断与鉴别

恶劣心境是慢性的心境低落,无论从严重程度还是一次发作的持续时间,目前均不符合轻度或中度复发性抑郁标准,同时无躁狂症状。至少两年内抑郁心境持续存在或反复出现,其间的正常心境很少持续几周。社会功能受损较轻,自知力完整或较完整。另外还要排除:① 心境变化并非躯体疾病(如甲状腺功能亢进症)或精神活性物质导致的直接后果,也非精神分裂症及其他精神病性障碍的附加症状;② 各型抑郁(包括慢性抑郁或环性心境障碍),一旦符合相应的其他类型心境障碍标准,则作出相应的其他类型诊断。

四、心境障碍病程与预后

(一) 躁狂发作病程与预后

大多数为急性或亚急性起病,好发季节为春末夏初。躁狂症的发病年龄在

19岁左右,当然有些患者发病较早,在5~6岁发病,也有的患者发病较晚,在50岁以后发病,但几乎90%以上的病例起病于50岁以前。

躁狂发作的自然病程一般认为持续数周到六个月,平均为三个月左右,有的病例只持续数天,个别病例可达十年以上。由于轻躁狂发作以症状轻、病期短、不影响其社会功能为特点,因此极易被患者、家属或医生所忽视。有人认为反复发作的躁狂症,每次发作持续时间几乎相仿,多次发作后可变成慢性。过去一般认为几乎所有躁狂症患者都能恢复,现代治疗最终能使50%的患者完全恢复,仍有少数患者残留轻度情感症状,社会功能也未完全恢复至病前水平。有研究者曾对双相障碍患者(219例)进行终身随访,发现16%的患者康复(过去的5年未复发)、25%的患者缓解、8%的患者不完全缓解、27%的患者反复发作、16%的患者慢性化、8%的患者自杀。躁狂和抑郁的发作没有固定的顺序,可连续多次躁狂发作后有一次抑郁发作。也可能反过来,或躁狂和抑郁交替发作,但很少有混合发作发展成躁狂发作。

影响预后的主要因素:① 延误诊断的时间;② 治疗不当,尤其是使用抗抑郁剂不当;③ 症状严重;④ 对心境稳定剂治疗反应差;⑤ 发作未完全缓解;⑥ 发作时间过长,间歇期过短。

(二)抑郁发作病程与预后

大多数为急性或亚急性起病,好发季节为秋冬季。单相抑郁发病年龄较双相障碍晚,每次发作持续时间比躁狂发作长,但也有发作持续时间较短者,只有几天,长者可以超过10年,平均病程约为6~8个月。病程的长短与年龄、病情严重程度以及发病次数有关。一般认为,发作次数越多,病情越严重,伴有精神病性症状,年龄越大,病程持续时间就越长,缓解期也相应缩短。有10%的患者可转为慢性,有15%的患者最终死于自杀。

有人进行随访研究调查,大多数经治疗恢复的抑郁症患者,仍有30%于一年内复发。近年来,临床研究发现,急性期及维持期获得缓解的患者,其复发率明显低于未获得缓解的患者。已获缓解的患者,随机分为两组,一组继续用药物维持治疗,另一组给予安慰剂治疗,药物持续治疗组复发率第一年为23%,第二年为28%;而安慰剂治疗组复发率第一年为42%,第二年为47%。重视对残留症状的治疗,特别是对抑郁伴有的注意力障碍、睡眠障碍、精力缺乏及持续焦虑症状的强化治疗,对预防复发具有重要意义。

(三)双相情感障碍病程与预后

双相障碍中约 3/4(女性)或 2/3(男性)以抑郁发作开始,呈发作性病程。而 Goodwin(1984)总结早期研究发现 34%～79%的患者首次发作为躁狂。这一差异可能反映了对双相障碍定义的变迁以及对抑郁状态的认识水平。多数患者具有抑郁和躁狂的双相发作,只有 10%～20%的患者仅出现躁狂发作。双相障碍的预后较抑郁发作更差。首次发作后约 40%～50%在两年内复发。即使采用锂盐进行维持治疗,也只能使 50%～60%的患者获得较满意的治疗和预防效果。长期随访发现,只有约 7%的患者此后不再复发,而 45%会出现一次以上的复发。

心境障碍的预后一般较好,但反复发作、慢性、老年、有心境障碍家族史、病前为适应不良人格、有慢性躯体疾病、缺乏社会支持系统、未经治疗和治疗不充分者往往预后较差。

五、心境障碍的治疗与预防

(一)双相障碍的治疗

1. 治疗原则

(1) 综合治疗原则:应采取药物治疗、物理治疗、心理治疗(包括家庭治疗)和危机干预等措施的综合运用,其目的在于提高疗效、改善依从性、预防复发和自杀,改善社会功能和更好地提高患者的生活质量。

(2) 全病程治疗原则:由于双相障碍几乎终身以循环方式反复发作,其发作的频率远较抑郁障碍为高,尤以快速循环型患者为甚。因此,双相障碍常是慢性过程障碍,应坚持长期治疗原则以阻断反复发作。近年来临床上常出现因对双相抑郁认识不足而引起的误诊和漏诊问题,导致不正确的治疗,促使患者转为躁狂,诱发或加重快速循环发作,使发作频度增加、正常间歇期缩短。有学者发现 37%的双相抑郁患者被误诊为单相抑郁,因而早期诊断及合理的治疗策略非常重要。全病程治疗可分为三个治疗期:

一是急性期治疗:目的是控制症状、缩短病程。注意:药物治疗为主,治疗应充分,并达到完全缓解,以免症状复燃或恶化。如非难治性病例,一般情况下 6～8 周可达到此目的。

二是巩固期治疗:目的是防止症状复发、促使社会功能的恢复。药物(如心境稳定剂)剂量应与急性期相同。一般抑郁发作的巩固治疗时间为 4~6 个月，躁狂或混合型发作为 2~3 个月。如无复燃，即可转入维持期治疗。此期间应配合心理治疗，以防止患者自行减药或停药。

三是维持期治疗：目的在于防止复发，维持良好的社会功能，提高患者生活质量。对已确诊的双相障碍患者，可在第二次发作(不论是躁狂还是抑郁)缓解后即给予维持治疗。维持期治疗中，在密切观察下可适当调整治疗措施和药物治疗的剂量，如逐渐减少或停用联合治疗中的非心境稳定剂。使用接近治疗剂(心境稳定剂)量者预防复发效果比低于治疗剂量者好。以锂盐为例，一般血锂浓度应在 0.6~0.8 mmol/L。

应教育患者和家属了解复发的早期表现，以便自行监控、及时复诊。导致复发的诱因可能是躯体疾病、明显的社会心理因素、服药的依从性差或药物剂量不足。因此，在维持治疗期间应密切监测血药浓度并定期随访。如病情反复，则应及时调整原维持治疗药物的种类和剂量，尽快控制发作。

维持治疗的时间因人而异。如有两次以上的发作者，其维持治疗的时间至少 3~5 年，并逐渐停药，以避免复发。在停药期间如有复发迹象应及时恢复原治疗方案，缓解后应给予更长维持治疗期。此期间应去除可能存在的社会心理不良因素及施以心理治疗(包括家庭治疗)，以便提高抗复发效果。

2. 躁狂发作药物治疗

躁狂发作药物治疗主要使用心境稳定剂及抗精神病药物。

(1) 心境稳定剂：

① 锂盐：临床上常用碳酸锂，是治疗躁狂发作的首选药，它既可用于躁狂的急性发作，也可用于缓解期的维持治疗，有效率约 80%。急性躁狂发作时碳酸锂的剂量为 600~2 000 mg/日，维持治疗剂量为 500~1 500 mg/日。老年及体弱者剂量适当减少。一般起效时间为 14~21 天。由于锂盐的治疗剂量与中毒剂量比较接近，在治疗中除密切观察病情变化和治疗反应外，应对血锂浓度进行监测，并根据病情、治疗反应和血锂浓度调整剂量。急性期治疗血锂浓度应维持在 0.8~1.2 mmol/L，维持治疗时血锂浓度应维持在 0.6~0.8 mmol/L。

在急性躁狂发作时，锂盐起效前，为了控制患者的高度兴奋症状以防衰竭，可联合抗精神病药或改良电抽搐治疗。但有报道氟哌啶醇可能会增强锂盐的神经毒性作用，如引起意识障碍等，故联合使用时两药的剂量均宜小，血锂浓度不宜超过 1.0 mmol/L。在联合改良电抽搐治疗时,由于锂盐具有加强肌肉松弛剂的作用,使呼吸恢复缓慢,故锂盐剂量宜小。

锂盐的不良反应主要有恶心、呕吐、腹泻、多尿、多饮、手抖、乏力、心电图的改变等。锂盐中毒时可出现意识障碍、共济失调、高热、昏迷、反射亢进、心律失常、血压下降、少尿或无尿等,必须立即停药,并及时抢救。

② 抗癫痫药:主要有丙戊酸盐(钠盐或镁盐)和卡马西平。许多研究显示,丙戊酸盐对急性躁狂发作患者的疗效与锂盐相同,在用药第五天后开始起效。丙戊酸盐对混合发作、快速循环发作的疗效与单纯躁狂发作的疗效接近,治疗剂量为 400~1 200 mg/日,有效血药浓度为 50~110 μg/ml。该药可与碳酸锂联用,但剂量应适当减小。丙戊酸盐常见不良反应为胃肠道症状、震颤、体重增加等。卡马西平适用于锂盐治疗无效或快速循环发作或混合发作的患者。该药也可与锂盐联用,但剂量应适当减小,治疗剂量为 600~1 200 mg/日。卡马西平常见不良反应有镇静、恶心、视物模糊、皮疹、再生障碍性贫血、肝功能异常等。

(2) 抗精神病药物:氯丙嗪、氟哌啶醇、奥氮平、喹硫平、利培酮及氯氮平等均能有效地控制躁狂发作的兴奋症状,且疗效较好。特别是氯氮平和碳酸锂联合可治疗难治性躁狂症。抗精神病药物剂量视病情严重程度及药物不良反应而定。病情严重者可肌注氯丙嗪 50~100 mg/日,或用氟哌啶醇 5~10 mg,每日 1~2 次。病情较轻的患者宜口服抗精神病药物。第二代抗精神病药奥氮平、喹硫平、利培酮等与锂盐或丙戊酸盐联合使用,能有效控制躁狂发作,且起效快,能缓解躁狂症伴有的精神病性症状,急性期疗效优于单独使用心境稳定剂的治疗。

3. 双相抑郁的药物治疗

(1) 单用心境稳定剂治疗:由于心境稳定剂特别是锂盐具有抗抑郁作用,并极少转为躁狂或快速循环,故双相抑郁尤其是双相Ⅰ型抑郁发作的急性期治疗应单独使用心境稳定剂。

(2) 单用第二代抗精神病药治疗:喹硫平已被美国 FDA 批准用于双相障碍抑郁发作。

(3) 心境稳定剂与抗抑郁药物联合治疗:单独使用心境稳定剂治疗无效的患者,特别是双相Ⅱ型抑郁发作的患者,且抑郁症状很严重,抑郁发作持续时间很长,可考虑心境稳定剂与抗抑郁药联合治疗。但应注意转为躁狂的风险。

4. 改良电抽搐治疗

改良电抽搐治疗对急性重症躁狂发作、严重消极自杀企图的抑郁发作者或对锂盐治疗无效的患者有一定治疗效果。可单独应用或联合药物治疗,一般隔日一次,4～10次为一个疗程。联合药物治疗的患者应适当减少药物剂量。改良电抽搐治疗后仍需用药物维持治疗。

(二) 抑郁症的治疗

1. 治疗原则

抗抑郁药物是当前治疗各种抑郁障碍的主要药物,能有效解除抑郁心境及伴随的焦虑、紧张和躯体症状,有效率为60%～70%。

根据中国抑郁障碍防治指南,抗抑郁药的治疗原则是:

(1) 诊断要确切。

(2) 全面考虑患者症状特点、年龄、躯体状况、药物的耐受性、有无合并症等,因人而异地个体化合理用药。

(3) 剂量逐步递增,尽可能采用最小有效剂量,使不良反应减至最少,以提高服药依从性。

(4) 小剂量疗效不佳时,可根据不良反应和耐受情况,增至足量(有效药物上限)和足够长的疗程(>6～10周)。

(5) 如仍无效,可考虑换药,换用同类另一种药物或作用机制不同的另一类药。应注意氟西汀需停药5周才能换用单胺氧化酶抑制剂(MAOIs),换用选择性5-羟色胺再摄取抑制剂(SSRIs)需停药两周。MAOIs停用两周后才能换用SSRIs。

(6) 尽可能单一用药,应足量、足疗程治疗。当换药治疗无效时,可考虑两种作用机制不同的抗抑郁药联合使用。一般不主张联用两种以上抗抑郁药。

(7) 治疗前向患者及家人阐明药物性质、作用和可能发生的不良反应及对策,争取他们的主动配合,能遵医嘱按时按量服药。

(8) 治疗期间密切观察病情变化和不良反应并及时处理。

(9) 根据心理—社会—生物医学模式,心理应激因素在本病发生发展中起到重要作用,因此,在药物治疗基础上辅以心理治疗,可望取得更佳效果。

(10) 积极治疗与抑郁共病的其他躯体疾病、物质依赖、焦虑障碍等。

2. 治疗策略

抑郁症为高复发性疾病,目前倡导全程治疗。抑郁症的全程治疗分为急性期治疗、巩固期治疗和维持期治疗。首次发作的抑郁症,50%～85%会有第二次发作,因此常需维持治疗以防止复发。

(1) 急性期治疗:控制症状,尽量达到临床痊愈。治疗严重抑郁症时,一般药物治疗 2～4 周开始起效。如果患者用药治疗 6～8 周无效,改用同类另一种药物或作用机制不同的另一类药物可能有效。

(2) 巩固期治疗:目的是防止症状复燃。巩固治疗至少 4～6 个月,使用药物的剂量应与急性期治疗剂量相同,在此期间患者病情不稳,复燃风险较大。

(3) 维持期治疗:目的是防止症状复发。维持治疗结束后,病情稳定,可缓慢减药直至终止治疗,但应密切监测复发的早期征象,一旦发现有复发的早期征象,迅速恢复原有治疗。在痊愈后 6 个月,50%～85%的抑郁症患者在一生中至少有一次复发,每个人复发的时间不一致,通常为 2～3 年;抑郁发作的终身发作次数与其复发率高度有关,每多发作一次,其复发风险增加 16%。有关维持治疗的时间意见不一。WHO 推荐仅发作一次(单次发作),症状轻,间歇期长(≥5 年)者,一般可不维持治疗。维持的时间尚未有充分研究,一般至少 2～3 年,多次复发者主张长期维持治疗。有资料表明以急性期治疗剂量作为维持治疗的剂量,能更有效防止复发。如需终止维持治疗,应缓慢(数周)减量,以便观察有无复发迹象,亦可减少撤药综合征。

3. 常用的抗抑郁药

(1) 三环类及四环类抗抑郁药物:丙咪嗪、氯米帕明、阿米替林及多塞平(多虑平)是常用的三环类抗抑郁药物,主要用于治疗抑郁发作。对环性心境障碍和恶劣心境障碍疗效较差。有效治疗剂量为 50～250 mg/日,分次口服,也可以每晚睡前一次服用。

三环类抗抑郁药物的不良反应较多,有抗胆碱能、心血管和镇静等不良反应,常见的有口干、便秘、视力模糊、排尿困难、心动过速、直立性低血压、心率改变和嗜睡等。可诱发躁狂发作。老年体弱患者用药剂量要减小,必要时应注意监护。原有心血管疾病的患者不宜使用。

马普替林为四环抗抑郁药,其抗抑郁作用与丙米嗪相同。有效治疗剂量为 75～200 mg/日,不良反应较少,主要有口干、嗜睡、视物模糊、皮疹、体重增加等,偶可引起癫痫发作。

(2) 单胺氧化酶抑制剂(MAOIs):主要有异丙肼、苯乙肼、反苯环丙胺等药,过去曾用来治疗非典型抑郁症,由于会引起对肝实质的损害,目前已极少使用。与富含酪胺的食物如奶酪、酵母、鸡肝、酒类等合用时可发生高血压危象。一般不应与三环类抗抑郁药物合用。

(3) 选择性5-羟色胺再摄取抑制剂(SSRIs):目前已在临床应用的有氟西汀、帕罗西汀、舍曲林、氟伏沙明、西酞普兰及艾司西酞普兰。有效治疗剂量:氟西汀20～60 mg/日、帕罗西汀20～60 mg/日、舍曲林50～200 mg/日、氟伏沙明50～300 mg/日、西酞普兰20～60 mg/日、艾司西酞普兰10～20 mg/日。但见效较慢,需2～4周。常见的不良反应有恶心、呕吐、厌食、便秘、腹泻、口干、震颤、失眠、焦虑及性功能障碍。偶尔出现皮疹。少数患者能诱发躁狂。不能与MAOIs合用。

(4) 5-HT和NE再摄取抑制剂(SNRIs):主要有盐酸文拉法辛及盐酸度洛西汀。盐酸文拉法辛常用剂量为75～300 mg/日,常见不良反应为恶心、盗汗、嗜睡、失眠及头晕等。个别患者可出现肝脏转氨酶及血清胆固醇升高,日剂量大于200 mg时,可使血压轻度升高。盐酸度洛西汀常用剂量为60 mg/日,对伴有躯体症状特别是疼痛症状的抑郁症疗效好。常见不良反应为恶心、口干、便秘、乏力、嗜睡、多汗及食欲减退等。SNRIs均可诱发躁狂发作,不能与MAOIs合用。

(5) 去甲肾上腺素和特异性5-羟色胺能抗抑郁药(NaSSAs):主要有米氮平。常用治疗剂量为15～45 mg/日,分1～2次服用。适用于伴有焦虑、严重失眠、食欲减退或体重下降及性功能障碍的抑郁症患者,常见不良反应有嗜睡、口干、食欲增加及体重增加。少见有心悸、低血压、皮疹。偶见有粒细胞减少及血小板减少。

(6) 其他:

① 阿戈美拉汀:是第一个具有褪黑激素MT1、MT2受体激动剂和5-HT2c拮抗特性的抗抑郁药。使用剂量范围为25～50 mg/日,每日1次,睡前服用。不良反应较少,常见的有头痛、恶心和乏力等,对肝脏功能、肾脏功能、心电图等均无影响。

② 曲唑酮:是一种5-HT受体平衡拮抗剂。常用治疗剂量为50～300 mg/日,分次服用。不良反应为口干、便秘、静坐不能、嗜睡、直立性低血压、阴茎异常勃起等。

③ 噻奈普汀:是一种5-HT受体激动剂。常用剂量25～37.5 mg/日,分次服用。常见不良反应有口干、便秘、头晕、恶心等,有肾功能损害者及老年人应适当减少剂量。

④ 第二代抗精神病药治疗：在抗抑郁剂治疗无效时，可联合第二代抗精神病药治疗。阿立哌唑已被美国食品药品监督管理局（FDA）批准为成人抑郁症辅助治疗药物，起始剂量为 2~5 mg/日，常用剂量为 5~10 mg/日，最大剂量为 15 mg/日。喹硫平也被美国 FDA 批准可用于成人抑郁症的辅助治疗，用于抗抑郁药治疗效果不好的情况下，日服一次喹硫平缓释剂 150~300 mg 治疗成年人抑郁症。

4. 电抽搐治疗

有严重消极自杀企图的患者及使用抗抑郁药治疗无效的抑郁症患者可采用电抽搐治疗，见效快，疗效好。6~10 次为一个疗程。电抽搐治疗后仍需用药物维持治疗。

5. 心理治疗

对有明显社会心理因素作用的抑郁症患者，在药物治疗的同时常需联合心理治疗。支持性心理治疗，通过倾听、解释、指导、鼓励和安慰等帮助患者正确认识和对待自身疾病，主动配合治疗。认知治疗、行为治疗、人际心理治疗、婚姻及家庭治疗等一系列的心理治疗技术，可帮助患者识别和改变认知曲解，矫正患者适应不良性行为，改善患者人际交往能力和心理适应功能，提高患者家庭和婚姻生活的满意度，从而能减轻或缓解患者的抑郁症状，调动患者的积极性，纠正其不良人格，提高患者解决问题的能力和应对处理应激的能力，节省患者的医疗费用，促进其康复，预防复发。

（三）预防复发

研究发现，经药物治疗已康复的患者在停药后的一年内复发率较高，且双相障碍的复发率明显高于单相抑郁障碍。多数研究发现，40% 的双相障碍患者在一年内复发，60% 的双相障碍患者在两年内复发，73% 的双相障碍患者在五年内复发。在最初的三次发作，每次发作间歇期会越来越短，以后发作间歇期持续时间不再改变。对每次发作而言，显著和完全缓解率约为 70%。长期随访研究发现，双相障碍患者终身发作九次，平均两年发作一次，主张应长期服用锂盐预防性治疗。预防性治疗时锂盐的剂量需因人而异，但一般服药期间血锂浓度应保持在 0.6~0.8 mmol/L 的范围之内即可获得满意的效果。

有人对抑郁症患者追踪 10 年的研究发现，有 75%~80% 的患者多次复发。有人报道抑郁症第一次抑郁发作后再次发作的概率为 50%，第二次为 70%，第三次为100%,故抑郁症患者需要进行维持治疗,预防复发。若第一次发作且经药物治疗临床缓解的患者,药物的维持治疗时间,多数学者认为,需6个月到1年;若为第二次发作,主张维持治疗3～5年;若为第三次发作,应长期维持治疗,甚至终身服药。

心理治疗和社会支持系统对预防本病复发也有非常重要的作用,应尽可能解除或减轻患者过重的心理负担和压力,帮助患者解决生活和工作中的实际困难及问题,提高患者应对能力,并积极为其创造良好的环境,以防复发。

（丁雪凡）

第五节 强迫症

一、强迫症概述

强迫症是以强迫观念、强迫冲动或强迫行为等强迫症状为主要表现的一种神经症。患者深知这些观念、行为不合理、不必要,但却无法控制或摆脱,因而焦虑和痛苦。可以两种强迫症状为主,也可为几种症状兼而有之。以强迫观念最多见,强迫行为多系为减轻强迫观念引起的焦虑而不得不采取的顺应行为,常见的有强迫检查、强迫询问、强迫洗涤等。其特点是有意识的自我强迫与反强迫同时存在,两者的尖锐冲突使患者焦虑和痛苦。患者体验到冲动或观念来自自我,意识到强迫症状是异常的,但无法摆脱。病程迁延的患者可表现为以仪式化动作为主,而精神痛苦减轻,但此时社会功能明显受损。如某患者某次听到医师劝他"少想事,想事想多了会死脑细胞",此后这一观念反复出现,为此遍访各地名医,反复询问与证实"想事想多了会不会死脑细胞",在门诊反复多次询问才觉得心里舒服一点,回家后不久又故态复萌。

（一）流行病学

本病通常在青少年期发病,也有起病于童年期者。多数为缓慢起病,无明显诱因。

（二）病因与发病机制

1. 遗传因素

强迫症患者与双亲的同病率为5%～7%,远高于普通人群。

2. 器质性因素

有人发现部分强迫症患者有脑损伤史,且许多器质性损伤基本也易产生强迫状态,如脑炎、癫痫、颞叶损伤者,但大部分患者并无器质性损害基础,曾有研究发现首诊的强迫症患者脑脊液中 5-HT 含量和血浆中的 5-HIAA 含量显著低于对照组,强烈提示强迫症患者中枢 5-HT 功能不足。

3. 社会心理因素

工作过分紧张,要求过分严格,遭遇重大精神刺激,都容易使人担忧、不安,长期小心谨慎,反复思考,检点过去,担忧未来,可能会逐渐产生强迫症状。

二、强迫症的临床表现

强迫症患者常伴有抑郁、焦虑以及其他神经症症状,但都不成为主要临床相或继发于强迫症状。

(一) 强迫观念

1. 强迫怀疑

对已完成的某件事的可靠性有不确定感,如门窗是否关紧?钱物是否点清?吐痰是否溅在别人身上?别人的话是否听清?理解是否正确?

2. 强迫回忆

不由自主地反复回忆以往经历而无法摆脱。

3. 强迫性穷思竭虑

对一些毫无意义或与己无关的事反复思索、刨根究底。如一名患者曾苦苦思索了十年:眉毛为什么长在眼睛的上面而不是眼睛的下面?

4. 强迫性担心

一种不必要的担心。如某患者乘坐公共汽车时总是把双手举过头顶,防止万一车上有人丢失钱包会怀疑到自己;寝室里丢了一块香皂,某同学担心失主怀疑自己,又不好主动向失主说明,一直耿耿于怀,十多年后还写信给那位失主询问香皂是否找到,声明此事与己无关,并可找若干旁证。患者自知此事十分荒唐,却非如此不能释怀。

(二) 强迫意向或冲动

患者感到有一种冲动要去做某种违背自己心愿的事。如某患者见到电插座就有去触电的冲动;有的患者站在阳台上就有往下跳的冲动;有的患者抱着自己的婴孩就有想往地上摔的冲动。一名男性患者与女孩说话时要把双手放在背后,用一只手紧紧握住另一只手,说是怕自己做出不文明的举动来;患者不会真的去做,也知道这种想法是非理性的,但这种冲动无法停止。

(三) 强迫行为

1. 强迫检查

反复检查门是否锁紧、煤气是否关好、账目是否有错。症状严重时即使检查数十遍也不放心。

2. 强迫洗涤

反复洗手,反复洗涤衣物,明知过分,但无法自控。

3. 强迫计数

反复点数门窗、阶梯、电线杆、路面砖等。如某患者养成了清点门牌号码的嗜好,其在大街上行走,常因某个门牌号未见到而不安,必定要走街串巷,直到找到方才罢休,为此常常因耗费了时间、耽误了正事而痛苦不堪。

4. 强迫性仪式动作

患者经常重复某些动作,久而久之程序化。如患者进寝室时要在门口站一下,再走进去,某次因与同学们相拥而入,没来得及站立一下,遂焦虑不安,直到后来借故出来,在门口站立一下之后,方才平静下来;某患者宽衣解带有一定程序,结婚后夫妻共同生活,有时程序被打乱,患者便会失眠,一定要偷偷起床,穿好衣服,重新按程序脱衣,才能安然入睡。

三、强迫症的诊断与鉴别诊断

(一) 诊断

要作出肯定诊断,必须在连续两周中的大多数日子里存在强迫症状或强迫动作,或两者并存。这些症状引起痛苦或妨碍活动。

强迫症状应具备以下特点:

(1) 必须被看作是患者自己的思维或冲动。

(2) 必须至少有一种思想或动作仍在被患者徒劳地加以抵制,即使患者不再对其他症状加以抵制。

(3) 实施动作的想法本身应该是令人不愉快的(单纯为缓解紧张或焦虑不视为这种意义上的愉快)。

（4）想法、表象或冲动必须是令人不快地一再出现。

（二）鉴别诊断

有些正常的重复行为或仪式动作应与强迫症相区别。几乎每个人都有些重复的行为或遵循一定仪式程序的动作，正常情况下，这种动力定型是节省精力和提高效率的行为方式，以不引以为苦为其典型特征。而强迫症患者恰恰相反，他们的仪式化动作或观念明显地降低了工作效率，到了连自己也无法容忍耐受的程度，苦于欲罢不能。有强迫症状的患者常常需要与下列疾病鉴别。

1. 精神分裂症

精神分裂症可出现强迫症状，但往往不为强迫症状苦恼，无主动克制或摆脱的愿望，无治疗要求，且症状内容多荒谬离奇，对症状无自知力。虽然强迫症的患者有时也存在缺乏自知力，但最主要的特点是精神分裂症患者具有精神分裂症的阴性或阳性症状。

2. 抑郁症

抑郁症患者可出现强迫症状，而强迫症患者也可有抑郁情绪，鉴别主要是识别哪些症状为原发性的，并伴有哪些主要临床症状。如两者难分伯仲的话，按照等级诊断的原则应诊断为抑郁症。

3. 恐惧症和焦虑症

恐惧症、焦虑症和强迫症均有焦虑表现，确定原发症状是鉴别的关键。恐惧症的对象来自客观现实；有洁癖的强迫症患者也可有回避行为，但强迫观念和行为常起源于患者的主观体验，其回避与强迫怀疑和强迫担心有关。

4. 脑器质性精神障碍

中枢神经系统的器质性病变，特别是基底节病变，可出现强迫症状。此时主要根据有无神经系统病史和体征及相关辅助检查进行鉴别。

四、强迫症的病程与预后

在神经症中，强迫症是疗效与预后比较差的一类障碍。部分患者能在一年内缓解，病情超过一年者通常是持续波动的病程，可达数年。强迫症状严重或伴有强迫人格特征及持续遭遇较多生活事件的患者预后较差。有学者报道在住院的强迫症患者中，有3/4的患者症状持续13年以上；部分患者的症状呈间歇性发作，每次持续半年至两年，其后完全缓解若干年，经历较大的生活事件后症状又复燃。

五、强迫症的治疗

1. 心理治疗

心理治疗的目的是使患者对自己的个性特点和所患疾病有正确客观的认识,对周围环境、现实状况有正确客观的判断,丢掉精神包袱以减轻不安全感;学习合理的对应方法,增强自信,以减轻其不确定感;不好高骛远,不过分精益求精,以减轻其不完美感。同时动员其亲属同事,对患者既不姑息迁就,也不矫枉过正,帮助患者积极从事体育、文娱、社交活动,使其逐渐从沉湎于穷思竭虑的境地中解脱出来。

行为治疗、认知治疗、精神分析治疗均可用于强迫症。系统脱敏疗法可逐渐减少患者重复行为的次数和时间。如在治疗一名强迫性洗手患者时,规定第一周每次洗手不超过 20 分钟、每天不超过 5 次,第二周每次不超过 15 分钟、每天不超过 3 次,以后逐步递减。若有焦虑不安时,便全身放松。每次递减洗手时间,起初患者有焦虑不安表现,除了教会患者放松肌肉外,还可配用地西泮和普萘洛尔以减轻焦虑。以弹击手臂的厌恶疗法治疗强迫观念,对药物治疗无效者可试用,当患者呈现某种无法克制的观念时,即以手绷紧橡皮圈弹击自己的手臂,数十次乃至数百次,直至可抑制观念。心理治疗的具体方法见有关章节。

2. 药物治疗

严重强迫症患者往往伴有严重焦虑和抑郁症状,这时药物治疗应为首选。三环类抗抑郁药物中以氯米帕明效果最好,最为常用。常用剂量 150~300 mg/日分 3 次服。一般 2~3 周开始显效,一定要从小剂量开始,4~6 周无效者可考虑改用或合用其他药物,一般治疗时间不宜短于 3~6 个月。SSRIs 类的氟伏沙明、舍曲林、帕罗西汀、氟西汀等也常用于治疗强迫症,效果与三环类抗抑郁药相似,但副作用较少。此外,对强迫症伴有严重焦虑情绪者可合用苯二氮䓬类药物,如氯硝西泮;对难治性强迫症,可合用卡马西平或丙戊酸盐等心境稳定剂,可能会取得一定疗效。

3. 物理疗法

近年来,一些新的物理疗法也用于强迫症,如经颅磁刺激治疗,据报道有比较好的疗效。

（钱美玲）

第六节 神 经 症

一、神经症概述

神经症是一组精神障碍的总称。起病常与社会心理因素有关,病前多有一定的易感素质和人格基础;症状主要表现为脑功能失调症状、情绪症状、强迫症状、疑病症状、各种躯体不适感等,疾病痛苦感明显但社会功能相对完好,病程大多持续迁延。这些共同的临床特征把这一组疾病放在同一个名称下沿用多年。然而作为一组人为合并起来的精神障碍,它们仍有着各自复杂的病因与发病机制,也有着一些不一致的临床表现、病程预后、治疗方法,各型各自的特征与彼此之间的差异,提示着神经症可能具有异质性,这是神经症与其他有着相对稳定名称的精神疾病的不同之处。本节根据教学大纲的要求,参考国际上精神疾病分类系统的特点,主要介绍恐惧症、焦虑症、强迫症、躯体形式障碍、神经衰弱。

(一) 共同特征

各国的诊断分类系统之所以把神经症这一组疾病或障碍时分时合,表现出彷徨不定、难于取舍的现象,说明这一组障碍有许多共同之处。一般来讲,目前的这一组神经症其共同特征为:

(1) 起病常与社会心理因素有关。

(2) 病前多有一定的易感素质和个性基础。

(3) 症状主要表现为脑功能失调症状、情绪症状、强迫症状、疑病症状、躯体不适感等,这些症状在不同类型的神经症患者身上常常混合存在。

(4) 没有发现肯定的器质性病变。

(5) 患者无精神病性症状。

(6) 对疾病有相当的自知力,疾病痛苦感明显,有求治要求。

(7) 社会功能相对完好,行为一般保持在社会规范允许的范围内。

(8) 病程大多持续迁延。

正是这些共同的临床特征把这一组疾病放在同一个名称下沿用多年。

(二) 病因与发病机制

神经症的病因与发病机制远没有揭示清楚。下面介绍的这些因素被认为与神经症的发生、发展有关,但这些因素究竟如何相互作用导致疾病的发生,至今尚无定论。

1. 精神应激因素

长期以来,神经症被认为是一类主要与社会心理应激因素有关的精神障碍。许多研究表明,患者较健康人遭受更多的生活事件,主要以人际关系、婚姻与性关系、经济、家庭工作等方面的问题多见。一方面可能是遭受精神事件多的个体易患神经症;而另一方面则可能是患者的个性特点更易于对生活感到不满致生活中产生更多的冲突与应激。

一般而言,引起神经症的精神应激事件有如下特点:

(1) 应激事件的强度往往不十分强烈,而且往往是多个事件反复发生,持续时间很长,即虽然灾难性的强烈应激事件也可引起神经症,但更多的是那些使人牵肠挂肚的日常琐事(有别于急性应激障碍、创伤后应激障碍的应激事件)。

(2) 应激事件往往对患者具有某种独特的意义。这些事件在健康人看来也许微不足道,但对于某些神经症的患者来说可能是特别敏感的。即更重要的不是事件本身的正负性、强弱,而是是否造成个体的内心冲突。

(3) 患者对应激事件引起的心理困境或冲突往往有一定的认识,也知道应该怎样去适应以消除这些事件对心理的影响,但往往不能将理念化解为行动,将自己从困境和矛盾的冲突中解脱出来,以致应激持续存在,最终超过个体的应对能力或社会支持能提供的保护水平而导致发病。

(4) 患者的精神应激事件不但来源于外界,更多地源于患者内在的心理欲求。因为神经症患者往往是理性的、道德的、传统的,常常忽略和压抑自己的需求以适应环境,但又总是对他人和自己的作为不满,总是生活在遗憾和内心冲突之中。因此,许多痛苦实质上来源于患者的个性,即所谓"天下本无事,庸人自扰之"。

2. 个性因素

大多数研究者认为,与精神应激事件相比,神经症患者的个性特征的病因学意义可能更为重要。因为某些个性特征可能对生活中的应激事件易于适应不良而出现神经症性症状。如巴甫洛夫认为,神经类型为弱型或强而不均衡型者易患神经症。另有学者认为,个性古板、严肃、多愁善感、焦虑、悲观、保守、敏感、孤僻的人易患神经症。另外,不同的个性特征决定着患某种特定的神经症亚型的倾向。如巴甫洛夫认为,在神经类型弱型者中间,属于艺术型(第一信号系统较第二信号系统占优势)者易患癔症;属于思维型(第二信号系统较第一信号系统占优势)者易患强迫症;而中间型(两信号系统比较均衡)者易患神经衰弱症。甚至某些特殊的人格类型与某些神经症亚型的命名都一样,如表演型人格-癔症神经症。

3. 遗传因素

在早期的家系研究中,有研究者认为严重的焦虑状态、癔症多见于焦虑性神经症患者的亲属中。在双生子研究中,多数研究发现单卵双生子的神经症同病一致率要高于双卵双生子。尽管有不少遗传研究支持神经症的遗传因素的影响,但也有一些研究认为遗传因素所起的生物学作用并不肯定,可能更多的是家庭环境对个性形成的影响或者是环境和基因的共同影响。

4. 神经解剖及神经回路特征

近年来的一些神经影像和动物模型的研究显示,部分脑区的结构或功能异常可能与神经症有关。如很多研究发现前额皮质、杏仁核-丘脑的功能与结构异常可能是焦虑障碍的脑病理机制之一;眶额皮质和尾状核代谢活动增强可能反映了强迫性思维或慢性焦虑的生理反应。但目前神经影像学的研究结果还有待进一步论证,而且脑区功能或结构的异常与临床症状的因果关系也有待确认。

5. 神经生化因素

对于神经生化因素与神经症的关系,大多来源于动物实验和人类精神药物机制的推理。目前认为,许多中枢神经递质如5-羟色胺、去甲肾上腺素、γ-氨基丁酸以及多巴胺等在神经症患者中都可能存在不同程度的异常,尤其是各种神经递质出现失平衡状态可能是神经症的重要原因。比如曾经认为,焦虑障碍患者有去甲肾上腺素能活动和5-羟色胺能活动的增强。有研究发现焦虑障碍患者的脑脊液、血和尿中NE代谢产物增加,减少蓝斑发放并降低去甲肾上腺素能活动的药物(如可乐定、苯二氮䓬类药物),有减轻焦虑的作用;而能促使蓝斑发放增加去甲肾上腺素的药物(如育亨宾)可以激发焦虑。但是,目前应用增加突触间隙NE和5-HT浓度的SNRIs类药物,临床发现可以治疗焦虑,随之的解释就是焦虑障碍不是简单地去甲肾上腺素能活动和5羟色胺能活动的增强，而是多个神经递质间的活动失平衡。又如，强迫症和抑郁症的有效治疗药物几乎为同一类增加突触间隙5-HT的药物，但它们的临床核心症状却不同。所以，神经症的神经虽然从上述遗传、生化、解剖学的生物学角度来揭示神经症的发生机制，还没有形成比较成熟的假说，但对神经症的心理学发病机制的研究假说却比较多，不同的心理学流派提出了不同的学说，而且认为不同类型的神经症其心理学发病机制也不尽相同，这些理论应用于神经症的临床治疗中也都有不同程度的疗效，因此对神经症的几种主要的心理学假说进行简单介绍。

(1) 精神分析的神经症理论：精神分析创始人弗洛伊德的基本理论之一是把人格分为本我、自我、超我三个部分。最通俗的解释是，本我为心理活动提供必要的精神动力；超我则对个体的行为进行监控，使之不违反社会规范；自我则在超我与本我之间协调，使个体本我的冲动能在符合超我的规范下尽可能得到实现与满足。当本我的冲动与超我发生冲突时，自我如果不能运用理性机制来调节它们的冲突以缓解冲突引起的焦虑，就不得不采用一些心理防御机制来应对，如压抑、投射、反向形成、固着等。当自我力量不足以抵御或缓解这些焦虑时，就会产生神经症性的冲突。由于本我要寻求表现的本能冲动处于潜意识领域，自我就很难意识到其冲突的真正对象，因此就体验到莫名的恐惧、焦虑。所以，焦虑被精神分析理论认为是神经症最基本的核心症状。当焦虑转换为躯体症状时，则表现为痛症的转换性症状；焦虑被分离出意识时，则表现为痛症的分离性症状；被转向外部世界的对象时，则表现为恐惧症；被隔离开时，则表现为强迫症；如果被直接体验，则表现为焦虑症。

(2) 行为主义的神经症理论：行为主义心理学派认为，人的行为源于外界的刺激，都是后天学习与环境决定的结果，是通过条件反射习得的。如果在某一刺激的作用下某一反应发生的次数越多（最常出现的反应），则再遇到该刺激时发生该反应的可能性越大（频因律）；如果在某一刺激作用下最先出现某种反应，则针对该刺激就越有可能再次发生该反应（近因律）。从偶然到必然，从无序到有序，行为方式就不知不觉地形成与固定下来了。不但人类正常的行为方式是刺激、反射的结果，病态的行为反应也是通过条件反射而形成的，神经症的产生就是如此。既然病态的行为反应是通过后天习得和强化形成的，也可以通过建立新的刺激与新的条件反射来取代病态行为。此后Wolpe的交互抑制学说和系统脱敏疗法,Skinner 的操作条件化理论和厌恶方法、阳性强化方法等,均是源于行为主义心理学的基本理论而逐渐发展建立起来的。

(3) 认知心理学的神经症理论:认知心理学强调,情绪与行为的发生一定要通过认知的中介作用,而不是通过环境刺激直接产生。如一个人在山上遇见老虎,感到恐惧,但在动物园见到笼中之虎则不会害怕。即通过对事件的理解和评价才产生情绪反应。正常的认知方式产生正常的情绪反应,异常的认知方式则产生异常的情绪反应(如抑郁症、焦虑症)。在情绪障碍中,认知歪曲是原发的,情绪障碍是继发的,认知心理学认为,由于神经症患者有特殊的个体易感素质,因此常常做出不现实的估计与认知,以致出现不合理、不恰当的反应,这种反应超过一定限度与频度,便出现疾病。创立认知心理治疗的美国心理学家 A. Beck 认为一些神经症患者有许多不恰当的认知方式。

(4) 人本主义心理学的神经症理论:人本主义心理学认为,每个人与生俱来地拥有自我实现和自我完善的能力,只是由于环境因素有形无形、有意无意的干扰与阻碍,才会使得这些潜力得不到合理的发挥,使个人的性格形成与认识格局出现歪曲和畸变。临床所见的神经症,究其本源,都是自我完善潜力遭到压抑、发生扭曲的外在表现而已。如当个人的自我观念与外界价值观念发生势不两立的冲突时,便会引起内心的焦虑。为了应对焦虑,人们不得不采取心理应对机制,这些心理应对机制限制了个人对其思想与感情的自由表达,削弱了自我实现,从而影响人的心理发育,这种状态的极端便是精神疾病。因此,神经症的心理治疗也就是要求治疗师从完全平等的伙伴关系出发,和患者一起创造一种有益的、合理的气氛,通过真诚的理解、尊重来帮助患者恢复真实的自我,释放自我实现潜能,使已趋混乱迷惘的心理活动恢复和谐与理性。

二、神经症的不同症状

(一) 恐惧症

1. 临床表现

恐惧症是指患者对某种客观事物或情境产生异乎寻常的恐惧和紧张,并常伴有明显的自主神经症状。患者明知这种恐惧反应是过分的或不合理的,但在相同场合下仍反复出现,难以控制,以致极力回避所恐惧的客观事物或情境,影响其正常活动。恐惧症恐惧的对象很多,见于文献的已有数百种。通常将其归纳为三大类。

(1) 场所恐惧症：又称广场恐惧症、旷野恐惧症、聚会恐惧症等，是恐惧症中最常见的一种，约占60%。多起病于25岁左右，35岁左右为另一个发病高峰年龄，女性多于男性。主要表现为对某些特定环境的恐惧，不仅包括害怕开放的空间，也包括害怕置身人群及难以逃回安全处所（多为家）的其他地方。如高处、广场、密闭的环境和拥挤的公共场所等，关键特征之一是没有即刻能用的出口。患者害怕离家或独处，害怕进入商店、剧场、车站或乘坐公共交通工具，因为患者担心在这些场所出现严重焦虑，得不到帮助，无法逃避，所以竭力回避这些环境，甚至根本不敢出门。场所恐惧症是各种恐惧障碍中对患者功能影响最大的，有些患者因此而完全困于家中。恐惧发作时还常伴有抑郁、强迫、人格解体等症状，但不应主导临床相。若不做有效治疗，广场恐惧症的病情虽可有波动，但一般会转为慢性。

(2) 社交恐惧症：多在17~30岁期间发病，常无明显诱因突然起病。中心症状围绕着害怕在小团体（与人群相对）中被人审视，导致对社交情境的回避。不同于其他恐惧症，社交恐惧症在男女两性中发病率几乎相同。可表现为孤立的（仅限于在公共场合进食、公开讲话，或遇到异性），也可以是泛化的，涉及几乎所有情境。害怕在公共场合呕吐可为重要症状。在某些文化中，目光直接对视可能特别令人紧张。患者通常伴有自我评价低和害怕批评，可有脸红、手抖、恶心或尿急的主诉。患者有时确信这些焦虑的继发性表现之一是首要问题。症状可发展到惊恐发作。回避往往十分明显，在极端的情况下，可引起完全的社会隔离。

(3) 单一恐惧症：指患者对某一具体的物件、动物等有一种不合情的恐惧。最常见的为对某种动物或昆虫的不合常情的恐惧，如蛇、狗被关在笼子里，毫无危险性。有些患者害怕鲜血或尖锐锋利的物品，还有些对自然现象产生恐惧，如黑暗、风、雷、电等。单一恐惧症的症状恒定，多只限于某一特殊对象，既不改变，也不泛化。但在部分患者却可能在消除了对某一物体的恐惧之后，又出现新的恐惧对象。单一恐惧症常起始于童年，以女性多见。如果不加以治疗，可以持续数十年，导致功能残缺的程度取决于患者回避恐惧情境的难易程度。与广场恐惧相反，对恐惧情境的害怕一般没有波动。放射性疾病、性病感染以及新近出现的艾滋病也是疾病恐惧的常见对象。

2. 诊断

参照 ICD-10 的诊断标准,其诊断要点如下:

(1) 场所恐惧症诊断,确诊必须符合下述三条:

① 心理症状或自主神经症状必须是焦虑的原发表现,而不是继发于其他症状,如妄想或强迫思维。

② 焦虑局限于(或主要发生在)以下情境中的两种以上:人群、公共场所、离家旅行、独行。

③ 对恐惧情境的回避必须是或曾经是突出的特征。

(2) 社交恐惧症诊断,确诊必须符合以下三条:

① 心理、行为或自主神经症状必须是焦虑的原发表现,而不是继发于妄想或强迫等其他症状。

② 焦虑必须局限于或主要发生在特定的社交情境。

③ 对恐惧情境的回避必须是突出特征。

(3) 单一恐惧症诊断,确诊必须符合以下三条:

① 心理或自主神经症状必须是焦虑的原发表现,而不是继发于妄想或强迫思维等其他症状。

② 焦虑必须局限于面对特定的恐惧物体或情境时。

③ 尽一切可能对恐惧情境加以回避。

患者符合神经症的共同特征,以特殊物体或情境的不合情理的恐惧,以及主动回避恐惧对象为特征,颇具特殊性,一般诊断不难。

3. 鉴别诊断

(1) 普通人的恐惧情绪:毒蛇猛兽人皆惧之,这种情绪不算恐惧症。儿童、妇女对某些小动物,如蜘蛛、毛毛虫,出现害怕的也为数不少。黑暗、荒原、电闪雷鸣、居高临渊,许多人都有不安全感。这些都不是恐惧症。因此,处境是否具有危险性、症状的严重性及有意回避行为是鉴别的要点。如在动物园看到笼子里的动物,患者也感到强烈的恐惧,伴有明显的自主神经性反应,以致影响了正常的生活,回避各种与动物有关的情境。此时才考虑是病态。

(2) 焦虑症的恐惧情绪:恐惧症和焦虑症都以焦虑为核心症状,但恐惧症的焦虑由特定的对象或处境引起,呈境遇性和发作性,为减轻焦虑伴有回避反应;而焦虑症的焦虑常没有明确的对象,且可持续存在。

（3）强迫症的恐惧情绪：强迫症的强迫性恐惧源于自己内心的某些思想或观念，怕的是失去自我控制，并非对外界事物恐惧。

（4）疑病症的恐惧情绪：疾病恐惧的患者可能与疑病症相似，但疑病症的恐惧情绪一般不突出，而且总认为自己的怀疑和担忧是合理的，因而对医师持怀疑态度。恐惧症所害怕的对象是外在的，并且认为这种恐惧不合理，只是无法摆脱，故求助于医师以解脱困境。

（5）颞叶癫痫的恐惧情绪：可表现为阵发性恐惧，但其恐惧并无具体对象，发作时的意识障碍、脑电图改变及神经系统体征可资鉴别。

4. 病程与预后

恐惧症多数病程迁延。如在起病一年内未获痊愈，趋向慢性的可能性极大，可能持续数年，病程越长，预后越差。近年治疗方法改善，不少已病多年的患者在药物治疗和（或）心理治疗下，可在较短时间内获得痊愈或症状显著改善。随访研究证明，本病的诊断相对稳定，并不演变成其他精神疾病。有些患者可能会有几次短暂的抑郁发作，抑郁缓解后，恐惧症状依然存在。儿童期起病、单一恐惧者预后较好，广泛性的恐惧症预后较差。

5. 治疗

以心理治疗为首选，特别是认知行为治疗。药物治疗主要用于减轻焦虑和继发抑郁情绪。主要采用抗焦虑药和抗抑郁药。

（1）认知行为疗法：是治疗恐惧症的首选方法。既往系统脱敏疗法、暴露冲击疗法等行为治疗方法对恐惧症已取得了相当好的治疗效果。其基本原则不外乎两个方面：一是消除恐惧对象与焦虑恐惧反应的条件性联系，二是对抗回避反应。但行为疗法只强调可观察到的行为动作，至于疗效是否持久则结论不一。后来发展的认知行为治疗在调整患者行为的同时，强调对患者不合理认知的调整，效果更好。

（2）药物治疗：三环类抗抑郁剂丙米嗪和氯米帕明对恐惧症有一定的疗效，并能减轻焦虑和抑郁症状。单胺氧化酶抑制剂（MAOIs）类，如吗氯贝胺等对社交恐惧有一定效果。SSRI（如帕罗西汀、氟西汀、氟伏沙明、舍曲林、西酞普兰、艾司西酞普兰）、SNRIs（如文拉法辛、度洛西汀）、NaSSAs（如米氮平）被认为对恐惧症状有较好疗效，且副作用比较少。苯二氮䓬类与普萘洛尔也因可缓解患者的焦虑而有效，尤其是治疗初期可增强患者接受行为治疗的信心。

(二) 焦虑症

1. 临床表现

焦虑症以广泛和持续性焦虑或反复发作的惊恐不安为主要特征,常伴有自主神经紊乱、肌肉紧张与运动性不安。过去几十年中,焦虑症曾被称为心脏神经官能症、激惹心脏、神经循环衰弱、血管运动性神经症、自主神经功能紊乱等,究其原因是因为焦虑症自主神经紊乱的症状比较明显,如心慌、气促、胸闷、全身不适等。目前,焦虑症分为广泛性焦虑障碍与惊恐障碍两种主要形式。

(1) 广泛性焦虑障碍:又称慢性焦虑症,是焦虑症最常见的表现形式。缓慢起病,以泛化或持续存在的焦虑为主要临床相,如过分担心、紧张、害怕等。伴自主神经功能紊乱症状,如口干、出汗、心悸、气急、尿频、尿急等,运动不安的症状,如轻微震颤、坐卧不宁等。患者的睡眠障碍常表现为入睡困难,躺在床上担忧,常伴有一些不愉快的梦境体验,有时出现夜惊、梦魇。患者清晨起床时头脑昏昏沉沉,没有清新的感觉。广泛性焦虑的患者常同时合并其他症状,最常见的为抑郁、疲劳、强迫症状、恐惧症状,伴有人格解体症状也不少见,不过这些症状不是主要的临床相,或者是继发于焦虑症状。病程不定,但趋于波动并成为慢性。

(2) 惊恐障碍:又称急性焦虑症。基本特征是严重焦虑(惊恐)的反复发作,焦虑不局限于任何特定的情境或某一类环境,因而具有不可预测性。患者常感到一种突如其来的惊恐体验,伴濒死感或失控感以及严重的自主神经功能紊乱症状。患者好像觉得死亡将至,或奔走、惊叫、四处呼救。严重的自主神经功能失调主要有三个方面:① 心脏症状——胸痛、心动过速、心跳不规则;② 呼吸系统症状——呼吸困难,严重时有窒息感;③ 神经系统症状——头痛、头晕、眩晕、晕厥和感觉异常。也可以有出汗、腹痛、全身发抖或全身瘫软等症状。惊恐发作通常起病急骤,终止也迅速,一般历时 5~20 分钟,很少超过 1 个小时,但不久又可突然再发。发作期间始终意识清晰、高度警觉,发作后仍心有余悸,产生预期性焦虑,担心下次再发。不过此时焦虑的体验不再突出,而代之以虚弱无力,需经若干天才能恢复。约 60% 以上的患者由于担心发病时得不到帮助而产生回避行为,如不敢单独出门,不敢去人多热闹的场所,发展为场所恐惧症。有些患者发作间期有害怕再次发作的期待性焦虑。

2. 诊断与鉴别诊断

(1) 诊断:符合神经症共同特征的基础上,根据焦虑症的临床特点,诊断一般不难。应注意的是,焦虑症的焦虑症状是原发的,凡是继发于躯体疾病和其他精神障碍如妄想、抑郁、强迫等,均不能诊断为焦虑症。

① 广泛性焦虑障碍。除了具备神经症的共同特征以外,还必须以持续的广泛性焦虑为主要临床相。诊断要点为:一次发作中,患者必须在至少数周(通常为数月)内的大多数时间存在焦虑的原发症状,这些症状通常应包含以下要素:① 担心(为将来的不幸烦恼,感到忐忑不安,注意困难等);② 运动性不安(坐卧不宁、紧张性头痛、颤抖、无法放松);③ 自主神经活动亢进(头重脚轻、出汗、心动过速或呼吸急促、上腹不适、头晕、口干等)。儿童突出的表现可能是经常需要抚慰和一再出现躯体主诉。出现短暂的(一次几天)其他症状,特别是抑郁,并不排斥广泛性焦虑作为主要诊断,但患者不得完全符合抑郁障碍、恐惧症、惊恐障碍、强迫障碍的诊断标准。

② 惊恐障碍。除了具备神经症的共同特征以外,还必须以惊恐发作症状为主要临床相。诊断要点为:发生在确定情境的惊恐发作被视为恐惧严重度的表现,因此优先考虑恐惧症的诊断。仅当不存在恐惧症列出的任何恐惧时,才把惊恐障碍作为主要诊断。要确诊应在大约一个月之内存在几次严重的自主神经性焦虑:① 发作出现在没有客观危险的环境;② 不局限于已知的或可预测的情境;③ 发作间期基本没有焦虑症状(尽管预期性焦虑常见)。

(2) 鉴别诊断:

① 躯体疾病所致焦虑。临床上许多躯体疾病可以出现焦虑症状,焦虑状态可见于急性心肌梗死、冠心病、阵发性心动过速、高血压、甲状腺功能亢进、嗜铬细胞瘤、更年期综合征等。类惊恐发作可见于二尖瓣脱垂、甲状腺功能亢进、自发性低血糖、颞叶癫痫等。必须熟悉这些疾病的特有症状和体征,以资鉴别。临床上对初诊、年龄大、无心理应激因素、病前个性素质良好的患者,要高度警惕焦虑是否继发于躯体疾病。鉴别要点包括详细的病史、体格检查、精神状况检查及必要的实验室检查,避免误诊。

② 药源性焦虑。许多药物在中毒、戒断或长期应用后可致典型的焦虑障碍。如某些拟交感药物苯丙胺、可卡因、咖啡因,某些致幻剂如 LSD 及阿片类物质,长期应用激素、镇静催眠药、抗精神病药物等。根据服药史可资鉴别。

③ 精神疾病所致焦虑。精神分裂症、抑郁症、疑病症、强迫症、恐惧症、创伤后应激障碍等常可伴发焦虑或惊恐发作。精神分裂症患者伴有焦虑时,只要发

现有精神分裂症症状,就不考虑焦虑症的诊断;抑郁症是最多伴有焦虑的疾病,当抑郁与焦虑、严重程度主次分不清时,应先考虑抑郁症的诊断,以防耽误抑郁症的治疗而发生自杀的风险;其他神经症伴有焦虑时,焦虑症状在这些疾病中应不是主要的临床相。

3. 病程与预后

焦虑症同样容易呈慢性化趋势。可能与以下三方面的因素有关:存在持续的社会心理应激;病前有明显的焦虑人格特质;因病而有继发获益或有环境因素强化,如涉及赔偿或诉讼等。

尽管患者的症状可能迁延不愈,但其社会功能保持完好,一般并不导致精神残疾或严重的功能丧失。长期随访也很少发现诊断的更改。有些患者病程中可有几次轻度抑郁发作,而且往往由于这类发作促使其再度就诊。

4. 治疗

(1) 心理治疗:在精神药物治疗出现以前,心理治疗是焦虑症的主要治疗方法。随着 20 世纪 60 年代苯二氮䓬类及抗抑郁药的临床应用推广,焦虑症的治疗方法亦趋多样化,但心理治疗在焦虑症治疗中的应用与地位并未削弱。Bandelow 等曾系统复习文献,对有关焦虑障碍的心理治疗、药物治疗以及联合治疗的对照研究进行 meta 分析,共有 16 项惊恐障碍对照研究、6 项社交恐惧障碍对照研究和 2 项广泛性焦虑障碍对照研究符合入组分析标准,结果显示,药物、认知行为治疗,以及药物和心理治疗联合均能有效治疗焦虑障碍,其中对惊恐、社交焦虑障碍,联合治疗的效果优于任何单一治疗组。最常用于焦虑症患者的是认知治疗、行为治疗或认知-行为治疗等心理治疗方法。焦虑症患者的个性特征常表现为对现实不满意、对人生期望过高、对疾病的性质认识不清、凡事往坏处着想、总担心结局不好等,长期处于一种高度警觉状态中,势必会产生一些歪曲的认知,这是造成疾病迁延不愈的原因之一。同时,患者往往有焦虑引起的肌肉紧张、自主神经功能紊乱引起的心血管系统与消化系统症状。因此,应用认知治疗改变患者对疾病性质的不合理和歪曲的认知,运用行为治疗如放松训练、系统脱敏等处理焦虑引起的躯体症状,往往可收到事半功倍之效。

(2) 药物治疗:理想的抗焦虑药物应符合以下标准:① 能消除焦虑,但无过度的镇静作用;② 能产生松弛作用,不引起锥体外系症状或共济失调;③ 不抑制呼吸;④ 安全系数好,治疗指数高,无成瘾危险,耐受性好,应用范围广泛,对老年人也适用,使用方便。

药物治疗应该低剂量开始,以减少药物的不良反应,尤其是对药物比较敏感的患者更应该缓慢加量。一般在 1～2 周加到治疗量,个别对药物反应敏感者,在 4～8 周后达到推荐剂量。一般在达到治疗剂量后 4～8 周内,症状可以明显减轻。为防止焦虑症复发,近期主张应长期治疗 12～24 个月,个别亚型(如 GAD)需终身治疗。临床上根据药物受体分为抗焦虑药物和有抗焦虑作用的药物,目前使用最多的抗焦虑药物有苯二氮䓬类药物、$5-HT_1A$ 受体部分激动剂。而有抗焦虑作用的药物主要是不同化学结构的抗抑郁药物。目前,有抗抑郁和抗焦虑双重作用的抗抑郁剂被广泛推荐用于焦虑谱系障碍的治疗。国外多数焦虑障碍指南中提出的新型抗抑郁药包括:选择性 5-HT 再摄取抑制剂(SSRIs)、5-HT 和去甲肾上腺素再摄取抑制剂(SNRIs)、去甲肾上腺素及特异性 5-HT 能抗抑郁药(NaSSAs)和三环类和杂环类药(TCAs),在治疗不同类型的焦虑障碍中,有不同程度疗效。临床上常用的 SSRIs、SNRIs 和 NaSSAs 较 TCAs 更为安全,耐受性更好。SSRIs 和 SNRIs 循证证据多于 NaSSAs。苯二氮䓬类药物可作为较早期的辅助用药,尤其对于急性焦虑或激惹时,可用于急性干预。由于依赖、镇静和认知损害等,苯二氮䓬类药物限于短期应用,如严密监控下用药是安全、有效的。肾上腺素能受体阻滞剂如普萘洛尔也常被用于减轻焦虑症患者自主神经功能亢进所致的躯体症状,如心悸、心动过速、震颤、多汗、气促或窒息感等,但对减轻精神焦虑和防止惊恐发作效果不大。一般与苯二氮䓬类药物合用。常用量为每次 10～30 mg,每天 3 次,有哮喘史者禁用。

在使用抗抑郁剂治疗焦虑症时,开始治疗或剂量滴定的时候要注意监测患者的自杀观念和行为。在焦虑症治疗的减量期间,建议逐渐减量和停药,以防止减量反应,有些敏感患者甚至需要 2～3 个月的停药过程。

(三) 躯体形式障碍

躯体形式障碍是一类以持久地担心或相信各种躯体症状的优势观念为特征的神经症。患者因这些躯体不适的症状反复就医,即使各种医学检查都是正常的结果,或者医生反复解释,均不能打消患者的疑虑。有些患者可能确实存在某种躯体疾病,但其严重程度也远不足以解释患者感受到的痛苦和焦虑。尽管患者症状的发生、发展与负性生活事件冲突密切相关,但患者常常否认心理因素的存在。病程多为慢性波动性。

躯体形式障碍包括躯体化障碍、躯体形式自主神经紊乱和躯体形式疼痛障碍、疑病症。其共同特点为：

（1）符合神经症的共同特点。

（2）以躯体症状为主，并且表现为对躯体症状的过分担心（担心程度与实际情况不相称）；或者对躯体健康的过分关心，如对通常出现的生理现象和异常感觉过分关心，但这些担心或过分关注不是妄想。

（3）反复就医或要求医学检查，但检查结果阴性和医师的合理解释均不能打消其疑虑。

（4）社会功能受到损害。

上述症状不足以诊断为其他神经症、抑郁症、精神分裂症、偏执性精神病等。鉴于这种分类是一种重新的组合，所以作为整体而言，相关的研究资料不多。而且其中除了疑病症以外，其他的诊断在我国并未普遍使用。因此，以下还将重点介绍疑病症。

1. 躯体化障碍

躯体化障碍的特点是一种以多种多样、经常变化的躯体症状为主的神经症。症状可涉及身体的任何系统和器官，最常见的是胃肠道不适（如打嗝、疼痛、泛酸、呕吐、恶心等）、异常的皮肤感觉（如痒痒、烧灼感、刺痛、麻木感、酸痛等）、性和月经方面的主诉也很常见，常存在抑郁和焦虑。常为慢性波动性病程。多伴有社会、人际或家庭行为方面的严重障碍。起病往往在成年早期，女性多于男性。临床表现除了符合躯体形式障碍的诊断概念以外，还必须以多种多样、反复出现、经常变化的躯体症状为主，在下列四组症状中至少有两组共六个症状以上：

（1）胃肠道症状。

（2）呼吸循环系统症状。

（3）泌尿生殖系统症状。

（4）皮肤症状或疼痛症状。

而且体格检查和实验室检查不应该发现与这些症状相关的躯体疾病的证据。虽然如此，患者仍深感痛苦，不断求医。各种医学检查的正常结果和医生的合理解释均不能打消患者的疑虑，且病程必须持续两年以上。躯体化障碍的鉴别诊断特别重要。患者有主诉多、症状变化多、累及的器官多等特点，常常难用某种内科疾病进行一元化的解释。但是,与内科疾病的鉴别主要取决于内科疾病的特殊体征、症状及实验室检查的阳性发现。当然,躯体化障碍患者对内科疾病并无天然免疫的能力,完全可能集躯体化障碍与内科疾病于一身。这种情况下,往往易将内科疾病漏诊,尤其是在内科疾病的症状尚未充分表现时。

2. 躯体形式自主神经紊乱

躯体形式自主神经紊乱的特点是一种以自主神经支配的器官系统(如心血管、胃肠道、呼吸系统)的躯体症状为主的神经症。患者在自主神经兴奋症状的基础上,又发生了非特异的,但更具有个体特征和主观性的症状,如部位不定的疼痛、烧灼感、紧束感。经检查均不能证明这些症状确系相关的器官或系统发生障碍所致。因此,本障碍的特征在于明显的自主神经紊乱的症状,非特异性的症状上附加了主观的主诉,以及坚持将症状归咎于某一特定的器官或系统。有证据表明,许多这类障碍患者存在的心理应激或当前的困难和问题与本障碍有关,但在相当一部分患者并非如此,他们自始至终不能符合这一条件。在本类障碍中,有时可有生理功能的轻度紊乱,如呃逆、胃肠胀气、过度换气,但这些紊乱本身并不扰乱有关器官或系统的基本生理功能。确诊需符合以下几点:

(1) 持续存在自主神经兴奋症状,如心悸、出汗、颤抖、脸红,这些症状令人烦恼。

(2) 涉及特定器官或系统的主观主诉。

(3) 存在上述器官可能患严重(但常为非特异的)障碍的先占观念和由此而生的痛苦,医生的反复保证和解释无济于事。

(4) 所述器官的结构和功能并无明显紊乱的证据。

3. 躯体形式疼痛障碍

躯体形式疼痛障碍的特点是一种不能用生理过程或躯体障碍予以合理解释的以持续、严重的疼痛为主的神经症。情绪冲突或社会心理因素直接导致了疼痛的发生,经检查不能发现相应主诉的躯体病变。患者声称疼痛剧烈,但可能缺少器质性疼痛时所伴有的那些生理反应。躯体形式疼痛障碍的患者主诉最多的是头痛、腰背痛及不典型的面部疼痛,疼痛的时间、性质、部位常常变化,镇痛剂、镇静剂往往无效,而抗抑郁药物可能获得意外的功效。不过这一症状的澄清并非易事,必须小心排除许多有关疾病。病程迁延,通常会持续 6 个月以上,并使社会功能受损。

4. 疑病症

疑病症既往称疑病性神经症,其主要临床表现是担心或相信自己患有某种严重的躯体疾病。患者对自身的健康状况或身体的某一部分过分关注,其关注程度与实际健康状况很不相称,经常叙述不适,并四处求医,但各种客观检查的阴性结果和医师的解释均不能打消患者的疑虑。对身体畸形(虽然根据不足甚至毫无根据)的疑虑或先占观念也属于本症。

本病较少见,1982 年我国 12 个地区精神疾病流行病学调查,疑病症的时点患病率为 0.15‰,占全部神经症的 0.7‰,居各类型神经症之末。虽然任何年龄均可患本病,但以 20～30 岁的年龄区间首发病例最多。

(1) 临床表现：本病基本特征是持续存在的先占观念,认为可能患有一种或多种严重进行性的躯体障碍。突出的表现是患者对自身的身体状况过分关注,认为自己患了某种严重的躯体疾病。主诉与症状可只限于某一部位、器官或系统,也可涉及全身。症状表现的形式多种多样,有的患者对症状的感知极为具体,描述鲜明、逼真,表现为定位清楚的病感。如肝脏肿胀的感觉、胃肠扭转的体验、脑部充血的感受、咽喉异物堵塞感等。有的患者则体验到定位不清楚的病感,性质模糊,难以言表,只认为自己体虚有病,状态不佳。疼痛也是本病最常见的症状,有一半以上的患者主诉疼痛,常见部位为头部、腰部和胸部,有时感觉全身疼痛。其次是躯体症状,可涉及许多不同器官,表现多样,如感到恶心、吞咽困难、反酸、胀气、心悸；有的患者则觉得有体臭或五官不正、身体畸形等。虽查无实据,仍四处求医、反复检查,或者做各种矫形手术,但术后症状依旧。

(2) 诊断与鉴别诊断：

① 诊断。除了具备神经症的共同特征以外,必须以疑病症状为主要临床相,且至少表现为下述中的一项：

一是对自身健康状况过分担心,其严重程度与实际情况很不相称。

二是对经常出现的生理现象或异常感觉作出疑病性解释。

三是有牢固的疑病观念,缺乏充分依据,但不是妄想。

四是反复就医或反复要求医学检查,但阴性结果和医师的合理解释不能打消其疑虑。

② 鉴别诊断。在临床上,躯体疾病继发疑病症状的情况较为多见。有研究显示,冠心病、高血压、支气管哮喘等患者常有一种夸大症状的趋势,使得躯体症

状与疑病症状的区分颇为困难,应引起临床医师的注意。根据病史、体征或实验室检查可以鉴别。

精神分裂症患者早期可出现疑病观念,并可发展成为疑病妄想。疑病妄想是一种病态的信念,虽与现实不符,患者却坚信不疑,并常常与被害妄想相纠缠。精神分裂症患者的疑病症状表现古怪,如感觉到口腔内充满了头发或半边脑子已溶化成水,其内容可变化不定,且无求治要求。同时,精神分裂症的特征性的思维、联想、障碍抑郁症以心境低落为主要临床相。患者自我感觉不佳,觉得痛苦、厌倦、疲劳,也可伴有疑病症状,但根据症状的主次及其出现的先后与本病鉴别并不困难。

(3) 预后:有关疑病症的预后,很少有系统的观察报告。一般认为,有明显精神诱发因素,急性起病者预后良好。若起病缓慢,病程持续两年以上者,其预后较差。但总体上讲,疑病症的治疗效果不理想。

(4) 治疗:

① 心理治疗。心理治疗是主要治疗形式,其目的在于让患者逐步了解所患疾病的性质,改变其错误的观念,解除或减轻精神因素的影响,使患者对自己的身体情况与健康状态有一个相对正确的评估。目前常用的治疗方式有精神分析、行为治疗和认知治疗等。森田疗法对消除疑病观念可能有效,值得试用。在治疗实践中,尚需注意医患关系,对患者的疾病和症状不要急于否认,需认真检查是否确实存在躯体疾病,以免漏诊、误诊而延误治疗。在查明病情的基础上巧妙机敏地婉拒不必要的检查。

② 药物治疗。药物治疗主要在于解除患者伴发的焦虑与抑郁情绪,可用苯二氮䓬类、三环类抗抑郁药物、SSRIs 以及对症处理的镇痛药、镇静药等。另外,对确实难以治疗的病例可以使用小剂量非典型抗精神病药物,如喹硫平、利培酮、奥氮平等,以提高疗效。

(四) 神经衰弱及慢性疲劳综合征

神经衰弱是 1869 年美国神经病学家 G. Beard 提出的。他当时认为神经衰弱是一种原因不明的器质性障碍,主要表现为疲劳、头痛、食欲差以及其他 70 多个各种各样的躯体和心身症状,其中核心症状是疲劳。然而,由于神经衰弱概念不明确,症状包罗万象,也就注定了在盛极一时之后它的应用范围必然会缩小或波动不定。如在美国,神经衰弱这一诊断名称于 1978 年在 DSM-Ⅲ 中被取消,但随之出现了一个新的诊断名称"慢性疲劳综合征（CFS）"，有人认为就是"神经衰弱"的翻版；而在东方国家，尤其是中国，20世纪50年代神经衰弱是一种应用最广泛的诊断，几乎将其与神经症等同起来。目前我国大多数学者认为，过去神经衰弱的诊断确有扩大化的倾向，包括了一些其他神经症及抑郁症，但作为一种临床上确实存在的疾病实体，不会因Beard 1869年提出后才存在，也不会因DSM-Ⅲ取消就消亡。据此，ICD-10基于东方国家学者的观点，仍保留了神经衰弱这个诊断类别。

神经衰弱大多缓慢起病，症状呈慢性波动性，症状的消长常与心理冲突有关。因此，具有易感素质的个体如果生活中应激事件多，疾病往往波动且病程迁延，难以彻底痊愈。

1. 临床表现

（1）脑功能衰弱的症状：是神经衰弱的常见症状，包括精神易兴奋与易疲劳。易兴奋主要表现为联想与回忆增多且杂乱，思维内容倾向于兜圈子重复，杂乱无意义，使人感到苦恼。患者的注意力不能集中在或专注于某一主题，患者感到"脑子乱极了"。而且，外界的无关刺激也易转移患者的注意。精神易疲劳是神经衰弱的核心症状。神经衰弱患者的疲劳是一种脑功能调节系统功能紊乱所致的疲劳，由于常常伴有情绪症状，有学者称之为情绪性疲劳。它有如下特点：

① 疲劳常伴有不良心境。如烦恼、紧张，甚至苦闷、压抑感。休息不能缓解，服用滋补品也无效，但随着心境的恢复而消失。

② 疲劳常有情境性。如一个大学生患者叙述他看业务书就打呵欠，眼睛看着书，脑子里却杂乱无章，昏沉沉的，但与人聊天或看喜爱的电视节目却兴趣盎然，精神很好，没有疲劳的感觉。

③ 疲劳常有弥散性。神经衰弱患者往往干什么都觉得累，除非是做自己喜爱做而且能胜任的事情。

④ 疲劳不伴有欲望与动机的减退。神经衰弱患者的疲劳、乏力不同于抑郁症患者的疲劳，神经衰弱患者的欲望与动机不但没有减退，反而苦于"力不从心"或"心有余而力不足"，他们为自己因病而不能实现自己的抱负而感到苦恼。在感到疲劳的同时往往伴有精神的易兴奋，欲念十分活跃。

⑤ 以精神疲劳为主。神经衰弱患者以精神疲劳为核心症状，可伴有躯体疲劳。

(2) 情绪症状：

神经衰弱的情绪症状主要为烦恼、易激惹与紧张。这些情绪在健康人中也可见到，一般认为这些情绪症状必须具备下述三个特点才算病态：

① 患者感到痛苦而求助。

② 患者感到难以自控。

③ 情绪的强度及持续时间与生活事件或处境不相称，如整天为一点鸡毛蒜皮的小事而烦恼。

其他的情绪症状如焦虑、抑郁在神经衰弱的患者中程度较轻不持久，有些神经衰弱患者可以完全没有抑郁情绪。

(3) 心理生理症状：神经衰弱患者常常有大量的躯体不适症状，经各种检查找不到病理改变的证据。这些症状实际上是一种生理功能的障碍，多与患者的心理状态有关。最常见的有睡眠障碍与紧张性头痛。神经衰弱的睡眠障碍最多见为入睡困难与易惊醒。另一种常见的心理生理症状就是紧张性头痛。最典型的描述是"头部像有一个紧箍咒，头脑发胀"，紧张性头痛往往持续存在，但程度不严重，无明显固定的部位，似乎整个头部都不适。并可伴有头晕。典型的描述是"整天头昏昏沉沉，云里雾里的"，这种头昏不同于头晕，患者并无眩晕感，只是感到思维不清晰、不敏捷。

2. 诊断与鉴别诊断

根据神经衰弱的临床表现，作出诊断并不困难。但由于神经衰弱症状的特异性差，几乎可见于所有的精神疾病与许多躯体疾病，一般来说，按照等级诊断的原则，只有排除其他神经症，方能诊断本症。

(1) 诊断：

① 符合神经症的共同特征。

② 以脑功能衰弱症状为主要临床相，至少有下述症状的三项：

一是衰弱症状，如脑力易疲乏，感到没有精力和脑力迟钝，注意力不集中或不能持久，感到记忆差，工作效率下降，易疲劳。

二是兴奋症状，容易精神兴奋，表现为回忆和联想增多且控制不住，兴奋伴有不快感而没有言语动作增多。

三是情绪症状，易激惹、易烦恼、易紧张，虽可伴有轻度的焦虑或抑郁，但在病程中不占主导地位。

四是紧张性疼痛,紧张性头痛或肢体肌肉酸痛。

五是睡眠障碍,如入睡困难或为"多梦"所苦恼,醒后感到不解乏,睡眠感丧失(实际已睡着,自感未睡着),睡眠觉醒节律紊乱(夜间不眠,白天打瞌睡)。

③ 不符合其他任何一种神经症的诊断标准。

(2) 鉴别诊断:

① 恶劣心境障碍。恶劣心境障碍曾称抑郁性神经症,是一种以持久的(病程至少两年)心境低落状态为特征的疾病。恶劣心境障碍在临床上常伴有焦虑、疲劳、躯体不适感和睡眠障碍,随生活中的心理冲突而波动。重要鉴别点是有无抑郁心境。医生对有疲劳、烦恼、躯体不适如头痛、失眠的患者,应仔细了解患者有无持久的抑郁心境。确无抑郁心境或抑郁很轻或不持久,则考虑神经衰弱的诊断。

② 焦虑症。焦虑症的紧张性头痛与失眠易被误诊为神经衰弱。神经衰弱最基本的特征是脑力活动减弱、注意力不集中、记忆力差、易兴奋又易疲劳,情绪症状多为烦恼与紧张,焦虑少见或程度很轻;而焦虑症突出的是焦虑体验,即一种缺乏明确对象和具体内容的忐忑不安。

③ 慢性疲劳综合征。神经衰弱的主要表现为慢性疲劳。美国自 DSM-Ⅲ 中将神经衰弱这一诊断标准取消后,慢性疲劳综合征的诊断日渐流行。慢性疲劳综合征主要是指患者出现持续或反复发作性的疲劳,卧床休息也不能缓解,每日活动因此而减少 50% 以上,而且伴有许多的躯体症状,甚至包括低热、畏寒等。目前对 CFS 的病因争论不休。有些学者认为,慢性疲劳综合征就是神经衰弱,这是一种诊断名称的更迭而非疾病本身的消长。

3. 病程与预后

神经衰弱通常是慢性起病。也有急性或亚急性起病的,如在一次较大的生活事件发生之后,很快出现神经衰弱症状。如果起病急、心因明显、治疗得当,预后较好。其余的患者症状波动呈慢性迁延性病程,症状的波动往往与患者的精神压力和处境有关。一项追踪 8 年的研究发现,40 例神经衰弱患者中有 25 例在 3 年内痊愈、5 例症状迁延,另有 5 例出现精神分裂症状、2 例呈焦虑状态、3 例呈抑郁状态,其中 1 例死亡(湖南,2001 年)。

4. 治疗

(1) 心理治疗:

① 认知疗法。神经衰弱大多可找到一些心理冲突的原因,而心理冲突的产

生除与外界因素有关外,也与患者的易感素质有关。因此,促进患者的认知转变,尤其是帮助患者调整对生活的期望,减轻现实生活中的精神压力,往往有事半功倍的效果。

② 放松疗法。神经衰弱的患者大多有紧张的情绪,也可伴有紧张性头痛、失眠等。各种放松方法,包括气功、瑜伽、生物反馈训练,均可使患者放松、缓解紧张,有一定的效果。

③ 森田疗法。神经衰弱的患者,部分具有疑病素质,但求生欲望强烈。森田疗法建设性地利用这一精神活力,把注意点从自身引向外界,以消除患者对自身感觉的过分关注,往往对消除症状有一定效果。

(2) 药物治疗:尽管目前市场上有数十种药物尤其是中成药,均自称对神经衰弱有特效,但至今为止尚未发现哪一种药物有独特的疗效。药物治疗一般根据患者症状的特点选择抗焦虑剂为主;如果疲劳症状明显,则以振奋剂和促脑代谢剂为主,或者白天给患者服振奋剂,晚上用镇静剂以调节其紊乱的生物节律。一般说来,抗焦虑剂可改善患者紧张的情绪,减轻激惹的水平,也可使肌肉放松,消除一些躯体不适感。振奋剂对疲劳症状也有一定疗效。促脑代谢剂疗效不确定。

(3) 其他:体育锻炼,工娱疗法,到风光秀丽之处旅游、疗养,也不失为一种摆脱烦恼处境、改善紧张状态的好办法,对于缓解患者的精神压力与紧张有些效果。不过,神经衰弱的根治,最终在于对能量与疲劳的生理病理机制的阐明。

第七节 分离性障碍

一、分离性障碍概述

分离性障碍是一组概念和分类不断变化的疾病,也可能是一组疾病的复合体。分离性障碍的共同特点是部分或完全丧失了对过去的记忆、身份意识、即刻感觉以及身体运动控制四个方面的正常整合。正常情况下一个人对于选择什么记忆和感觉加以即刻注意在相当程度上是有意识控制的,对于将要进行的运动也能控制。而在分离性障碍中,这种实施有意识和有选择控制的能力被认为受了损害,受损程度被认为每天甚至每小时都会不同。以下重点介绍分离性遗忘、漫游、身份识别障碍、恍惚状态与附体状态、木僵状态、情感爆发、分离性运动障碍和分离性感觉障碍等常见表现形式以及集体性癔症、赔偿性神经症、职业性神经症、癔症行精神病等特殊表现形式。分离性抽搐与癫痫大发作的鉴别是临床的重点内容。心理治疗,特别是暗示疗法是分离性障碍的主要治疗方法。

(一) 流行病学

分离性障碍在普通人群中的患病率约为3.55‰(中国12个地区,1982年)。首次发病年龄在20岁以前者占14%,20~30岁者占49%,30~40岁者占37%,40岁以上初发者少见。女性与男性之比约为8:1(长沙,1989年)。多数学者认为,文化落后、经济状况差的地区患病率较高。在我国部分地区有儿童、青少年集体发作的情况。

国外报告分离性障碍的终身患病率,女性为3‰~6‰,男性低于女性(Garey,1980年)。大多数患者首次发病在35岁之前。

(二) 病因

1. 精神心理因素

分离性障碍的病因与精神因素关系密切,各种不愉快的心境、气愤、委屈、惊恐、羞愧、困窘、悲伤等精神创伤,常是初次发病的诱因,特别是精神紧张、恐惧是引发本病的重要因素;而童年期的创伤性经历,如遭受精神虐待、躯体或性的摧残,则是成年后发生分离性障碍的重要原因之一。少数患者多次发病后可无明显诱因,而以后因联想或重新体验初次发作的情感可再发病,且多由于暗示或自我暗示而引起,如苏联卫国战争中一妇女被德国法西斯军队侮辱,以后每逢路过正在放映战争电影片的电影院时,听到传来的枪炮声,即会抽搐发作,发作有利于患者摆脱困境、发泄情绪,获得别人的同情或得到支持和补偿。

2. 器质性因素

临床发现神经系统的器质性损害有促发分离性障碍的倾向。有人发现脑干上段水平以及以上结构的脑器质性损害可导致分离性障碍的症状,而此水平以下的神经系统损害则少见分离性障碍发作。故认为脑干上段特别是间脑器质性损害与分离性障碍有某种因果关系。

3. 社会文化因素

社会文化因素对分离性障碍的影响较明显,主要表现在分离性障碍的发病形式、临床症状等方面。跨文化研究发现,随着社会文明程度的提高,分离性障碍的症状有变得较为安静、较为含蓄的趋势,如较多地表现为躯体化的形式。一些特殊的分离性障碍表现形式被认为只出现在某些特定的种族和社会文化背景。如 Arctic 分离性障碍只见于北极的因纽特人,且多是妇女。呈急性发作,发作时尖叫、撕扯衣服、赤身裸体,模仿海豹、海象或其他动物在雪地上滚来爬去,持续数小时后缓解。

4. 遗传因素

本病的遗传学研究结果颇不一致,有研究发现部分患者有遗传素质。

(三) 发病机制

分离性障碍的发病机制尚不完全清楚,较有影响的观点大致可归纳为两种:

第一种观点认为分离性障碍中原始的应激现象。所谓原始反应即人类在危机状态下所表现出的各种本能反应。包括:① 兴奋性反应,如狂奔、乱叫、情感爆发等精神运动性兴奋状态;② 抑制性反应,如昏睡、木僵、瘫痪、聋、哑、盲等;③ 退化反应,如幼稚行为、童样痴呆等。

第二种观点认为分离性障碍是一种有目的的反应。临床实践发现,分离性障碍常发端于困境之中或危难之时,而且分离性障碍的发作往往能导致脱离这种环境或免除某些义务。

二、分离性障碍的临床表现

(一) 分离性遗忘

表现为突然出现的记忆丧失,通常是重要的近期事件。遗忘不是由器质性原因所致,遗忘范围广泛,也不能用一般的健忘或疲劳加以解释。遗忘可以是部分性的和选择性的,一般围绕令患者痛苦的创伤性事件。遗忘一般突然缓解,且很少复发。

(二) 分离性漫游

又称分离性神游症。漫游过程中患者意识范围缩窄,但能保持基本生活能力和简单的社会交往能力。有的患者忘掉自己既往的经历,以新的身份出现。短暂肤浅的接触看不出患者有明显的精神异常。漫游开始和结束都是突然的,一般历时数小时至数天,清醒后对发病经过不能完全回忆。

(三) 分离性身份识别障碍

又称双重或多重人格,主要表现为患者存在两种或多种完全不同的身份状态。患者突然失去了自己往事的全部记忆,对原来的身份无法识别,而以另一种身份进行日常活动。表现出的两种(或多种)人格各自独立、互无联系、交替出现。在某一时刻只显示一种人格,完全意识不到另一种人格的存在。首次发病时,人格的转变是突然的,与精神创伤往往密切相关,以后的人格转换可由联想或特殊生活事件促发。两种人格交替出现者称双重人格,多种人格交替出现者称多重人格。

（四）分离性恍惚状态与分离性附体状态

分离性恍惚状态表现为意识状态改变,意识范围明显缩小,患者处于自我封闭状态,注意和意识活动局限于当前环境的一两个方面,只对环境中的个别刺激有反应,对过程全部或部分遗忘。典型的恍惚状态见于催眠、巫术或迷信活动中施术者与"鬼神"交往的时候。处于恍惚状态的人,如果身份被鬼、神或已死去的人所替代,声称自己是某鬼神或死去的人在说话,则被称为分离性附体性恍惚状态和分离性附体状态是不随意的、非己所欲的病理过程,患者的运动、姿态和言语单调、重复。

（五）分离性木僵状态

精神创伤之后出现较深的意识障碍。患者可在相当长的时间内维持固定姿势,没有言语和随意动对外界刺激没有反应。此时用手拨开患者的上眼睑,可遇阻力,如强行拨开,可见其眼球向下转动或避开检查者视线。其行为符合木僵的标准,检查未发现躯体疾病的证据,一般数十分钟可自行缓解。

（六）分离性情感爆发

常在遭遇精神刺激时突然发作,哭喊吵闹,捶胸顿足,甚至撕衣毁物、碰壁撞墙,言语和行为有尽情发泄内心情绪的特点。有人围观时症状更为剧烈。历时数十分钟后可自行缓解,事后部分遗忘。

（七）分离性假性痴呆

1. Ganser 综合征

是在精神刺激后突然出现的、非器质因素引起的智力障碍,对于简单的问题给予近似却是错误的回答,如 $1+1=3$。

2. 童样痴呆

精神创伤后出现,患者突然变得天真幼稚,虽系成人却以幼儿自居,牙牙学语,活蹦乱跳,撒娇淘气,逢人便称叔叔阿姨。

(八) 分离性运动障碍

1. 分离性抽搐

受到精神刺激或暗示时发生,缓慢倒地,呼之不应,全身僵直或肢体抖动,或在床上翻滚,或呈角弓反张姿势。呼吸时急时停,可出现掀衣服、抓头发、捶胸或咬人等动作。患者表情痛苦,眼角含泪,无口舌咬伤,亦无大小便失禁。一般持续数十分钟。发作时没有脑电图的改变。

2. 分离性肢体瘫

可表现为单瘫、偏瘫或截瘫。伴有肌张力增强者常固定于某种姿势,被动动时出现明显抵抗。病程持久者可能出现失用性肌萎缩。检查不能发现神经系统损害证据。

3. 分离性肢体异常运动

可表现为肢体的粗大颤动或某一群肌肉的抽动,或是声响很大的呃逆,症状可持续数分钟至数十分钟,或中间停顿片刻,不久又可持续。

4. 分离性立行不能

坐时、躺时双下肢活动正常,但不能站立行走,站立时无人支撑,则缓缓倒地。或表现为行走时双足并拢,呈雀跃状跳行。

5. 分离性缄默症、失音症

不用语言而用书写或手势与人交流称缄默症。想说话,但发不出声,或仅发出嘶哑的、含糊的、细微的声音,称为失音症。检查声带正常,可正常咳嗽。

(九) 分离性感觉障碍

1. 分离性感觉缺失

表现为局部或全身的感觉缺失,缺失的感觉可为痛觉、触觉、温觉、冷觉或振动觉。缺失的范围与神经分布不一致。

2. 分离性感觉过敏

表现为皮肤局部对触摸特别敏感,轻微抚摸引起剧烈疼痛。

3. 分离性感觉异常

患者常感觉到咽部异物感或梗阻感,咽喉部检查未发现异常,称之为"癔症球"。

4. 分离性视觉障碍

可表现为失明、管状视野、单眼复视。

5. 分离性听觉障碍

表现为突然失聪,或选择性耳聋,即对某一类声音辨听能力缺失。

三、分离性障碍的特殊表现形式

(一)集体性分离性障碍

即分离性障碍的集体发作,多发生于共同生活经历、观念基本相似的集体中,特别是在经济和文化落后、封建迷信活动较多的环境中更易发生。起初有一人发病,周围目击者受到感应,出现类似症状。通过自我暗示和相互暗示,可短期内呈现暴发性流行。发作一般历时数天,症状相似,女性居多。将患者,特别是初发病例隔离起来,进行对症治疗,可迅速控制该病的流行。

(二)赔偿性神经症

在工伤、交通事故或医疗纠纷中,受伤害者往往显示、保留或夸大症状。如处理不当,这些症状往往可持续很久。症状的夸大或持续,通常并非出于患者的主观意志,而可能是无意识机制在起作用。

(三)职业性神经症

是一类与职业活动密切相关的运动协调障碍,如从事抄写工作者的书写,舞蹈演员临近演出时的下肢运动不能,教师走上讲台时的失音、声音嘶哑或口吃。当进行非职业活动时,上述功能皆恢复正常。

(四)分离性障碍性精神病

在精神刺激后突然起病,主要表现为意识朦胧、漫游症、幼稚与紊乱行为及反复出现的幻想性生活情节,可有片段的幻觉、妄想。自知力不充分,对疾病泰然漠视。此病一般急起急止,病程可持续数周,其间可有短暂间歇期。缓解后无后遗症状,但可再发。

四、分离性障碍的诊断与鉴别诊断

(一)ICD-10 诊断标准

(1)有以下各种障碍之一的证据:

① 分离性遗忘;

② 分离性漫游;

③ 分离性木僵;

④ 分离性附体状态；

⑤ 分离性运动和分离性感觉障碍；

⑥ 其他分离性障碍。

(2) 不存在可以解释症状的躯体障碍证据。

(3) 有心理因素致病的证据，表现在时间上与应激性事件、问题或紊乱的关系有明确的联系（即使患者否认这一点）。

(二) 鉴别诊断

1. 急性应激障碍

急性应激障碍的发生、发展和精神刺激因素的关系非常密切。患者在强烈应激事件后立刻发病，病程短暂，无反复发作史，预后良好。

2. 精神分裂症

分离性障碍的情感爆发和幼稚动作等表现易与急性发作的精神分裂症青春型相混淆。青春型精神分裂症患者的情感变化莫测、忽哭忽笑，与周围环境无相应联系，行为荒诞离奇、愚蠢可笑、不可理解。同时依据病程的纵向观察资料也有助于鉴别。

3. 神经系统疾病

分离性障碍如出现感觉异常、运动障碍或抽搐发作时，与神经系统疾病表现相似。但分离性障碍无器质性病变基础，神经系统查检不会出现相应阳性体征，辅助检查也可进一步明确诊断。

4. 诈病

诈病是指毫无病情，为了某种目的而装扮成疾病；或是虽有一定病情，为了达到某一目的而故意扩大病情的情况。诈病的"症状"发作完全由主观愿望决定、随意控制，目的一旦达到，"症状"就会不治自愈。而分离性障碍的症状一旦发生，是主观意识无法控制的。

五、分离性障碍的治疗与预防

首先，早期充分治疗对防止症状反复发作和疾病的慢性化十分重要，应予以强调。初次发病者，合理的解释，说明症状与心因和个性特征的联系，配合理疗和语言暗示，往往可取得良好的效果。病程已数周，有反复发作倾向者，宜根据病情，制订精神治疗与药物和物理治疗相配合的整体治疗计划。不宜匆忙、草率地采取简单的语言暗示。尽管暗示疗法当时有效,但以后容易复发,或出现新的症状取代原来的症状。

其次,需要注意的是,在诊断基本明确以后,应尽可能避免反复检查,过多的、不必要的检查往往会使病情进一步复杂化。在询问病史或进行检查的过程中,不恰当的提示,可使患者出现一些新的症状和体征。

再次,在接触患者和治疗过程中应避免环境中的不良暗示。过多的人围观,对症状过分关注,对患者病情发展表现出强烈的紧张不安,都会使患者寻求注意的倾向增强,从而使病情恶化。

(一)心理治疗

1. 暗示疗法

是消除转换障碍的有效措施,特别适用于急性起病的患者。可分为觉醒时暗示、催眠暗示和诱导疗法。

(1)觉醒时暗示:治疗开始时医生应向患者说明检查的结果,然后用简短、明确的语言向患者解释其疾病是一种短暂的神经功能障碍,即将采取哪种治疗方法,在治疗的帮助下,失去的功能可以完全恢复正常,使患者对治疗产生高度的信心和迫切的治愈要求。对有运动和感觉障碍的患者,可选用10%葡萄糖酸钙10 ml静脉推注,或用感应电刺激患病部位,同时配合语言、按摩和被动运动,鼓励患者运用其功能;随即用语言强化,使患者相信在治疗的帮助下,失去的功能正在恢复……已经完全恢复,并进一步鼓励患者进行相应的功能活动。

(2)催眠暗示:治疗开始前先进行催眠感受性检验,确定患者是否适合语言催眠。如果患者具有一定的催眠感受性,可使用言语催眠,在患者进入催眠状态后进行暗示治疗。如果患者催眠感受性不强,可选用2.5%硫喷妥钠或异戊巴比妥钠10~20 ml缓慢静脉注射,使患者进入轻度的意识模糊状态,再按照上述觉醒时暗示的方法,使用语言或配合电刺激、被动运动等方式进行暗示。

(3)诱导疗法:是经国人改良后的一种暗示治疗。以乙醚0.5 ml吸入,并配合言语暗示,告之嗅到某种特殊气味后旧病便会发作。让患者无须顾虑,任其发作,发作得越彻底越好。待发作高峰期过,以适量蒸馏水胸前皮内注射,并配合言语暗示,称病已发作完毕,此针注射后便可病愈。诱导疗法充分利用了患者易在暗示下发病的临床特点,采取欲擒先纵的方法,使患者相信医生对自己的病情"既能呼之即来,必能挥之即去"。

2. 个别心理治疗

一般分若干段进行,首先详细了解患者的个人发展史、个性特点、社会环境状况、家庭关系、重大生活事件,以热情、认真负责的态度赢得患者的信任。然后安排机会,让患者表达、宣泄内心的痛苦、积怨和愤懑。医生要耐心、严肃地听取并稍加诱导,既不随声附和,也不批评指责。医生要注意患者当前所遭遇的社会心理因素和困境,不能只着眼于挖掘童年的精神创伤。医生的认识、观点不宜强加于患者,最好是与患者共同寻找问题、分析问题,共同选择解决问题的方法。个别心理治疗时的接触方式、语言表达、实例引用、理论解释、保证程度等都必须考虑患者的性别、年龄、职业、文化程度、个性特点等,不可千篇一律。这种治疗方法几乎适用于全部的分离性障碍患者。

3. 系统脱敏疗法

系统脱敏疗法是行为疗法之一。通过系统脱敏的方法,使那些原能诱使分离障碍发作的精神因素逐渐失去诱发的作用,从而达到减少甚至预防分离障碍复发的目的,先让患者倾诉与发病最密切的精神因素、内心冲突并录音、录像以备用。然后训练患者学会全身放松,患者学会全身松弛后开始脱敏。最初一级脱敏是短时间播放精神刺激的录音或录像,或让患者闭目想象那种精神刺激的场面,当患者稍感紧张不安时,停止播放,或让患者抹去想象,全身放松。如此多次重复,由于交互抑制的原理,这种刺激便不再引起患者的紧张不安。然后逐渐增加刺激量,直到患者完全沉浸在精神刺激的录音、录像或想象之中,均无明显的情绪反应为止。最后再迁移到现实生活之中,使患者能逐步适应充满精神刺激的现实生活,正常地工作、学习。

4. 分析性心理治疗

医生可采用精神分析技术或领悟疗法,探寻患者的无意识动机,引导患者认识到无意识动机对自身健康的影响,并加以消除。主要适用于分离性遗忘、分离性多重人格、分离性感觉和分离性运动障碍。

5. 家庭治疗

当患者的家庭关系因疾病受到影响或治疗需要家庭成员的配合时,可采用此方法,用以改善患者的治疗环境。

（二）药物治疗

目前尚无治疗分离性障碍的特效药物，主要采用对症治疗。分离性障碍患者常常伴有焦虑、抑郁、脑衰弱、疼痛、失眠等症状和身体不适感等。这些症状往往是诱使患者发作的自我暗示基础，使用相应药物控制症状十分必要。药物治疗需针对症状进行合理选择。患者如伴有情绪问题或睡眠问题，可分别采用抗抑郁药物、抗焦虑药物及镇静催眠类药物；如果合并精神病性症状，可采用抗精神病药物治疗。但药物的剂量应以中、小剂量为宜，疗程也不应过长。

六、分离性障碍的预后与护理

1. 预后

分离性障碍的预后一般较好，60%～80%的患者可在一年内自行缓解。大多急性发作的患者经过行为治疗、心理治疗、社会支持治疗症状可缓解。但慢性患者预后通常不佳，少数患者若病程很长，或经常反复发作，则治疗比较困难。极个别表现为瘫痪或内脏功能障碍的患者，若得不到及时恰当的治疗，病程迁延，可能严重影响工作和生活。

2. 护理

护理上加强心理疏导，采用支持心理治疗方法，调动患者的积极性，激发其对生活的热情，坚定患者战胜疾病的信心。应多给予关心、同情、安慰，给予患者生活上必要的帮助，多做细致的思想开导，辅以热情的关怀。随时疏导患者，消除不良情绪。疾病发作时，如果亲属的言语、行为和态度不当，会形成新的不良暗示因素，造成症状加重，给治疗带来困难。因而患者服药期间要求亲属应保持镇静，避免过分关注和过分热情，避免惊慌失措，要正确对待该病的发生。为改善患者的不愉快情绪，亲属可有意识地转移患者的注意力，将其集中到有兴趣的事物上，或让患者暂时离开当时环境。注意到这些问题本身就可能改善患者的症状，对药物治疗也大有裨益。

七、分离性障碍的预防

分离性障碍是一类易复发的疾病，及时消除病因，使患者对自身疾病性质有正确的了解，正视自身存在的性格缺陷，改善人际关系，对于预防疾病复发有一定帮助。如果患者长期住院治疗或在家休养，家属对患者的非适应性行为经常给予迁就或不适当强化,均不利于患者的康复。

(胡影影)

第八节　心理因素相关的生理障碍

心理因素相关生理障碍指生理功能障碍与心理因素有关,但无明显精神活动或行为障碍的一组疾病。心理因素相关生理障碍和心身疾病属于心身医学,它的产生和发展使许多学者看到生物医学模式的弊病,促进了医学模式由生物医学模式向生物-心理-社会医学模式转变。以下介绍几种常见的与心理因素相关的生理障碍。

一、进食障碍

进食障碍主要指以反常的摄食行为和心理紊乱为特征,伴发显著体重改变和(或)生理功能紊乱的一组综合征。主要包括神经性厌食、神经性贪食和神经性呕吐。

(一) 神经性厌食

神经性厌食指个体通过节食等手段,有意造成并维持体重明显低于 BMI 体重指数 17.5 为特征的进食障碍。常有营养不良、代谢和内分泌障碍,如月经紊乱及躯体功能紊乱等。严重的甚至可出现恶病质状态、机体衰竭从而危及生命。好发于青少年女性,男性青少年患此病极少。临近青春期的儿童和将到绝经期的妇女也偶可罹患此病。

1. 临床表现

(1) 核心症状:① "肥胖"引起强烈恐惧,过度关注体型、体重。这是患者临床症状的核心。有些患者即使已经骨瘦如柴仍认为自己胖,或认为身体的某部位胖,这种现象被称为体象障碍。② 有意限制进食,对进食持有特殊的态度和行为。患者有意限制进食,甚至严格限制食物种类、成分及进食顺序,逐渐发展为不吃,即使体重很低,仍不愿进食。可有间歇发作的暴饮暴食,但吃后又懊悔,甚至设法偷偷催吐。③ 采用各种方法避免体重增加。患者常采用过度运动、服药、自我诱吐等行为避免体重增加。

(2) 精神症状：该类患者开始多数感觉良好，行动活泼，敏捷好动，参加各种社交活动。随着饥饿的发展和体重的下降，患者可有失眠，以致整夜不眠，集中注意、记忆、决策困难，精力减退，性欲丧失，社交退缩，常有情绪不稳、焦虑、抑郁、强迫观念，严重者可出现自杀行为。

(3) 躯体症状：临床上患者的体重下降并明显低于正常标准，导致各种生理功能改变，甚至对生命造成威胁。患者皮肤苍白、干燥、发黄、瘀斑，指甲脆弱，皮包骨，可能并发压疮、伤口愈合困难；毛发干枯、缺乏光泽、脱落、腋毛及阴毛变得稀疏、毛发胎毛化。有的存在心动过缓、头晕、低血压、体温过低等。有的感到上腹痛或腹胀。可因低蛋白血症出现皮肤水肿或因进食减少出现低血糖反应。极度营养不良时，劳动力全失，呈全身无力状态，行动亦需扶持。有的因衰竭感染可致死亡，住院的本症患者中死亡率约10%。

(4) 内分泌症状：常伴有严重的内分泌功能紊乱，女性闭经、男性性欲减退或阳痿。如果在青春期前发病，青春期发育会放慢甚至停滞，即生长停止，女孩乳房不发育并出现原发性闭经；男孩生殖器会呈幼稚状态。随着病情恢复，青春期多可正常度过，但月经初潮延迟。

(5) 实验室检查：患者BMI体重指数<17.5，体内脂肪含量低。可见白细胞和血小板减少，因为脱水，可出现血红蛋白、尿素氮和肌酐升高。过分节食或呕吐可致脱水及电解质紊乱，如低钠血症、低钾血症、碱中毒等。

患者往往不认为自己有病，对治疗的合作程度较差，常因闭经等躯体症状而就诊，多数患者社会功能基本正常。

2. 诊断与鉴别诊断

神经性厌食的诊断主要依据其临床表现。医生应该尽量收集患者的完整病史，了解患者现在进食和控制体重的方式，以及患者对体重的看法。体格检查是不可少的，必须排除躯体因素所致的体重下降，如慢性消耗性疾病、脑肿瘤、内分泌障碍、肠道疾患，如克罗恩病或吸收不良综合征等，还要注意患者消瘦的程度、心血管系统的状态以及维生素缺乏的征象等。

神经性厌食的诊断要点如下：

(1) 进食量明显低于常人。

(2) 节食导致明显的体重减轻，体重减轻的程度超过正常平均体重值的15%或更低，或BMI体重指数<17.5，或在青春期不能达到预期的躯体增长标

准并有发育延迟或停止现象。

（3）往往存在异乎寻常的害怕发胖的超价观念。

（4）故意造成体重减轻，常常自我催吐、排便、过度运动、服用厌食剂和利尿剂、回避自认为导致发胖的食物。

（5）常有下丘脑-垂体-性腺轴的广泛的内分泌紊乱。

神经性厌食患者可伴发抑郁症状，抑郁症患者往往存在食欲减退情况，但抑郁症患者以情绪症状占主导，同时有思维、行为的改变及抑郁症自身的生物学节律，可资鉴别。在少数情况下，不排除两者并存的可能性。但要防止低血糖反应。

3. 治疗

大多数患者以门诊治疗为主，而当患者体重极低或体重迅速下降以致出现严重营养不良、恶病质或有严重的自伤、自杀行为时，必须强行治疗，以免发生意外。治疗主要注意以下几个方面：

（1）恢复体重：恢复体重是一个渐进性的过程，通常需要 8～12 周。要保证患者的正常营养，纠正水、电解质紊乱。要定期测体重，确定目标体重和理想体重增长率。可供给高热量饮食，给予静脉输液或高静脉营养治疗。补足多种维生素及微量元素。餐前肌内注射胰岛素可促进食欲。

（2）心理治疗：包括纠正认知歪曲和其他相关因素，如体象障碍、自卑、家庭问题等。首先要取得患者的合作，了解其发病诱因，给予认知治疗、行为治疗、家庭治疗。认知治疗主要针对患者的体象障碍，进行认知行为纠正。行为治疗主要采取阳性强化法的治疗原理，物质和精神奖励相结合，达到目标体重便予以奖励和鼓励。

（3）家庭治疗：针对起病有关的家庭因素，进行系统的家庭治疗有助于缓解症状、减少复发。要使患者重新产生进食的欲望。

（4）药物治疗：药物治疗的目的有两个：一是影响与饥饿或满足感有关的神经递质或神经肽从而改善食欲；二是治疗与神经性厌食并存的其他精神障碍。常见的有：① 抗抑郁剂：氯米帕明；选择性 5－HT 再摄取抑制剂，如氟西汀可以使严重消瘦的神经性厌食患者体重有所增加，改善抑郁、焦虑情绪。丙米嗪、阿米替林，对伴贪食诱吐者效果较好。② 抗精神病药物：常用的有舒必利，对单纯厌食者效果较好。有人用小剂量奥氮平增加神经性厌食患者的食欲。患者出现焦虑、抑郁症状、易激惹甚至自杀想法时，抗抑郁药、抗精神病药、锂盐、抗癫痫药、抗焦虑药物均可使用。

(5) 进行长期观察和预防复发：治疗过程中，需要注意的是随着进食的恢复，可能出现心脏的失代偿，尤其是在恢复进食的头两周内（心脏负担不了突然增加的代谢压力）。可出现的症状有胃过度膨胀、水肿以及少见的充血性心力衰竭。因此体重需要逐步恢复，并注意躯体情况。

4. 病程与预后

本症常为慢性迁延性病程，缓解和复发呈周期性交替，常伴有持久存在的营养不良、消瘦，可能并发抑郁症、焦虑症、强迫症、物质滥用和依赖、人格问题等。约一半患者达痊愈水平，即体重不超过与身高相适应的推荐体重的15%以内，恢复规律的月经；约25%的患者预后差，其中有一部分转为慢性厌食症；约5%～20%的患者死亡。但是，长期预后的研究显示，虽然该病可以表现为慢性病程，但即使患病多年仍然可能康复。发病年龄小、病程短、不隐瞒症状、否认害怕发胖或否认体型障碍的非典型的神经性厌食患者预后较好。病程长、体重过低、病前不良人格特征、病前家庭关系不和睦、社会适应差、暴食、呕吐、使用泻药和有行为异常，如强迫、癔症、抑郁、冲动等的患者预后不良。

(二) 神经性贪食

神经性贪食指反复发作的不可控制的冲动性的暴食，继之采用自我诱吐、导泻、利尿、禁食或过度运动来抵消体重增加为特征的一组进食障碍。

1. 临床表现

(1) 核心症状：① 频繁的暴食发作。频繁的不可控制的暴食是本症的主要特征，暴食常在不愉快的心情下发生，发作时食欲大增，其食量为常量的数倍，且进食速度很快，所食之物为平时严格控制的"发胖"食物。暴食行为常常偷偷进行。发作频率不等，多数为一周内发作数次。发作间期食欲多数正常，仅少数食欲下降。② 暴食之后有补偿行为。因恐惧暴食带来的体重增加，患者常采取多种手段增加排泄，减少吸收或过度运动。如食后呕吐、导泻、服利尿剂、减肥药，减少食量或禁食。多数患者能控制体重，体重正常或略增加，不足1/4的患者体重下降。

(2) 精神症状：患者开始时为暴食行为感到害羞，偷偷进行，常伴有情绪改变，表现为焦虑和抑郁，内容多与体重和体型有关。暴食后出现厌恶、内疚、担忧，有的为此而产生自杀念头和行为。焦虑、抑郁发生率高于神经性厌食，自杀的危险性更高。

（3）躯体症状：可以出现神经内分泌调节紊乱和各器官功能的严重损害。由于反复咀嚼和呕吐可产生腮腺、下颌腺肿大、龋齿等体征。反复呕吐可以导致一些并发症。钾的流失尤为严重，其结果是导致患者虚弱、心律不齐和心脏损害。

贪食往往明显影响患者的社会和职业功能。

2. 诊断与鉴别诊断

诊断要点如下：

（1）存在反复发作的暴食（至少在三个月之内每周有两次），每次都在短时间内摄入大量的食物。

（2）持续存在进食的先占观念，对进食有强烈的欲望或冲动感。

（3）患者试图以自我诱吐、导泻、间歇禁食，使用药物如食欲抑制剂、甲状腺素制剂或利尿药等手段以消除暴食引起的肥胖。

（4）存在认为自己太胖的自我知觉，对肥胖有强烈的恐惧。

（5）若已明确诊断为神经性厌食，或交替出现的经常性厌食与间歇性暴食症状，只诊断为神经性厌食。

（6）排除神经系统器质性病变所致暴食及癫痫、精神分裂症等继发的暴食。

神经性贪食必须与器质性疾病所致的呕吐及贪食相鉴别。消化系统疾病如吸收不良、胰腺炎、胆囊纤维化、感染性肠病可致呕吐；内分泌系统疾病如糖尿病、甲状腺功能亢进、Addison 病、Sheehan 综合征、垂体功能减退可致贪食；Kleine-Levin 综合征、颞叶癫痫除有贪食行为外还伴有其他体征和症状。

3. 治疗

治疗的目标在于营养状况的恢复和正常进食行为的重建，打破由于营养不良引起的躯体和心理的后遗影响，以及所形成的持续进食障碍行为模式的恶性循环。对神经性贪食的处理比神经性厌食的处理要容易，因为神经性贪食的患者往往更希望康复，而且常常可以与医生建立起良好的医患关系。对绝大多数患者可以非住院治疗，只有当患者存在严重抑郁症状或躯体并发症或非住院无效时才有指征被收入院。

治疗方案包括营养状况的恢复、药物治疗和心理治疗等几个方面。

（1）药物治疗。抗抑郁药治疗贪食症有一定疗效：丙米嗪、地昔帕明、氟西汀能减少贪食症状，改善焦虑及抑郁心境。苯乙脏、卡马西平、碳酸理、苯妥英钠对贪食部分有效。上述药物使用剂量类似治疗心境障碍。另外小剂量氟哌啶醇对部分患者有效。

(2) 心理治疗。心理治疗的方法有认知行为治疗、精神分析及家庭干预等,以改变患者对体型、体重的不恰当看法,改善抑郁情绪,减少贪食行为。

4. 病程与预后

对神经性贪食的自然病程或长期结局所知甚少。现有资料认为,有30%的神经性贪食患者很快会复发,40%的患者成为慢性迁延性病程,病情可时好时坏。

二、神经性呕吐

神经性呕吐是一组自发或故意诱发反复呕吐的精神障碍,呕吐物为刚吃进的食物,不伴有其他的明显症状。本病作为唯一诊断者较少。

(一) 病因与发病机制

神经性呕吐常与社会心理因素有关,通常在紧张或不快的情绪下发生,无明显器质性病变作为基础。患者个性多具有自我中心、易受暗示、易感情用事、好夸张、做作等癔症样特点。

(二) 临床表现

呕吐一般发生在进食后,无明显恶心及其他不适,以后在类似情况下反复发作。呕吐患者否认自己有怕胖的心理和要求减轻体重的愿望,对自身的健康很关心,常常在呕吐后进食,甚至边吐边吃,患者体重无显著减轻,体重常保持在正常体重的80%以上,无内分泌紊乱等现象。

(三) 诊断与鉴别诊断

1. 诊断要点

(1) 反复发生进食后呕吐,呕吐物为刚吃进的食物;

(2) 体重减轻不显著,保持在正常体重的80%以上;

(3) 无怕胖的心理和减轻体重的愿望;

(4) 无导致呕吐的神经和躯体疾病。

2. 鉴别诊断

(1) 癔症。癔症患者可出现呕吐现象,但其作为癔症症状之一。症状有继发性获益及与暗示相关等特点。患者有明显的表演型人格,与神经性呕吐不同(详见本章第七节分离性障碍)。

(2) 躯体疾病导致呕吐。病史、体格检查及各项实验室检查明确存在躯体疾病，呕吐与躯体疾病有关，则首先诊断该躯体疾病，不考虑单独的神经性呕吐诊断。

3. 治疗

(1) 心理治疗。可通过澄清与神经性呕吐有关的社会心理因素，进行有针对性的解释、疏导、支持治疗，也可采用厌恶治疗或阳性强化等行为治疗减少呕吐行为，直至呕吐清除。

(2) 药物治疗。根据呕吐轻重注意对症支持治疗，如予以维生素类、能量合剂等。可根据伴随症状对症处理，小剂量舒必利、氟西汀有效；抗焦虑药对症状缓解有一定的帮助。

4. 病程与预后

神经性呕吐的预后良好。

三、睡眠障碍

(一) 失眠症

失眠症是一种持续相当长时间的睡眠的质和(或)量令人不满意的状况。常表现为难以入睡、维持睡眠困难或早醒。失眠症的一般人群患病率为10%～20%。

1. 病因与发病机制

失眠可由多种原因引起，常见的有：

(1) 心理因素。生活和工作中的各种不愉快事件造成焦虑、抑郁、紧张时出现失眠。另外失眠症患者常常对健康要求过高，过分关注。

(2) 环境因素。环境嘈杂、空气污浊、居住拥挤或突然改变睡眠环境。

(3) 睡眠节律改变。夜班和白班频繁变动等引起生物钟节奏变化。

(4) 生理因素。饥饿、疲劳、性兴奋等。

(5) 药物和食物因素。酒精、咖啡、茶叶、药物依赖或戒断症状。

(6) 精神障碍。各类精神疾病大多伴有睡眠障碍，失眠往往是精神症状的一部分。

(7) 各种躯体疾病。

2. 临床表现

在失眠者中，难以入睡最多见，其次是睡眠浅表和早醒，有些表现为睡眠感觉缺乏，通常以上几种情况并存。对失眠产生越来越多的恐惧和对失眠所致后果的过分担心,使失眠者常常陷入一种恶性循环,久治不愈。就寝时,紧张、焦虑、担心或忧郁更加明显。清晨,感到身心交瘁、疲乏无力。失眠者常常试图以服药来应对自己的紧张情绪。服药剂量越来越大,服药种类越来越多,疗效越来越差,信心越来越低。一旦形成恶性循环,失眠问题更加突出。长期使用镇静催眠药,可造成药物依赖、个性改变、情绪不稳等。

3. 诊断与鉴别诊断

失眠的诊断主要根据患者自己的陈述。大多数观察结果显示,尽管患者叙述失眠,但实际睡眠时间多在正常范围内。当对失眠的性质和程度有疑问时,进行睡眠脑电描偶尔会有助于诊断。诊断失眠症首先应排除躯体疾病和精神障碍导致的继发性失眠。偶尔失眠是一种普遍现象,诊断不宜扩大化。失眠每周3次,持续1个月以上,且对社会功能有损害或失眠引起显著的苦恼或精神活动效率低下,方可诊断为失眠症。

4. 治疗

(1) 一般治疗。首先要弄清导致失眠的原因、特点和规律,调整和改善睡眠环境,培养良好的生活习惯。

(2) 心理治疗。帮助其妥善处理生活和工作中的矛盾,理解睡眠是一种自然的生理过程,消除对失眠的焦虑和恐惧。

(3) 行为治疗。生物反馈、自我催眠等治疗方法可改善睡眠前紧张状态。

(4) 药物治疗。催眠药物可作为辅助治疗手段,但应注意避免药物依赖的形成,一般选择半衰期短、副作用和成瘾性较少的抗焦虑药和镇静催眠药,睡前服用,疗程以1~2周为宜。对继发性失眠者以治疗原发病为主。

(二) 嗜睡

嗜睡症指白天睡眠过多,这种睡眠过多并非由于睡眠不足或者药物、酒精、躯体疾病所致,也不是某种精神障碍的一部分。分为原发性睡眠过多和发作性睡病。

1. 病因与发病机制

病因不明,大约33%的发作性睡病患者有家族史,有些家族似乎呈常染色体显性传递,提示可能与遗传因素有关。

2. 临床表现

(1) 原发性睡眠过多患者常反映有较长的夜间沉睡,起床后要隔几个小时才能完全清醒,在此期间觉得很迷糊,可能会难以定向。

(2) 发作性睡病常在 10~20 岁出现,男性患者更为多见。患者白天时有睡眠发作,睡眠持续较长时间。这种睡眠发作频率不高,患者能有意识阻止其发生。

3. 诊断与鉴别诊断

如果嗜睡症状符合下列特征,即可以诊断:

(1) 白天睡眠过多或睡眠发作或清醒时达到完全觉醒状态的过渡时间延长,无法以睡眠时间不足来解释。

(2) 至少 1 个月几乎每天发作,或在更短的时间内反复发作,引起明显的苦恼或影响患者日常生活。

(3) 缺乏发作性睡病附加症状(猝倒、睡眠麻痹、入睡前幻觉)或睡眠呼吸暂停的临床证据(夜间呼吸暂停、典型的间歇性鼾音等)。

(4) 不存在可造成这种状况的器质性因素,如神经科或其他内科疾病,精神活性物质使用障碍,或服用某种药物。

4. 治疗

低剂量精神振奋药有一定效果,如哌甲酯 10 mg,每日 2 次,亦可使用丙米嗪 25~50 mg,每日 1~2 次。对患者进行适当的解释,白天有意识地让患者小睡,养成良好的生活习惯。

(三) 睡眠-觉醒节律障碍

睡眠-觉醒节律障碍指个体睡眠-觉醒节律与患者所在环境的社会要求和大多数人所遵循的节律不符,在主要的睡眠时段失眠而在应该清醒的时段出现嗜睡。

1. 病因与发病机制

多种器质性或心理因素可引起睡眠-觉醒节律障碍,这种障碍常与起居无常、频繁调换工作班次、跨时区旅行有关,也可见于人格障碍、情感障碍患者。

睡眠与觉醒节律受网状上行激活系统、睡眠中枢与觉醒中枢的调节,这种调节具有昼夜变化的节律性和规律性。当精神或器质性因素引起生物钟改变时,睡眠、觉醒时相即出现变化。

2. 临床表现

患者主要表现为睡眠-觉醒节律改变,主要的睡眠时段失眠而在应该清醒的时段出现嗜睡。

3. 诊断与鉴别诊断

只有当没有明确的精神科或器质性原因时，才能独立诊断睡眠-觉醒节律障碍。诊断本症需要具备下列几点：

（1）人体的睡眠-觉醒节律与特定社会中的正常情况或同一文化环境中为大多数人认可的睡眠-觉醒节律不同步。

（2）在主要的睡眠时相失眠，在应该清醒时嗜睡，这种情况几乎天天发生，并持续1个月以上，或持续不足1个月，但反复出现。

（3）睡眠质量及时序的不满意状态使患者深感苦恼，或影响了社会、职业功能。

（4）不存在可以造成这种状况的器质性因素。

4. 治疗

治疗措施包括少量药物调整夜间睡眠、逐步训练睡眠节律、养成良好的生活习惯。

（四）睡行症

睡行症指一种在睡眠过程中起床在室内或户外行走或做一些简单活动的睡眠和清醒同时存在的一种意识改变状态，发生在非快眼动睡眠的第3～4期。患病率为1‰～6‰，多见于男孩，5～12岁年龄段最多见。

1. 病因与发病机制

病因尚不明确，可能与神经系统发育有关，部分患者有阳性家族史。

2. 临床表现

发作时，患者呈蒙眬状态或中度混沌状态，表现出低水平的注意力、反应性及运动技能。可在室内走动，做一些较复杂的动作，有时会离开卧室或走出家门，多数情况下会自行或在他人引导下安静地回到床上。有时会卧地继续入睡。睡行症通常发生于入睡后的2～3小时内，历时数分钟至半小时。次日通常无法回忆。发作过程中突然唤醒可产生恐惧情绪。

3. 诊断

具备以下临床特征即可确诊：

（1）反复发作在睡眠中的起床活动，一般持续若干分钟不到1小时。

（2）发作时，患者表情茫然、目光呆滞，无言语反应，不易唤醒。

（3）在清醒后（无论是发作后还是在次日清晨），患者对发作过程不能回忆。

（4）尽管发作醒来的最初几分钟之内会有一段短时间的茫然及定向障碍，

但并无精神活动及行为的任何损害。

(5) 不存在器质性精神障碍的证据,如痴呆、癫痫等。

4. 鉴别诊断

(1) 与精神运动性癫痫发作鉴别。精神运动性癫痫绝少只在晚上发作,发作时对环境刺激无任何反应,可见吞咽、搓手、摸索等无意识动作。脑电图可有癫痫样放电。但对同一名患者,两者可以并存。

(2) 与分离性漫游鉴别。在分离性障碍中,发作持续时间要长得多,患者警觉程度更高并能完成复杂的、有目的的行为,发作醒来身处异地。发作始于清醒状态,儿童罕见。

5. 治疗

因睡行偶尔可造成自我伤害,故患者需要保护以免受到损伤。儿童患者一般不需特殊治疗,症状大多在15岁前后自行消失。成年患者则应进一步检查,明确病因。苯二氮䓬类抗焦虑药、三环类抗抑郁药可阻断或预防睡行症发作。常用的有丙米嗪、氯米帕明、地西泮、氯硝西泮等。常规剂量,于睡眠前口服1次,一般3周为1个疗程。

(五) 夜惊

夜惊,又称夜惊症,是出现于夜间睡眠中的极度恐惧和惊恐的动作,伴有强烈的语言、运动形式和自主神经系统的高度兴奋,发作于非快眼动睡眠的第3~4期。多见于儿童,偶可延续至成年。

1. 病因与发病机制

确切病因不清楚,遗传、发育、器质性及心理因素在发病中均可能起一定作用,部分患者有阳性家族史。

2. 临床表现

突然在睡眠中惊叫着坐起或下床,出现尖叫、哭喊,伴惊恐表情和动作、心跳加快、呼吸急促、瞳孔扩大、意识模糊、不易叫醒。有暂时的定向障碍,清醒后对发作不能回忆。安静后重新进入正常睡眠。夜间通常发生于睡眠的前1/3阶段,发作历时10多分钟。随年龄增长发作逐渐停止。

3. 诊断与鉴别诊断

诊断本症需符合以下要点:

(1) 幼儿在睡眠中突然惊叫、哭喊伴有惊恐表情和动作以及心率增快、呼吸急促、出汗、瞳孔扩大等自主神经症状。

（2）通常在晚间睡眠后较短时间内发作，每次发作持续时间少于 10 分钟。

（3）试图平息夜惊进行的努力相对无反应，而且几乎总会伴有至少数分钟的定向障碍和持续动作。

（4）对发作即使能够回忆，也十分有限（通常只局限于 1~2 个片段的表象）。

（5）排除脑器质性障碍和躯体障碍（如热性惊厥和癫痫发作）。

夜惊症应与梦魇鉴别，后者仅是普通的"噩梦"，可发生于夜间睡眠的任意时刻，很容易被唤醒，对梦的经过能详细、生动地回忆。

4. 治疗

偶尔发作不必特殊处理。若发作频繁，可服用少量苯二氮䓬类药物，丙米嗪亦可试用。

（六）梦魇

梦魇是焦虑或恐惧所占据的梦境体验，事后患者能够详细回忆，可发生于任何年龄，儿童发生梦魇的高峰年龄为 5~6 岁。梦魇发生在快眼动睡眠阶段。

1. 病因与发病机制

患者经常遭受精神刺激、患有躯体疾病等原因。儿童期的梦魇与其情绪发展的特殊阶段有关。服用某些精神药物及苯二氮䓬类药物突然中断可使梦魇发生。

2. 临床表现

表现为睡眠时有噩梦、为强烈的梦境体验所笼罩，伴有情绪紧张、心悸、出冷汗及轻度脸色苍白等自主神经症状。梦魇体验十分生动，通常涉及对生存、安全造成威胁的主题。醒后能马上或在次晨详述梦境体验，可与他人充分交流。可发生于睡眠中的任何时间，包括午睡，通常发生于睡眠的后半段。梦境内容与白天的活动、恐惧或所担心的事情有一定联系。

3. 诊断

诊断应符合以下要点：

（1）在睡眠中为噩梦突然惊醒，对梦境中的恐怖内容能清晰回忆，心有余悸，通常在晚间睡眠的后期发作。

（2）从恐怖的梦境中醒转后迅速恢复定向，处于清醒状态。对梦境中的恐怖体验和引起的睡眠障碍感到难受。

4. 治疗

一般不需特殊治疗。发作频繁者,应了解其心理因素,予以心理治疗,应进一步检查有无心血管系统疾病、哮喘和消化道疾病等,必要时可服用小剂量的地西泮。

四、性功能障碍

性功能障碍是指个体不能有效地参与其所期望的性活动,不能产生满意的性交所必需的生理反应或体会不到相应的快感,其主要表现形式有性欲减退、阳痿、冷阴、性乐高潮障碍、早泄、阴道痉挛、性交疼痛等。

这里介绍非器质性性功能障碍,不包括各种器质性病因、躯体因素及衰老引起的性功能障碍。

(一) 病因与发病机制

非器质性性功能障碍系心理因素所致。

(1) 焦虑是引起性功能障碍的重要原因。有时焦虑是创伤性体验的后果,如男性初次性交的失败,女性的性受虐或被性侵犯的经历;有时焦虑来自父母或他人对性关系令人害怕的遭遇的描述。

(2) 缺乏性生理、性心理和避孕的有关知识。

(3) 负性生活事件是影响性生活质量的现实原因。如性伴侣关系不良、工作压力过大、长期精神压抑、意志消沉、紧张度过高等。

(二) 临床表现

1. 性欲减退

性欲减退指成年人持续存在性兴趣和性活动的降低甚至丧失,性活动不易启动,对配偶或异性缺乏性的要求,性思考、性幻想缺乏,可以是原发的(从来就缺乏)、继发的(最近才下降)、情境性的(发生于特殊的地点或与特殊的性伴侣)或是全面的。诊断要点:

(1) 性欲缺乏或降低,表现为对性提示的寻求减少,伴有性欲的有关性的思念减少,性幻想减少。

(2) 缺乏发动与性伙伴或独自手淫的性活动的兴趣,导致性活动的频率比考虑到年龄及背景因素所期望的水平明显降低,或比起既往较高水平频率明显下降。

性欲减退不等于性能力低下。一些性欲减退者性反应能力并未受到影响，可有正常的阴茎勃起和阴道润滑，性交时仍可体验到性高潮。性欲缺失是本障碍的首要问题，由于性生活的接受能力障碍或初始性行为水平降低，性活动不易启动，而非继发于其他性问题，如性交困难或勃起不能。鉴别性欲减退为器质性或功能性通常很困难，只能应用大量的临床诊断方法而无法进行精确的实验测定。一般而言，处境性性欲减退为心理社会性的，而引起性欲减退的多数生物性因素常有顽固性和持续性的特点。

2. 性厌恶和性乐缺乏

性厌恶是一种对性生活或性活动思想的持续憎恶反应。这种患者丧失了正常性生活起始时的性冲动或拒绝对性刺激的接受，一般轻症状性厌恶患者仅表现为性活动次数少或缺乏性生活兴趣，典型重症患者则对正常性欲发动的各种现象，如接吻、拥抱、抚摸等均表现出焦虑、出汗、心悸、恶心、呕吐、腹泻等病态性反应，该类患者仅在特殊情况下，性冲动才能得以发动和强化，每年只过性生活1~2次，男性能射精，女性存在性高潮。本病男女皆可发病，但以女性多见。诊断要点：

（1）与性伙伴进行性活动的场景使患者产生极度的厌恶、恐惧或焦虑，以致对性生活回避；如果进行性活动，因伴有强烈的负性感情而不能体验到任何愉快。

（2）这种厌恶不是由于操作性焦虑所致（对过去性行为失败的反应）。

性乐缺乏指在性活动中没有明显的持续的恐惧和焦虑，且性兴奋中可出现生殖器反应，如性欲高潮和（或）射精，但不伴有愉快感和快乐兴奋的情绪。

3. 生殖器反应丧失

男性的生殖器反应丧失表现为阳痿，指成年男性不能产生或持续进行满意性交所需的阴茎勃起或虽能勃起但勃起不坚挺或持续短暂，尽管在手淫、睡梦中或与其他性对象性交时可能勃起。阳痿分为原发性和继发性，从未完成性交的阳痿为原发性阳痿，既往有正常性生活而出现勃起障碍为继发性阳痿。女性的生殖器反应丧失表现为阴道不能湿润，并阴唇缺乏适当的膨胀。

4. 性乐高潮障碍

性乐高潮障碍指持续地发生性交时缺乏性乐高潮体验，女性相对多见，在男性表现为性交时不能射精或射精显著延迟。诊断方面首先须排除器质性原因，要详细采集病史,进行全面的体格检查和有关的实验室检查,必要时进行糖耐量试验或测定类固醇水平。

对功能性性乐高潮障碍要了解配偶有无性问题,既往是否出现过性高潮,是否有用自我刺激取得性高潮的能力以及是否对性活动感到内疚或忧虑,要从心理上解除对性的压抑和厌恶。

5. 早泄

早泄指不能随意地控制射精反射,在阴茎进入阴道之前、正当进入阴道时或进入不久或阴茎尚未充分勃起即发生射精,以致性交双方都不能享受到性快感或性满足。

如果性冲动过分强烈,或对性交期待过久,或性交对象选择不当,或性交没有安静舒适的场所,或性交时缺乏安全感而极度紧张者可能发生提前射精。早泄一般均由于心理原因所致。几乎每一个男性都曾有早泄经历,偶尔在一些特定的场合出现属正常现象。因此只有持续 3 个月以上的射精过早并排除器质性原因方可诊断。

6. 阴道痉挛

阴道痉挛指性交时环绕阴道口外 1/3 部位的肌肉非自主性痉挛或收缩,使阴茎不能插入或引起阴道疼痛。性唤起多无困难,阴道润滑作用正常,性高潮反应正常。患者并无性欲低下,常因不能性交而苦恼。可发生于任何年龄有性活动的妇女,一般人群中阴道痉挛发生率不详,通常都是由于心理原因所致。

7. 性交疼痛

性交疼痛指性交引起生殖器疼痛。具体表现为在性交过程中男性感到阴茎疼痛或不舒服;女性在阴道性交的全过程或在阴茎插入很深时发生疼痛,而且这些疼痛的产生并非由于生殖器的器质性病变,也不是由于阴道痉挛和阴道干燥所致。

8. 性欲亢进

性欲亢进患者整日沉湎于性欲冲动之中,无休止地要求性交,如所求不能满足,则情绪不稳定、焦虑、烦躁、手淫,常伴有性关系紊乱,性交频率过高,甚至卖淫、嫖娼、强奸、乱伦等,患者为此深感苦恼。多发生于青春期或成年初期,男女均可发生。诊断时应注意性交频率与持续时间不是性欲亢进的诊断指标,有些夫妻适应高频度的性交方式,只有当患者由于性张力过高而按捺不住,以致产生一系列情绪、行为改变时,才能视为病态。

(三) 诊断

1. 注意事项

(1) 询问和确定有无性功能障碍,收集性方面的一般资料,确定是否存在性功能障碍。有些人并无性功能障碍,但过分关注而担心存在性功能障碍,应予解释。性问题涉及个人隐私和家庭关系,应保守医疗秘密,以消除患者顾虑。

(2) 确定性问题的范围和程度。

(3) 确定性功能障碍的特异性患者可能同时存在几个方面的性功能障碍,应明确主要矛盾和根本问题所在。

(4) 确定病因类型。一般来讲,器质性性功能障碍多是持续性、进行性的,精神性性功能障碍常常是发作性、短暂性的,且与环境和情绪因素以及处境有关。对怀疑有器质性原因者应进行仔细的体格检查和相关的实验室检查,还需要排除某些药物的影响,如抗高血压药,尤其是肾上腺素受体拮抗剂;抗精神病药,尤其是硫利达嗪;单胺氧化酶抑制剂和选择性 5-HT 再摄取抑制剂。抗焦虑药、镇静剂和激素对男性性活动的影响比对女性性活动的影响大。

2. 诊断标准

性功能障碍有多方面的原因,若为躯体疾病等器质性原因和其他精神疾病所致,则不能作出性功能障碍的独立诊断。本节所述的非器质性性功能障碍,是指一组与社会心理因素密切相关的性功能障碍。ICD-10 非器质性性功能障碍诊断需符合以下要点:

(1) 患者不能参与他/她所希望的性活动。

(2) 这一功能障碍频繁发生,但在某些情况下也可能不出现。

(3) 这一功能障碍存在至少 6 个月。

(4) 这一功能障碍不能完全归于其他任何一种精神与行为障碍、躯体障碍或药物治疗因素。应该说明的是,性功能障碍有多种表现形式,互相之间有一定程度的关联,对某位具体患者可以存在一种以上的性功能障碍,可以多种诊断并列。

3. 治疗与预防

(1) 明确病因,对因治疗。

(2) 遵循男女双方共同参与的原则：性功能障碍治疗取得成功的关键在于婚姻关系与感情基础，双方进行有效交流，婚姻关系和谐，治疗才能取得成功。

(3) 心理与行为矫正原则：性功能障碍绝大部分是由心理及社会文化因素或不良性行为习惯导致，许多器质性性功能障碍往往伴随有心理障碍，所以排除心理障碍、纠正不良性行为习惯非常重要。

(4) 顺其自然：治疗者只是帮助患者"排除"理性干扰，帮助患者自然而然的建立性活动的自然过程。任何焦虑、急躁、畏惧等人为情绪因素和理性用事都会破坏性的自然过程。

4. 常见性功能障碍的治疗方法

性功能障碍的治疗具有许多特殊性和复杂性，必须慎重行事，切不可在未全面了解患者的情况下滥施药物，特别是性激素类药物。应该在详细了解病史和详细体格检查后有明确的判断，才可根据不同情况，采取不同的治疗方法。

(1) 心理咨询与心理治疗。通过医生与患者建立良好的人际关系及医患关系指导，得到性教育。患者大多对性解剖、性生理知识很欠缺，因此，给予必要的性心理咨询要针对患者的心理症结，方式可多样化。可供选用的心理疗法也比较多。伴有焦虑、紧张者可用松弛疗法，或辅以暗示、催眠等心理治疗。行为治疗对这类病症有其重要意义，方法有性感集中训练、系统脱敏技术等。

(2) 药物治疗。① 多巴胺能药物：反苯环丙胺、育亨宾、溴隐亭有增强性欲、维持勃起的作用。② 西地那非可增加阴茎充血达到充分的勃起，已成为治疗阳痿的重要药物。③ 激素类：睾酮，以注射剂效果较好，用于女性可增强性欲，对血液睾酮水平正常的男性无效；促黄体化激素可增强性欲及勃起功能，正常男性不能增加性欲。④ 曲唑酮、氟西汀、氯米帕明、阿米替林及某些抗精神病药物。⑤ 苯二氮䓬类药物，可以减轻情绪上的紧张、焦虑。虽然国内外还有多种中西药物，可用于治疗此类病症，但使用均需慎重，因为用之不当，常会为其所累。

5. 预防

做好性教育工作，普及性心理、性生理常识，对预防性问题的发生、提高整个社会群体生活质量有重要意义。

(杨雅琴)

第九节 人格障碍

一、人格障碍概述

人格或称个性,是一个人固定的行为模式及在日常活动中待人处世的习惯方式,是全部心理特征的综合。人格的形成与先天的生理特征及后天的生活环境均有较密切的关系。童年生活对于人格的形成有重要作用,且人格一旦形成具有相对的稳定性,但重大的生活事件及个人的成长经历仍会使人格发生一定程度的变化,说明人格既具有相对的稳定性又具有一定的可塑性。

人格障碍是指明显偏离正常且根深蒂固的行为方式,具有适应不良的性质,其人格在内容上、质上或整个人格方面异常,由于这个原因,患者遭受痛苦和(或)使他人遭受痛苦,或给个人或社会带来不良影响。人格的异常妨碍了他们的情感和意志活动,破坏了其行为的目的性和统一性,给人以与众不同的特异感觉,在待人接物方面表现尤为突出。人格障碍通常开始于童年、青少年或成年早期,并一直持续到成年乃至终身。部分人格障碍患者在成年后有所缓和。

人格障碍与人格改变不能混为一谈。人格改变是获得性的,是指一个人原本人格正常,而在严重或持久的应激、严重的精神障碍及脑部疾病或损伤之后发生,随着疾病痊愈和境遇改善,有可能恢复或部分恢复。人格障碍没有明确的起病时间,始于童年或青少年且持续终身。人格改变的参照物是病前人格;而人格障碍主要的评判标准来自社会、心理的一般准则。

迄今为止,有关人格障碍患病率的资料较少。1982年和1993年,我国部分地区精神疾病的流行病学调查结果是人格障碍的患病率均为0.1‰。目前国外所作的调查结果,人格障碍的患病率大部分在2%~10%。从得到的有限的资料来看,我国人格障碍的发病率与西方国家相比似乎特别低,这可能是中西方人格障碍的理解和诊断工具的不一致及文化差异造成的。

二、人格障碍病因及发病机制

(一) 生物学因素

人格障碍患者亲属中人格障碍的发生率较高,双亲中脑电图异常率较高。

据有关寄养子的研究报道,人格障碍患者的子女从小寄养出去,成年后与正常对照组相比,仍有较高的人格障碍发生率,这也提示遗传因素的作用。

脑电图检查发现,半数受检者常有慢波出现,与儿童脑电图近似。故有学者认为人格障碍是大脑发育成熟延迟的表现。大脑皮层成熟延迟在一定程度上说明其冲动控制和社会意识成熟延迟。感染、中毒、孕期及婴幼儿的营养不良,特别是缺乏充分蛋白质、脂类和维生素的供应,出生时或婴幼儿时的脑损伤和传染病、病毒感染等可能是大脑发育不成熟的原因。人格障碍者到中年以后情况有所改善,可能是大脑皮层成熟程度增加的结果,这与临床观察相一致。

(二) 心理发育影响

童年生活经历对个体人格的形成具有重要的作用。幼儿心理发育过程中重大精神刺激或生活挫折对幼儿人格的发育产生不利影响。有资料表明,在孤儿院成长的儿童成年后性格内向者较多。教养方式不当也是人格发育障碍的重要因素。

(三) 环境因素

不良的生活环境、结交具有品行障碍的"朋友"及经常混迹于大多数成员具有恶习的社交圈子,对人格障碍的形成往往起到重要作用。

三、人格障碍常见类型及其临床表现

根据 CCMD-3,常见人格障碍的类型及主要临床表现如下:

(一) 偏执型人格障碍

这类人格障碍以猜疑和偏执为特点,始于成年早期,男性多于女性。临床表现:

(1) 对周围的人或事物敏感、多疑、心胸狭窄,容易害羞,自尊心过强,对他人对自己的"忽视"深感羞辱,满怀怨恨,人际关系往往反应过度,有时产生牵连观念。

(2) 经常无端怀疑别人要伤害、欺骗或利用自己,或认为有针对自己的阴谋,对别人善意的举动作歪曲的理解,总认为他人不怀好意,怀疑他人的真诚,警视四周。

(3) 遇到挫折或失败时,易于埋怨、怪罪他人,将自己的失败归咎于他人,不从自身寻找主观原因。

(4) 容易与他人发生争辩、对抗。

(5) 常有病理性嫉妒观念,怀疑配偶和情侣的忠诚,限制对方和异性的交往或表现出极大的不快。

(6) 易于记恨,有报复心。

(7) 易感委屈。

(8) 自负、自我评价过高,对他人的过错不能宽容,给人以得理不饶人的感觉,固执地追求不合理的利益或权利。

(9) 忽视或不相信与其想法不符的客观证据,因而很难改变其想法或观念。

(二) 分裂样人格障碍

以观念、行为和外貌装饰的奇特、情感冷漠及人际关系明显缺陷为特点。男性略多于女性。临床表现:

(1) 性格明显内向(孤独、被动、退缩),回避社交,离群独处,我行我素而自得其乐。

(2) 缺乏热情和温柔体贴,缺乏幽默感。对人冷漠,缺乏情感体验,对于批评与表扬及别人对他的看法等漠不关心。

(3) 常不修边幅、服饰奇特、行为怪异,其行为不合时宜,不符合当时当地风俗习惯或目的不明确。

(4) 言语结构松散、离题,用词不妥、繁简失当,表达意思不清楚,但并非智能障碍或文化程度受限所致。

(5) 爱幻想或有奇异信念(如相信特异功能、第六感觉等),有时思考一些在旁人看来毫无意义的事情,如太阳为什么要从东方升起,人为什么没有尾巴等,有些人在从事抽象思维的领域可有成就。

(6) 可有牵连、猜疑、偏执观念,或奇异感知体验,如一过性错觉或幻觉等不寻常的知觉体验。

(三) 反社会性人格障碍

以行为不符合社会规范、经常违法乱纪、对人冷酷无情为特点,男性多于女性。这种人无论是在需要、动机、兴趣、理想等个性倾向性以及自我价值观念等方面均与正常人不同,他们往往缺乏正常的人间友爱、骨肉亲情,缺乏焦虑和罪恶感,常有冲动性行为,且不吸取教训,行为放荡,无法无天。本组患者往往在童年或少年期(18岁前)就出现品行问题,如:

(1) 经常说谎、逃学、吸烟、酗酒、外宿不归、欺侮弱小。

(2) 经常偷窃、斗殴、赌博；故意破坏他人或公共财物；无视家教、校规、社会道德礼仪，甚至出现性犯罪行为；或曾被学校除名或被公安机关管教等。成年后（指18岁后）习性不改，主要表现行为不符合社会规范，甚至违法乱纪，如经常旷课、旷工；对家庭亲属缺乏爱和责任心，待人冷酷无情。

(3) 经常撒谎、欺骗，以此获私利或取乐。

(4) 易激惹、冲动，并有攻击行为。

(5) 缺少道德观念，对善恶是非缺乏正确判断，且不吸取教训。

(6) 极端自私与自我中心，以恶作剧为乐，故使其家庭、亲友、同事、邻居感到痛苦或憎恨。

反社会性人格和违法犯罪具有较密切的关系。罪行特别严重、作案手段残酷、犯罪情节恶劣的犯人中有相当比例属于反社会性人格障碍。30岁以后常有所缓和，但难以和家庭成员建立持久、尽责、热情的关系。

(四) 冲动性人格障碍

以情感爆发、伴明显行为冲动为特征，男性明显多于女性。临床表现：

(1) 情绪不稳，易激惹，易与他人发生争执和冲突，冲动后对自己的行为虽懊恼，但不能防止再犯，间歇期正常。

(2) 人际关系强烈而时好时坏，要么与人关系极好，要么极坏，几乎没有持久的朋友。

(3) 情感爆发时，对他人可有暴力攻击，可有自杀、自伤行为。

(4) 在日常生活和工作中同样表现冲动、缺乏目的性与计划性，做事虎头蛇尾，很难坚持需要长时间才能完成的事情。做事往往事先没有计划或不能预见可能发生什么事情。

(五) 表演性(癔症性)人格障碍

以过分的感情用夸张言行吸引他人的注意为特点。这种人人格不成熟，情绪不稳定，暗示性、依赖性强。临床表现：

(1) 情感体验肤浅，情感反应强烈易变，感情用事，喜怒哀乐皆形于色，表情丰富但矫揉造作，爱发脾气。

(2) 爱表现自己，行为夸张、做作，渴望别人注意，或在外貌和行为方面表现过分。

(3) 过于喜欢表扬,经受不起批评,爱撒娇,任性,心胸狭窄,以情感相要挟,作弄别人如扬言自杀或威胁性自杀,达到目的方才罢休,设法操纵他人为自己服务。

(4) 自我中心,强求别人满足其需要或意愿,不如意时则表现强烈不满。

(5) 暗示性强,容易受他人影响或诱惑。

(6) 富于幻想,常有自欺欺人之言,凭猜测和预感作出判断,有时用幻想与想象补充事实,言语内容不完全可靠。

(7) 喜欢寻求刺激而过分地参加各种社交活动,甚至于卖弄风情,喜爱挑逗,给人以轻浮的感觉。

(六) 强迫型人格障碍

以过分的谨小慎微、严格要求与完美主义,及内心的不安全感为特征。男性多于女性2倍,约70%强迫症患者病前有强迫性人格障碍。这种人以十全十美的高标准要求自己,总是对自身的工作和生活难以满意,因而感到紧张、焦虑和苦恼。他们常常过分地自我克制,过分地自我关注和责任感过强,平时拘谨,小心翼翼,唯恐出现差错,思想得不到放松。具体表现为:

(1) 对任何事物都要求过高、过严,按部就班,常拘泥细节,犹豫不决,往往避免作出决定,否则感到焦虑不安。

(2) 好洁成癖,过分讲究清洁卫生,其家人有时也觉得和患者共同生活深感劳累和疲惫。

(3) 常有不安全感,往往穷思竭虑,对实施的计划反复检查、核对,唯恐疏忽或差错。

(4) 主观,固执,要求别人也按其方式办事,否则即感不快,对别人做事很不放心,即使担任领导职务,往往事无巨细,事必躬亲。

(5) 过分节俭,甚至吝啬。

(6) 过分沉溺于职责义务与道德规范,过分投入工作,业余爱好少,缺少社交往来,工作后缺乏愉快和满足的内心体验,反而常因悔恨和内疚而检查自身存在哪些缺陷、工作上有哪些地方没有完善,缺乏创新和冒险精神。

(七) 焦虑性人格障碍

以一贯感到紧张、提心吊胆、不安全及自卑为特征,总是需要被人喜欢和接纳,对拒绝和批评过分敏感,因习惯性地夸大日常处境中的潜在危险,而有回避某些活动的倾向。

四、人格障碍的诊断

(一) 人格障碍患者的共同特征

人格障碍的诊断主要依据病史进行诊断,具有如下共同特征:

(1) 人格障碍开始于童年、青少年或成年早期,并一直持续到成年乃至终身。没有明确的起病时间,不具备疾病发生发展的一般过程。

(2) 可能存在脑功能损害,但一般没有明显的神经系统形态学病理变化。

(3) 人格显著地、持久地偏离了所在社会文化环境应有的范围,从而形成与众不同的行为模式。个性上有情绪不稳、自制力差、与人合作能力和自我超越能力差等特征。

(4) 人格障碍主要表现为情感和行为的异常,但其意识状态、智力均无明显缺陷。一般没有幻觉和妄想,可与精神病性障碍相鉴别。

(5) 人格障碍者对自身人格缺陷常无自知之明,难以从失败中吸取教训,屡犯同样的错误,因而在人际交往、职业和感情生活中常常受挫,以致害人害己。

(6) 人格障碍者一般能应付日常工作和生活,能理解自己行为的后果,也能在一定程度上理解社会对其行为的评价,主观上往往感到痛苦。

(7) 各种治疗手段效果欠佳,医疗措施难以奏效,再教育效果亦有限。

(二) 诊断标准

CCMD-3 人格障碍的诊断标准:

1. 症状标准

个人的内心体验与行为特征(不限于精神障碍发作期)在整体上与其文化所期望的和所接受的范围明显偏离,这种偏离是广泛、稳定和长期的,起始于儿童期或青少年期,并至少有下列一项:

(1) 认知(感知及解释人和事物,由此形成对自我及他人的态度和行为的方式)的异常偏离。

(2) 情感(范围、强度及适切的情感唤起和反应)的异常偏离。

(3) 控制冲动及满足个人需要的异常偏离。

2. 严重标准

特殊行为模式的异常偏离,使患者感到痛苦或社会适应不良。

3. 病程标准

开始于童年、青少年期,现年 18 岁以上已持续 2 年。

4. 排除标准

人格特征的异常偏离并非躯体疾病或精神障碍的表现及后果。躯体疾病及精神障碍所致人格特征偏离正常乃原发疾病的症状,称为人格改变。

五、人格障碍的治疗和预后

人格障碍的治疗较为困难,但有关的治疗手段对行为的矫正仍可发挥一定的作用。

1. 药物治疗

一般而言,药物治疗难以改变人格结构,但在出现异常应激和情绪反应时少量用药对患者仍有帮助。如情绪不稳定者少量应用抗精神病药物;具有攻击行为者给予少量碳酸锂,亦可酌情试用其他心境稳定剂;有焦虑表现者给予少量苯二氮䓬类药物或其他抗焦虑药物。但一般不主张长期应用和常规使用,因远期效果难以肯定。

2. 心理治疗

人格障碍患者一般不会主动求医。医生与患者通过深入接触,与他们建立良好的关系,帮助其认识个性缺陷之所在,鼓励他们改变自己的行为模式,并对其出现的积极变化予以肯定和强化。

人格障碍治疗的目的之一就是帮助患者建立良好的行为模式,矫正不良习惯。直接改变患者的行为相当困难,但可以让患者尽可能避免暴露在诱发不良行为的处境之中。

3. 教育和训练

人格障碍患者特别是反社会性人格障碍患者往往有一些程度不等的危害社会的行为,收容于工读学校、劳动教养机构对其行为矫正有一定帮助。

正常人格随年龄的增长会有一定的变化,有些人格障碍随年龄的增长也可能逐步缓和。如反社会性人格障碍在中年以后尽管仍存在人际关系冲突,但攻击行为大大减少,通过积极引导可进一步朝好的方向转化。但总体而言,人格障碍治疗效果有限,预后欠佳,因此在幼年时期培养健全的人格尤为重要。

(孙艳伟)

第十节 精神发育迟滞

一、精神发育迟滞概述

精神发育迟滞是指个体在发育阶段（大脑发育成熟）18岁以前，由于各种有害因素（如遗传、代谢、怀孕期间及个体生长发育过程）的作用导致的广泛性发育障碍，表现为智力显著不足及生长适应困难，并可伴有精神障碍与躯体障碍。

二、精神发育迟滞病因与发病机制

1. 遗传因素

主要指基因异常和精神异常所导致的中枢神经系统发育异常。如21对成为三体性时，就是患者体内有3条X染色体，临床上表现为精神发育迟滞，猫叫综合征内第五对染色体缺失，而表现为智力低下。

2. 代谢因素

代谢缺陷种类繁多，由于体内某种酶缺乏或蛋白质的代谢异常，而影响智力发育，例如由于氨基酸代谢异常引起的苯丙酮尿症，由于患者体内的L-磷酸半乳糖尿酸转氨酶缺乏引起的半乳糖血症。

3. 母亲因素

母亲在妊娠前3个月受到病毒感染，或受到放射线的照射，服用过某些导致胎儿畸形及智力发育障碍的药物或食物，或者是母亲怀孕期间有明显营养不良、躯体的慢性病或其他严重疾病，这些因素均可以造成胎儿大脑的损害，而导致明显的智力低下及畸形。

4. 生物因素

主要指从出生到18岁左右年龄阶段，在这一阶段可能会碰上各种致病因素，如感染性因素、各种颅脑外伤、各种物质中毒导致脑缺氧、内分泌与代谢系统疾病、严重的营养不良等造成患者智力低下、精神发育迟缓等。

5. 心理社会因素

各种心理社会因素对智力发育影响较大，常见有社会因素，如父母智力低下、低文化程度、低收入、低独立性、住房困难、不稳定的家庭环境，导致患者不能接受正常教育、与社会隔绝、文化滞后等。

三、精神发育迟滞的诊断

(一) 临床表现

1. 智力障碍

(1) 边缘智力。属于智力低下与正常智力之间的过渡状态,一般智商在70～85,临床表现常不明显,一般语言能力发育较好,通过学习与阅读,背诵无多大困难,应付日常生活和交谈能力尚好。成年后可以承担一定量的工作,社会适应能力轻微受损,多数智能还能达到正常程度。

(2) 轻度智力低下。此症占本病总数的4/5,智商在50～69,心理年龄为9～12岁,在生长发育期,可观察到患者较正常儿童发育迟缓,特别是语言功能发育方面,词汇不丰富,偶尔感到困难,但日常生活用语及实际交往尚不存在大的障碍,学习能力差,较难达到大学毕业程度,在他人的帮助下可以学得一技之长,进行简单的社会劳动,自食其力。

(3) 中度智力障碍。约占本病发病总数的1/10,智商在35～49,心理年龄为6～9岁,患者智力与运动发病明显比正常同龄儿童迟缓,语言发育水平差,词汇贫乏,发音模糊,不能完整表达意思,甚至不会做简单的加减运算,无法进行学习,经训练后可以学会简单的生活技能,但常需要帮助与辅导。

(4) 重度智力障碍。约占本病发病的5%,智商在20～34,心理年龄为3～6岁,出生后,生长发育明显落后,发音以单字为主,几年不会说话,掌握词汇少,因此理解困难,无法进行有效的语言交流,不会计数,不能学习,不会劳动,生活需人照顾,无社会行为能力,有显著的运动损害及其他相关缺损。

(5) 极重度智力障碍。约占本病极少数,智商在20以下,心理年龄约在3岁以下,完全没有语言能力,生活能力极低,不认识亲人,对危险不躲避,生活完全不能自理,大小便失禁,并伴有脑部损害。

2. 躯体障碍

中、重度精神发育迟滞的患者常伴有躯体障碍,如视力、听力障碍、共济失调、手足徐动症、点头、摇摆身体等。有部分重度的精神发育迟滞的患者可有癫痫发病,并且智力水平越低者其癫痫发病频度与病程度越重。

3. 精神障碍

常见的精神障碍有以下表现：

(1) 精神分裂症样：思维联想障碍，思维松弛，思维中断，逻辑障碍，有幻觉妄想，但内容多单调而重复，与平常的行为相反，不与外界交往，怪异行为。

(2) 心境障碍样：反应迟钝，孤独，少语，因其智力低下，往往表现为自闭、缺乏计划性及无忧伤情绪反应，当精神发育迟滞患者兴奋时，也无思维奔逸的表现，而只是兴奋话多、幼稚的夸大妄想等。

(3) 神经症样：焦虑，恐惧，抑郁，强迫，易激怒及各种各样神经躯体不适症状。

(二) 诊断步骤与诊断标准

1. 诊断步骤

(1) 详细询问现病史、家族史、既往史、个人史。

(2) 全面体格检查及相关的实验室检查。

(3) 使用标准方法进行智力测验、言语与运动功能测验。

(4) 严格进行精神检查。

2. 诊断标准

(1) 智力明显低于同龄人的平均水平，在个别性智力测验时智商低于人群均值两个标准差，一般说智商在 70 以下。

(2) 社会适应能力不足，表现在个人生活能力和履行社会职责有明显缺陷。

(3) 起病于 18 岁以前。

做出精神发育迟滞的诊断必须具备以上三个条件，缺一不可。也就是说只有智力发育不足或智商低而能力不低者，不能诊断。反之，有社会适应能力缺陷而智商不低者亦不能诊断。18 岁以后任何原因所致的智力倒退都不能诊断为精神发育迟滞，而应称为痴呆。

(三) 治疗

1. 病因治疗

如先天性卵巢发育不全(Turner 综合征)所致的精神发育迟滞，11～12 岁开始给予雌激素治疗，口服己烯雌酚 0.25～0.5 mg/日。苯丙酮尿症(PKU)主要是饮食治疗，严格限制苯丙氨酸摄入。先天性甲状腺功能低下所致的精神发育迟滞，可以给予甲状腺素治疗，从小剂量开始，一般每日每千克体重 2～3 mg，1～2 周增加 5 mg 至维持剂量，即每日每千克体重 6～7 mg。结节性硬化症、神经性纤维病、先天性脑积水等可以考虑手术治疗。

2. 对症治疗

对精神运动性患者和攻击行为冲动者可选用氟哌啶醇，初始剂量是每日 1~2 mg，分 2 次口服，每日最大剂量 20 mg，拒绝口服者可用 2~5 mg 注射。卡马西平每日每千克体重 10~20 mg，分 3 次口服，或氯氮平，初始剂量为每日每千克体重 12.5~25 mg，分 2 次口服，每日最大剂量 300 mg。对情感性精神患者可用碳酸锂，每日 0.5~1.5 mg，阿米替林每日 50~150 mg，多塞平每日 50~150 mg。对于注意障碍、行为异常患者可用利他林每日 5~60 mg，苯丙胺每日 5~30 mg 等药物治疗。

3. 促进大脑功能发育治疗

主要使用益智药及促脑代谢改善药，可以选用谷氨酸、吡拉西坦（脑复康）、吡乙酰胺，每次 0.4 g，每日 3 次，疗程 1~3 个月；脑活素，5~10 ml 加入 5% 葡萄糖注射液中静脉滴注，1 日 1 次，10 次为 1 个疗程，可重复 2~3 个疗程。

4. 教育与训练

主要由学校教师、家长、临床心理治疗师及职业治疗师相互配合进行治疗。对于不同程度的精神发育迟滞应采取不同教育与训练措施。对轻度患者要求其掌握一定的知识和劳动技能，使他们长大后能独立生活。对中度患者要求生活能自理，做一些力所能及的工作，自食其力。对重度患者，通过训练与教育，使其生活近似正常，并受到妥善照顾与辅导。

5. 轻度精神发育迟滞心理治疗

（1）治疗目的：提高日常生活自理能力，提高阅读和写作的技术，提高职业培训水平，掌握一些技术增加就业渠道。

（2）治疗措施：

① 让患者正视进一步接受教育的现实。

② 帮助患者列出如果没有接受过初等教育对其生活将产生的影响的例子。

③ 支持和指导患者去争取获得进一步的学业培训。

④ 向患者指出进一步学习有利于提高社会地位和自尊，获得高薪职业，以此鼓励患者寻求教育和职业培训。

⑤ 对患者进行测试或让患者到教育专家那里，让专家对其学习方式、认知实力进行测定，以确定或排除患者是否有某种学习能力。

⑥ 促使患者坦率地谈谈由于缺乏阅读能力、没有完成学业或缺乏职业技术所遭受的羞辱和窘迫。

⑦ 当患者通过努力提高了学习成绩时,给予鼓励和口头表扬。

⑧ 帮助患者确认其在学业上具有的实力及动机。

⑨ 向患者提供学习阅读的资源,督促和鼓励患者坚持学习。

⑩ 促使患者对继续未完成的学业或参加职业培训做出承诺。

⑪ 向患者提供一些社会办成人教育的信息,帮助其通过成人教育达到一般初等教育水平,完成中学学业或接受职业技术培训。

⑫ 安排患者与职业和教育培训部门有关人员取得初步联系,监控和支持患者参加教育或职业课程的学习。

(3) 治疗评估:患者能表示自己学习的欲望,能坚持参加一些课程的学习以获得高一层次的证书和完成职业技术训练;同意教育帮助以便获得生活与工作技巧;能坚持服用药物;能确认自己学习实力,将口头保证落实在行动上。

四、精神发育迟滞的护理

(1) 维持适当的营养,给予排泄、睡眠、活动等个人生活上的照顾,根据患者精神发育迟滞的严重程度不同,采取督促、协助、替代等不同的方法进行有效的护理。协助或替代患者料理个人生活,保证患者的营养摄入。

(2) 督促患者养成良好的生活习惯,按时起床、进餐、梳洗,进行适当的活动;保证患者居住环境的安全,房间物品简单、整洁,对患者进行的危险活动须及时制止。密切观察患者的病情变化,对不能正确述说躯体不适的患者应更加注意观察。

(3) 主要协助和指导家长做好如下工作:

① 帮助家长了解正常儿童发展规律,对儿童的动作、行为、语言进行早期观察。帮助家长判断孩子是不是与同龄儿童有比较大的差异,如果发现发育滞后,要进一步观察在哪方面落后并及早进行训练,包括动作训练,爬的训练,坐、立、走的训练等。同时还要帮助患者认识周围发生的事,多问一些"为什么""这是什么",以激发他们去思考,久而久之就会提高他们的认知水平。

② 轻度精神发育迟滞的患者生活尚能自理,中、重度以上的患者生活自理困难,理解能力差,需要别人帮助。所以对精神发育迟滞的患者进行教育和训练非常重要,尤其在幼年时期,对患者进行坚持不懈的教育和训练,可以促进其语

言及认知功能的发展,培养其基本生活能力。

③ 指导家长开展早期教育要从符合孩子智力水平的基础开始,让他们有机会与正常儿童在一起活动,在共同的游戏活动中进行模仿和学习,这对患者是极有帮助的。

④ 指导家长对患者进行自身保护及防御能力的训练,既要学会保护自己免遭欺辱,又要懂得不能欺负别人。

⑤ 指导家长做好患者的品德教育工作,要遵循普通学校品德教育的准则,尊重患者与严格要求相结合,集体教育和个别教育相结合,同时还要注意患者的生理、心理特点,充分了解每位患者的缺陷,对患者尽量少批评、少惩罚,多给予表扬和鼓励。

⑥ 帮助患者进行劳动技能训练,通过劳动技能的教育和训练使他们能自食其力,以减轻社会和家庭的负担。劳动技能训练必须符合患者的智力水平和动作发展水平,重视现实性和适应性,重视安全教育以及个体差异性。

(丁雪凡)

第十一节 儿童和青少年精神障碍

一、儿童孤独症

(一) 概述

1. 定义

儿童孤独症,在日本及我国香港、台湾地区又称自闭症,是广泛性发育异常的最常见形式。广泛性发育障碍是一组起病于婴儿时期的全面性精神发育障碍,有学者称为孤独症谱系障碍(autism spectrum disorder, ASD),包括儿童孤独症、不典型孤独症、雷特(Rett)综合征、海勒(Heller)综合征、阿斯伯格(Asperger)综合征及其他待分类的广泛性发育障碍,它们共同的特点是:人际交往与沟通模式异常,言语和非言语交流障碍,兴趣和活动内容局限、刻板、重复。起病于3岁前,通常在5岁以内已经比较明显,以后可有缓慢的改善。在多种场合有这种广泛性质的异常特征,但社会功能受损的程度有所不同。

1943年,美国约翰·霍普金斯大学儿童精神科医生 Leo Kanner 首次报道了 11 例特殊病例,当时被命名为"早发性婴儿孤独症"。1980 年,《美国精神障碍诊断与分类手册》第 3 版首次将与孤独症临床症状类似的几种疾病归类于精神疾病分类学中的广泛性发育障碍。1982 年,我国学者陶国泰教授首次在杂志上报道了 4 例孤独症患者。1989 年,《中国精神障碍分类与诊断标准》第 2 版将孤独症归属于儿童精神病。1994 年,《中国精神障碍分类与诊断标准》第 2 版修订版明确将孤独症归属于广泛性发育障碍。儿童的孤独症患病率为 2~13 人/万人,2007 年有学者报道高达 1/150。男孩多于女孩,男女比例为 6∶1~9∶1。

2. 病因

孤独症的病因至今未明。可能的病因包括以下几个方面:

(1) 遗传因素。孤独症家族中认知功能缺陷率和言语发育迟缓发生率较一般非孤独症家族高,儿童孤独症遗传度为 90%;同胞同病率是一般人群的 50 倍,单卵双生的同病率达 95.7%,远低于单基因遗传疾病的发病率。儿童孤独症患者二级、三级亲属的患病风险分别为 0.18% 和 0.12%。与孤独症有关的致病候选基因大概位于性染色体 7 号、15 号和 17 号等染色体上面,可能与 5-羟色胺系统基因、儿茶酚胺系统基因、脆性 X 综合征基因、免疫系统基因及脑源性神经营养因子基因有关系。发表在《新英格兰医学杂志》上的一项研究(2008)显示,染色体 16p112 缺失或重复与孤独症的发病有关。

(2) 围生期因素。约 1/3 的孤独症患者围生期有并发症,母孕期患感冒、风疹、腹部 X 线照;产时损伤、窒息、缺氧等;出生后患婴幼儿痉挛、癫痫等围生期并发症,它们以不同形式直接、间接地影响到大脑的发育过程。

(3) 病毒与免疫学因素。围生期的病毒感染可引起个体免疫缺陷,损害中枢神经系统。孤独症还可能存在自身免疫缺陷,从而使其在胎儿或新生儿期容易招致各种病毒感染,从而损害中枢神经系统。病毒感染和免疫缺陷,可以导致神经细胞凋亡过程出现异常,从而表现为神经发育障碍。

(4) 器质性因素。尸体解剖发现患者杏仁核、小脑、海马等部位细胞层消失,推测是在胚胎脑发育过程中的细胞迁移过程受阻。CT 和 MRI 检查发现孤独症患者小脑发育不良、脑干较小、第四脑室扩大等现象。

(5) 心理理论障碍。"心理理论"(theory of mind,TOM)是指个体明白自己的以及他人的心理状态(包括信念、愿望、情感、知觉和意图等),得以预测行为,同时给予适当配合的能力。TOM认为,孤独症儿童缺乏这种理解自己和他人心理状态的能力,导致他们出现明显社交障碍,不能做假想游戏或角色扮演的游戏,不能预测他人的愿望,难以察言观色,难以明白别人的情绪及诱发的原因,因此极少运用表达情绪及感受的词汇,难以理解弦外之音。

(二) 临床表现

孤独症起病于36个月以内,主要临床表现为三大类核心症状,即社会交往障碍、交流障碍、兴趣狭窄和行为刻板重复的方式。

1. 社会交往障碍

患者在社会交往方面存在质的缺陷,这种质的缺陷表现在缺乏社会交往的兴趣,缺乏社会交往的技巧和方法,缺乏根据社交情景和各种线索调整自己行为的能力。这种质的缺陷在儿童生长发育的不同阶段,表现各有特点:在婴儿期,患者回避目光接触,对人的声音缺乏兴趣和反应,没有期待被抱起的姿势,或抱起时身体僵硬、不愿与人贴近。在幼儿期,患者仍回避目光接触,跟他说话似未听见、常无反应,对主要抚养者不产生依恋,对与同龄儿童交往或共同玩耍缺乏兴趣,不会以适当的方式与同龄儿童交往,不能与同龄儿童建立伙伴关系,不会与他人分享快乐,遇到不愉快或受到伤害时不会向他人寻求安慰,对他人的身体不适或不愉快也不会表示关心和安慰。学龄期后,随着年龄的增长及病情的改善,患者目光对视增多,对父母、同胞可能变得友好而有感情,但仍明显缺乏主动与人交往的兴趣和行为。虽然部分患者愿意与人交往,但交往方式仍存在很多问题,他们常常靠其感兴趣的单调而刻板的语言与他人交往,对社交常情缺乏理解,对他人情绪缺乏反应,不能根据社交场合调整自己的行为,因而难以被他人接受,也难以建立友谊。成年后,患者仍缺乏社会交往的兴趣和社会交往的技能,虽然部分患者对异性产生兴趣,但不能建立恋爱关系和结婚。

2. 交流障碍

(1) 非言语交流障碍。患者虽然更倾向于用动作、姿势进行交流,但除了常常拉着大人的手走向他想要的物品外,其他用于表达的动作、姿势却很少,而且常常不会用点头、摇头等动作表达自己的意思,表情也常显得漠然。

(2) 言语交流障碍。在言语交流方面存在明显的缺陷,具体表现为:① 语言理解力不同程度受损;② 言语发育迟缓或不发育,也有部分患者2~3岁前曾有表达性言语,但以后逐渐减少,甚至完全消失;③ 言语形式及内容异常,常常存在模仿言语刻板、重复言语,言语内容常常与他人问话或周围情景无关,语法结构、人称代词常用错,语调、语速、节律、重音等也存在异常;④ 言语运用能力受损,不会用已经学会的言语表达自己的愿望,部分患者虽然会背儿歌、背广告词、背手机牌子,但却很少用言语进行交流。少数患者虽然言语发育相对较好,能表达简单的愿望和要求,但也常常不会提出话题、维持话题或仅靠刻板重复的短语进行交谈,纠缠于同一话题。

3. 兴趣狭窄和行为刻板重复

患者兴趣范围狭窄,甚至怪僻,他们常常对玩具、动画片等正常儿童感兴趣的内容不感兴趣,却迷恋于看广告、看天气预报、自己旋转及看转动的物品、反复排列物品等,对一些非生命物体,如纸盒、小瓶可能产生强烈依恋,如果被拿走,则会哭闹不安。患者行为方式也常常很刻板,他们会用同一种方式做事或玩玩具,会要求物品放在固定位置、不能变动,出门非要走同一条路线,长时间只穿同一套衣服或只吃少数几种食品。如果环境或日常生活常规发生变化,患者即会哭闹或烦躁不安。还常常会出现各种刻板重复的动作和奇特怪异的行为,如用手指重复敲打物品,重复蹦跳,将手放在眼前凝视、扑动,自身旋转,或用脚尖走路等。对于物体的一些非主要特性,患者可能非常感兴趣,因此会去闻不该闻的东西,或反复摸光滑的表面等。有独特的兴趣对象,对一般儿童所喜欢的玩具、游戏、衣物等不感兴趣,而对一般儿童不作为玩具的物品却非常感兴趣。

4. 其他症状

患者常常自娱自乐,情感反应与周围环境不协调。部分患者情绪很不稳定,常常烦躁哭闹,还有部分患者出现多动、自伤、攻击等行为。痛觉可能迟钝,而对某些声音却过度敏感。约3/4患者存在精神发育迟滞,但患者能力发展可能不平衡,音乐、机械记忆、计算能力相对较好。1/4～1/3患者合并癫痫,存在感觉过敏和感觉迟钝;游戏中不会遵守游戏规则,不会扮演,不懂伪装。80%～90%的患者存在认知和智力障碍。

(三) 诊断与评估

1. 诊断

ICD-10给出的孤独症的诊断标准为描述性诊断标准,诊断要点如下:

病前常没有毫无疑问的正常发育期,即使有,在3岁以前也已出现明显异常。相互性社交总是有性质损害。其表现形式为对社交情绪线索评价不当,对他人的情绪也就缺乏反应,不能根据社交场合调整自身的行为,不能利用社交信号,对社会、情绪和交流行为的整合能力弱;尤其缺乏社交-情绪的相互性应答。交流的性质损害同样普遍存在。表现为不能应用任何已掌握的语言技能;不能在扮演和模仿游戏中正确地充当角色;在交谈中跟不上趟,缺少应对;言语表达缺乏灵活性,思维相对缺乏创造性和幻想性;对他人的语言或非语言性启示缺乏情绪反应;不能运用语调和语气的变化来适应交谈的气氛;在口语交谈中同样缺乏手势以强化或加重语气。

本障碍还以行为、兴趣和活动的局限、重复与刻板为特征。倾向于采用僵化刻板、墨守成规的方式应付五花八门的日常活动,在新添活动、旧有习惯和游戏中都是如此。可能依恋某种少见的,通常是不柔软的物体,在童年早期尤其如此;可能坚持履行无意义的特殊常规行为仪式;可能会刻板地专注于日期、路径或时间表;常有刻板动作;常对物品的无功能成分(如气味和质感)发生特殊兴趣;拒绝改变日常生活规律或个人环境的细枝末节(如移动居室内的装饰品或家具)。

除了这些特殊诊断指征外,孤独症患者还常出现其他一些非特异性问题,如害怕(恐怖)、睡眠和进食紊乱、发怒和攻击。自伤(如咬手腕)较常见,伴有严重精神发育迟滞时尤为如此。大多数孤独症患者对闲暇的安排缺乏自发性、主动性和创造性,在工作中也难以运用概念做出决定(即使这些任务是其力所能及的)。孤独症的特征性缺陷的特殊表现形式随患者年龄增长而有所变化,但这种缺陷一直延续到成年,类似的问题可表现在更广的范围内,如社会化、沟通和兴趣类型。只有在3岁以前就已出现发育异常的患者才可确诊该综合征,但在各种年龄阶段都可以做出诊断。

孤独症患者的智商可高可低,约3/4的患者有显著的精神发育迟滞。

包括孤独性障碍、婴幼儿孤独症、婴幼儿精神病和卡纳(Kanner)综合征。

2. 评估

(1) 筛查。如婴幼儿孤独症筛查表(CAT)和孤独症行为清单(ABC),其中ABC供家长和抚养者对患者进行评估时使用,共57项,每个条目按0~4五级评分,最后累计总分。得分在67分以上者可以考虑诊断孤独症。

(2) 诊断面谈。多为结构式问卷,如孤独症诊断面谈量表-修订版(ADI-

R)、孤独症诊断观察量表(ADOS)和儿童孤独症评定量表(CARS)。其中 CARS 由专业人员对患者进行评估,该量表共 15 个条目,1~4 级评分,1 分为正常,4 分为最严重,累计总分。CARS 总分≤29.5 分为正常;30~36.5 分为轻、中度孤独症;≥37 分为重度孤独症。

(3) 认知能力。如贝利婴幼儿发育量表(BSID)、斯坦福-比奈智力量表(SBIS)和韦氏儿童智力量表(WISC)等对孤独症患者的认知能力进行评估。

(4) 适应能力。常用儿童适应行为量表。

(四) 鉴别诊断

1. 瓦解性精神障碍

童年瓦解性精神障碍是一种较少见的疾病,过去称为婴儿痴呆、海勒(Heller)综合征。病因未明,亦无肯定的神经系统体征,男孩较多见,男女比例为 4∶1 左右。

瓦解性精神障碍具有以下特征:① 发病前有一段明显正常的发育阶段,通常为 3~4 岁。在这一阶段身体生长发育正常,语言、行为和简单生活技能获得也与正常儿童无差别。② 患病后短时间内(通常为数月到 2 年)既往所获得的各种技能全面、迅速地丧失。主动言语减少,理解语言和表达语言的能力严重受损,甚至丧失。③ 游戏和生活技能退化。游戏内容单调,游戏时的兴趣和玩游戏的能力减退。已具备的生活能力丧失,饮食、大小便难以自理。④ 行为紊乱。运动活动量增多,行为难以自控,出现刻板、重复行为或仪式行为。多数患者伴有情绪异常,发脾气、烦躁、易激惹、焦虑不安等。⑤ 在社会交往和人际联系方面有孤独症样的损害。丧失与周围人交往和对周围环境的兴趣,孤僻离群。⑥ 社会技能衰退阶段后,常有一段病情相对稳定的"平台期"。平台期过后,症状改善相当有限,尤其是语言能力几乎无任何改善。⑦ 预后较差。伴有中枢神经系统器质性损害者可在短时间内死亡,大多数最终发展为痴呆,但仍保持"聪慧的面容"。

2. 阿斯伯格(Asperger)综合征

Asperger 综合征患病率为 5~15 人/10 万人,男性多见,男女比例为 3∶1~4∶1。发病较迟,进展缓慢病情可以持续终身。

Asperger 综合征与孤独症十分相似,主要的不同是本症患者的语言及认知能力保留得较好。Asperger 综合征的基本特征是社交性孤独,可以与父母亲建立较好的关系,但与同龄人的关系很难建立,动作笨拙。社会交往时不会使用眼-眼对视、面部表情、躯体姿势等。行为重复、刻板,兴趣狭窄。语言无明显迟滞,即 2 岁时会用单字,3 岁时会用短语进行交流。认知发展、自理能力、适应行为和对环境的好奇无明显影响。

3. 雷特(Rett)综合征

本综合征于 1966 年首先由 Rett 报道,到了 20 世纪 80 年代才逐渐受到重视并被纳入 ICD-10。这也是一种少见病,主要见于女孩,属于进行性的神经系统疾病,时轻时重,常与年龄阶段有关。

一般来讲,母孕期和围生期发育正常,出生时头围正常,出生后 5 个月精神运动发育正常。发病多在 5~30 个月,原来已获得的语言和手部运动技能逐渐丧失,双手置于胸前呈无目的的"搓手""洗衣"动作,面部呈现"社交性微笑"。智力逐渐衰退,语言的理解和表达能力减退或丧失,走路不稳,常常伴有癫痫发作。部分患者可有非特异性脑电图或脑影像异常。

本症原因不明,在双生儿研究中,发现 8 对单卵者同病率为 100%,而在 6 对双卵者中同病率为 0。目前报道的都是女性病例,故认为是 X 染色体连锁显性遗传,男性可能自发流产。尸体解剖常发现神经元丧失,轻度脑萎缩。

4. 精神发育迟滞

80% 左右的孤独症患者存在智力低下,而精神发育迟滞的患者往往也表现情感较平淡、刻板、重复行为,如果不询问患者的社会交往问题,容易将孤独症误诊为精神发育迟滞。两者鉴别的关键在于精神发育迟滞患者愿意与人交往,交往问题是自身能力缺乏导致的,属愿意交往而无能力进行交往,而孤独症患者往往是沉溺于自己的世界里不去交往,或者无能力也不愿意交往。孤独症儿童的智力发育水平往往不平衡,操作智商常优于语言智商。

5. 精神分裂症与孤独症

在认识初期曾被诊断为精神分裂症,而且部分孤独症还伴有精神症状,更容易混淆。主要鉴别点在于孤独症患者往往缺乏正常的发育期,多在 3 岁以前发病,社会交往障碍是其核心症状。精神分裂症患者有正常发育期,多发病于青春期或青春前期,3 岁以前正常发育,以思维障碍为其特征症状。

(五) 治疗

1. 药物治疗

药物治疗仅仅是用于改善精神症状,对核心症状没有效果。

(1) 抗精神病药：主要用于改善孤独症儿童的各种精神症状，常用的药物有利培酮、氟哌啶醇、奋乃静等药物。

(2) 抗抑郁药：可改善孤独症儿童及成人的拒绝变化、重复行为、自伤行为、攻击行为和情绪症状，主要药物有舍曲林和氟伏沙明。

(3) 中枢兴奋药：孤独症患者常常存在过度活动和注意障碍，因此该类药可用于伴有注意缺陷多动障碍症状的孤独症儿童的治疗，其剂量可参照该类药治疗注意缺陷多动障碍时的剂量。

(4) 其他药物：① 可乐定：该药为 α_2 肾上腺素能受体激动剂，适用于伴有注意缺陷多动障碍症状或抽动障碍的孤独症患者。可以改善孤独症患者的易激惹、攻击行为、刻板行为、不适当言语，并可改善社交，不良反应较小，主要为镇静、困倦、疲劳。② 纳曲酮：是一种阿片受体阻滞剂，可以减轻多动，改善注意力，减少易激惹、攻击行为，减少自伤。

2. 教育训练

目前在没有药物能够治愈儿童孤独症的情况下，教育训练显得非常重要。只有充分的教育训练，才能够最大限度地促进患者各方面能力的发展，最大限度地促进患者的社会适应，改善患者的生活质量，减少家庭的负担。

针对每个孤独症儿童，要采取个别化教育方案（IEP），目的是为每个接受特殊教育的学生提供个别化教育方案，强调因人而异、因材施教、以人为本的原则，最大限度地反映了每个孤独症儿童的发展需要，按照计划或方案实施的教育训练也最大限度地促进了患者各方面能力的发展。

(1) Lovaas 训练法：该方法是由美国 Dr. Ivar Lovaas 率先创立的，运用行为治疗原理和方法对孤独症患者进行早期强化干预。即每周进行 40 小时的一对一强化干预组，获得了最好的效果。不仅可以发展遵从指令模仿接受性和表达性语言、与同伴的整合与交往等，而且可促进患者上述能力的发展，矫正患者的不适当行为，从而使患者尽可能朝着正常方向发展。

(2) 应用行为分析法（ABA）：运用行为治疗原理和方法对孤独症患者进行早期强化干预，基于各种行为治疗的原理和方法，但又有所发展和创新，并有一系列较为完整的规范的操作系统、步骤和方法。该方法主要用于 2 岁以上孤独症患者的一对一教育训练，其基本操作称为回合式操作教学法，即在每一个教学回合实施时，都包括五个基本要素——指令、辅助、反应、强化、停顿。

（3）结构化教育（TEACCH）：是1970年由Eric Schople创建的一个个性化教育练习项目，旨在改进孤独症儿童与家人、社会的相互理解、沟通和交流，获得与人群的交流技巧并教会他们在生活中如何做出选择和决定。

3. 感觉统合训练

孤独症儿童常常存在感觉方面的异常和感觉统合的失调，如痛觉迟钝、触觉过敏、听觉过敏、前庭功能失调等。而对外界环境和自身状态的正确感知和对不同感觉的良好整合是儿童高级认知活动和良好学习能力的基础。因此，对孤独症患者进行感觉统合方面的训练非常重要。感觉统合训练不仅可改善孤独症患者感觉方面的异常和感觉统合的失调，还可减少患者的过度活动，提高患者对周围环境的兴趣，增强注意力，并促进患者言语、社会交往能力的发展。

4. 听觉统合训练

听觉统合训练是由法国医师G. Berard发明的、用于因听觉问题引起的一些疾病的治疗和康复的一种方法。它通过让受试者聆听经过调制的音乐，来矫正听觉系统对声音处理的失调，并刺激脑部活动，从而达到改善语言障碍、交往障碍、情绪失调和行为紊乱的目的。

5. 图片交换沟通系统

图片交换沟通系统的理论基础是美国心理学家斯金纳的操作条件反射，着眼于交流的起始部分，适用于无语言发育、不能用语言做社交沟通的学龄前儿童，利用代偿的非语言的交流方式传递信息。交流是由儿童发起的，是自然的、有意义和有强烈动机的，有强烈的奖励作用，容易被孩子接受。训练效果比较快，对每个孩子都有特定效果。适用范围广泛，老师、治疗师和家庭成员都容易使用。

6. 地板时光

地板时光是一种针对患者的社会交往缺陷，用符合孩子的能力水平，跟随儿童自然的、感兴趣的引导技术，通过与孩子互动，可创造建立专注及亲密关系，建立双向的、有目的的交流，鼓励表达情绪感受及想法，建立逻辑性思维。

二、注意缺陷多动障碍

(一) 概述

1. 定义

注意缺陷多动障碍又称儿童多动症，是儿童期常见的行为障碍，主要特征是在认知参与的活动中,注意力不集中、活动过多和行为冲动。通常起病于6岁以前,学龄期症状明显,随年龄增大逐渐好转,部分病例可延续到成年期。智力可正常或接近正常,往往伴有学习困难、人际关系差和自我评价低下。学龄期儿童的患病率为5%左右,男孩与女孩患病比例为6∶1～9∶1。

2. 病因

(1) 遗传因素。家系研究、双生子研究和寄养子研究显示,多动障碍具有家族聚集性,遗传率在65%～90%。目前的遗传学研究集中在多巴胺转运体(DAT)、5-羟色胺、多巴胺-β-羟化酶(D-β-H)、儿茶酚胺氧位甲基转移酶(COMT)多态性表达。

(2) 神经认知功能的改变。神经执行功能的反应抑制任务、工作记忆任务在注意缺陷多动障碍患者与正常儿童的差别。Zelazo(2002)根据背外侧前额叶皮质(DL-PFC)和眶前额叶皮质(OFC)在功能上的差异,将执行功能划分为"冷"和"热"两个方面。"冷"执行功能由相对抽象的、去情景化的问题引发,对应DL-PFC功能。"热"执行功能则由卷入了较多的情感和动机、需要对刺激的情感意义作出灵活评价的任务引发,对应OFC功能。威斯康星卡片分类测验被普遍认为是"神经心理学中典型的执行功能任务",被广泛地用于研究注意缺陷多动障碍儿童执行功能,WCST同样揭示了执行功能成分、持续性/去抑制、假设检验和对冲动的抑制、定势转换或认知灵活性在注意缺陷多动障碍儿童中的缺陷。

(3) 神经影像学。

① 脑电图。脑电图是通过电极将脑细胞群自发性、节律性电活动记录下来的一种电生理技术,大脑皮质的电活动几乎都可以在脑电图上反映出来。

从20世纪70年代开始就有学者对多动症患者的脑电活动进行研究,由于研究方法、诊断标准、描记方法的不同,不同研究者发现多动症患者脑电图异常率在10%～72.5%,主要表现为与年龄不相符的慢波比例增多、波幅增高、频宽加大、左右不对称或调节不佳;显示正常大脑皮质活动的α波所占比例减少,α功率减少;部分患者显现出阵发性、散在的棘波、棘慢波、尖慢波等。

研究结果显示,多动症患者脑电图的异常是一种非特异性的改变,它提示是大脑功能的成熟延迟,而不是大脑损伤的结果,随着年龄的增长,慢波活动有逐渐减少的趋势。

多动症患者脑电图异常的临床意义:一是慢波增多、快波减少提示大脑皮质觉醒不足,皮质抑制过程发育迟于正常儿童,出现皮质下释放增强,在行为上表现为兴奋、易冲动、注意力不集中。经过服用中枢精神兴奋剂如哌甲酯后,慢波活动明显减少,临床症状得以改善。二是前额区阵发性δ波增多,与患者注意力不能集中有关;与正常儿童相比,多动症患者脑电图频谱明显位移。这两种现象都支持患者存在神经系统发育迟缓的假说。在临床上,我们也发现,随着年龄的增长,多动症患者的多动行为和注意力不集中现象会有戏剧性的改善,从而支持了多动症患者存在神经发育迟缓和大脑皮质觉醒不足的观点。

②脑诱发电位。脑诱发电位是应用电子计算机检测当大脑接受某种刺激(诱发)时的电位变化。常用的脑干诱发电位检测方法有听觉诱发电位和视觉诱发电位两种:

——听觉诱发电位。Satterfield对31例6～9岁的多动症患者与21例年龄相匹配的正常儿童进行研究发现,多动症患者听觉诱发电位幅度降低,潜伏期延长。这些结果6～7岁儿童较明显,8～9岁儿童中差异不明显,10～12岁的听觉诱发电位又有增高趋势,他认为,年龄是对多动症听觉诱发电位的影响因素。Prichep在非特定条件下,发现多动症患者对第二短声刺激的反应呈现P200成分正相减弱,N250成分负相加强,P300成分活跃,提示在进行需要集中注意力的作业检验时,多动症患者不同于正常儿童。在药物有效与无效组间多动症患者没有显示出差别,也就是说听觉诱发电位的测量结果与临床效果无关。

——视觉透发电位。有研究发现,多动症患者N140和P200的峰间波幅出现有意义的增大,P100和P200潜伏期明显缩短,N140-P200的波幅随刺激程度增大而增大。也有研究发现多动症患者中以接触障碍为主的一组,视觉诱发电位波幅明显减低;注意力不集中组早成分波幅增高;多动组则显示晚成分波幅增高。陈兴时(1989)对127例多动症进行检查,视觉诱发电位波幅N1-P2和P2-N2两指标下降,各年龄组视觉诱发电位指标存在差异。

总之,对多动症患者进行诱发电位变化的研究不多,听觉诱发电位研究发现多动症患者诱发电位的几个波的潜伏期延长,而且波幅比较低,类似幼年儿童的诱发电位的变化特点提示多动症患者大脑发育成熟延迟;视觉诱发电位研究发现,多动症患者的反应减少,而这些异常的电位变化通过服用中枢精神兴奋剂后可以得到明显改善;大脑诱发电位的检测结果类似于脑电图的检查结果,提示多动症患者的大脑发育成熟延迟。

③ CT 和 MRI。有学者将多动症作为"多动冲动"行为进行描述，推测其主要原因是"间脑功能障碍"。Mattes 综述了多动症的临床、神经心理学和脑电图学资料后提出，额叶、前额叶、额中叶和前中央运动皮质尤其是这些部位中的多巴胺通路有异常。推测多动症存在中脑网状结构上行激活系统的功能不足。

Hynd(1990)应用 MRI 技术检查发现多动症儿童额叶异常，但其他脑叶均正常。有学者用 MRI 技术发现多动症患者胼胝体在矢状面的体积较小，尤其是在膝部、压部和压部前端，这些部位的联络纤维分别与额叶、枕叶和颞叶下回皮质有密切的联系。MRI 显示多动症患者前额叶皮质、基底神经节、颞叶中部和顶叶下部体积减小，提示双侧 PFC（前额叶）-纹状体和 PFC-纹状体-顶叶神经网络均存在缺陷。

由此可见，对多动症患者的大脑结构有无异常的研究还没有一个明确的定论，还需要进一步的研究。

④ 单光子发射电子计算机断层扫描（SPECT）和正电子发射断层扫描（PET）。前面已经提到，CT 和 MRI 都是对脑结构进行检查的手段，这种技术和放射性药物结合性发展，使现代医学对脑功能的研究有了突破性进展，SPECT 可以观察大脑局部的血流供应情况，PET 则是对大脑局部的葡萄糖代谢进行检查，两者都是对大脑功能的研究。

丹麦学者 Lou(1984)对多动症患者局部脑血流的研究发现，患者额叶和新纹状体部位的血液灌流量降低，初级感觉区的灌流量相对增加。Zamekin(1990)采用 PET 技术对有多动症病史、检查时仍然有多动症状的成年人进行了脑局部葡萄糖代谢的测定，结果多动症成人有一半脑区葡萄糖代谢下降，最明显的是前运动皮质和额上回皮质。杜亚松(1996)对 17 例多动症患者进行局部脑血液灌流的研究，发现 6 例（占 35.3%）的患者脑血液灌流量下降，涉及的部位是额叶 2 例、颞叶 2 例、枕叶 2 例和丘脑 3 例（有的病例存在一个以上的低灌流区）；同时还发现扣带回、基底神经节和颞叶左右两侧的灌流量也不均衡。

目前对多动症患者的脑功能研究越来越集中在大脑皮质、基底神经节和边缘系统，其中基底神经节起重要的中介作用，通过胼胝体接受来自各皮质的纤维，再输送到额叶和脑干的特殊神经核团，胼胝体的功能之一是使两侧大脑半球的注意得到分配，对学习活动、行为活动和情绪活动起重要的作用。

(4) 单胺类神经递质系统。去甲肾上腺素(NE)、多巴胺(DA)和5-羟色胺(5-HT)三种单胺神经递质在多动障碍的发生中起重要作用。一般来说,DA/NE+5-HT的相对强度影响某一时点的行为,儿童表现为注意力持久和对环境的良好辨别能力。反之,注意力难以保持,外化行为较多,临床上类似多动症的表现。

(5) 发育延迟。临床观察发现多动症患者常存在精细协作动作笨拙,左右辨别不能,视、听转换困难,空间位置视觉异常等神经系统软体征。流行病学研究发现,多动症患者常伴有开口说话晚、语言发育迟缓、言语功能异常、口吃、功能性遗尿、功能性遗粪等发育延迟问题。

(6) 社会心理因素。环境、社会和家庭因素的持续存在是诱发和促进多动症的关键。

(二) 临床表现

1. 注意缺陷

主动注意保持时间达不到与患者年龄和智商相应的水平,是多动障碍的核心症状之一。注意力不集中,易受环境的干扰而分心。听课时容易分心、容易走神、开小差;做功课时不能全神贯注,边做边玩,不断改变作业内容,动作拖拉。

2. 活动过多

在需要相对安静的环境中,活动量和活动内容比预期的明显增多,是多动障碍的另一核心症状。过分不安宁和(或)小动作多,不能静坐,在座位上扭来扭去,东张西望,摇桌转椅,话多,喧闹。行为冲动、唐突、不顾及后果。喜欢危险的游戏,经常会恶作剧。有研究者将多动分为持续性多动和境遇性多动。持续性多动指多动行为发生于学校、家庭和其他场合的一种多动类型,发病年龄早,持续时间长,症状严重,可有认知缺陷或智商偏低,学习成绩和人际关系受影响较大。境遇性多动指多动行为仅在某一种场合(如学校)出现,而在另外场合(如家庭)不出现的一种多动类型,各种功能受损程度较持续性多动为轻。

3. 冲动性

冲动性是指在信息不充分的情况下引发的快速、不精确的行为反应。表现为幼稚、任性、克制力差、容易激惹冲动,易受外界刺激而兴奋,愿望得不到满足马上就会发脾气,挫折感强。行为唐突、冒失行为不顾后果,容易与人发生冲突,事后不会吸取教训。

4. 学习困难

多动障碍的学习困难表现为学习成绩低下,可能的原因有注意力不集中、好动贪玩、对老师讲授知识一知半解等。部分患者智力偏低,理解力和领悟力下降,言语或文字表达能力下降;部分患者存在认知功能缺陷,如视觉-空间位置障碍,左右分辨不能,以致把字写颠倒,"部"写成"陪","b"看成"d"。

5. 神经系统异常

半数患者可见神经系统软体征:快速轮替动作笨拙、不协调;精细运动不灵活;生理反射活跃或不对称,不恒定的病理反射;共济活动不协调(不能走直线、闭目难立、指鼻或对指试验阳性);眼球震颤或斜视。这些软体征仅作诊断参考,并无定位意义,随神经系统发育成熟会逐渐好转。

一定数量的患者存在脑电图异常,主要表现为慢波多、调幅不佳、不规则,较少出现尖波和棘波,轻微弥漫性节律异常多见。脑电图异常仅对诊断有参考意义,与疾病遗传程度、病因、治疗反应及预后无明显关系。

(三) 诊断

1. ICD-10关于注意缺陷多动障碍的诊断要点

主要特征是注意损害和多动。两个表现对于诊断都属必须,而且必须在一个以上场合(诸如居家、教室、诊所)中表现突出。

注意损害表现为一件事没做完注意就提前离开,患者频繁地从一种活动转向另一种活动,好像是因为注意到另一件事而对正在干的事失去了兴趣(尽管实验室研究一般并不显示出异乎寻常的感觉或知觉的随境转移)。只有当这种注意保持的缺陷超出了患者的年龄和智商的应有水平,才能做出诊断。

多动意味着过度的不安稳,尤其是在需要相对安静的环境中。根据周围环境的不同,可以表现为来回跑跳,从该坐着的地方站起来,过于多嘴和喧闹或坐立不安、辗转反侧。评价的标准是,根据所处的场合,并与其他年龄和智商相当的儿童相比,活动比预期的显然过多。这种行为在秩序井然的场合表现最为突出,因为此时需要高度的行为自我约束。

伴发的其他表现不足以作为诊断依据,甚至并非必须,但对诊断有所助益。患有本障碍的儿童有以下特点:在社会交往中缺乏控制力,在危险场合行事鲁莽,冲动性地违反社会规范(表现为强行加入或打断他人的活动,抢先回答别人尚未说完的问题,或难以按顺序等候等)。

学习障碍和动作笨拙非常多见。如果存在,应另外列出,而不应作为多动正式诊断的组成成分。

品行障碍的症状既不能肯定、也不能否定将本障碍作为首要诊断,但它们的存在与否可作为本障碍划分亚型的主要依据。

特征性行为问题应该早发(6岁以前),并且长期存在。但在学龄前,多动的辨认很困难,因为正常变异很宽,在学龄前儿童中只有对极端的病例才能下诊断。

在成年期仍可诊断多动障碍。其依据相同,但对注意和活动的评价应参照发育上适当的常模。当童年存在多动症但现已消失并代之以另一种病态诸如社交紊乱性人格障碍或物质滥用时,应对现有的而不是原有的病态编码。

2. 美国DSM-Ⅳ关于注意缺陷多动障碍的诊断标准

(1) 注意缺陷症状和(或)多动冲动症状在过去6个月必须存在。

(2) 必须有六项或六项以上的注意缺陷症状和(或)多动-冲动症状,根据不同的症状分为注意缺陷为主型、多动冲动为主型和混合型。

(3) 部分症状在7岁以前已出现。

(4) 症状导致的部分损害必须出现两个或更多的场合(如学校和家庭)。

(5) 明显的损害,社交、学业或职业功能受损。

(6) 排除其他精神障碍。

3. 心理评估

(1) 智力测验。多动障碍患者的智力多在正常水平或处于边缘智力水平(总智商在70~89)。35%的多动障碍患者表现为言语智商和操作智商的发展不平衡,以操作智商优于言语智商为多。

(2) 行为评估。应用较多的是Conners儿童行为量表,该量表依据评定人不同又分为三种:① 由父母评定的Conners。父母用症状问卷(PSQ),包括48个条目,分0~3四级评分,最后评定出品行问题、学习问题、心身问题、冲动-多动、焦虑和多动指数6个因子;② 由老师填写的Conners。教师用评定量表(TRS),共28个条目,也是按0~3四级进行评分,最后评定出品行问题、多动、注意力不集中-被动和多动指数4个因子;③ 父母、老师和研究者可共用的Conners。简明症状问卷(ASQ),共10个条目,ASQ为泛指的多动指数。

(3) 认知功能测验。纯粹的注意过程很难测定,在实际研究和临床实践中,注意过程往往伴随认知活动的进行,在认知活动中测验注意过程的方法较多,如持续操作测验(CPT)、威斯康星图片分类测验、Stroop 测验、CANTAB 执行功能测验等。

(四) 鉴别诊断

1. 正常活泼

正常活泼儿童尤其是学龄前期儿童在生长发育过程中,天真活泼,调皮爱动,对新鲜事物或陌生环境有好奇心,活动量较大,在需要安静的时候可以安静下来。多动障碍儿童从活动量上较正常儿童显著增多,多动不分场合,且行为常具有冲动性、破坏性与不计后果。

2. 品行障碍

表现为违反与年龄相应的社会规范和道德准则的行为,如打架、说谎、偷盗、逃学、纵火、欺诈、破坏和攻击行为。与环境影响和教育不当有关,智力正常,注意缺陷和活动过多,可以存在但不占据重要位置,严重时触犯法律,兴奋剂治疗无效。

3. 情绪障碍

注意力不集中和活动过多都可以作为焦虑或抑郁的一部分而存在,因为焦虑或抑郁的坐立不安、易激惹、易分心,经认真细致精神检查可以问到情绪障碍的体验。

4. 学习技能发育障碍

在学习的初级阶段,学习的基本技能获得障碍,不会阅读、不会拼写或不会计算,难以完成最基本的学习任务。

5. 精神发育迟滞

部分轻、中度精神发育迟滞患者表现为上课注意力不集中、学习成绩不佳。往往有言语和语言发育迟滞、运动发育迟滞症状,一般常识、理解和判断能力较差,社会适应能力低下。

6. 精神分裂症

儿童精神分裂症早期可以有注意力涣散、健忘、坐立不安、烦躁等表现,一般起病年龄在学龄期或更晚,深入检查患者就会发现精神分裂症的特征性症状,各种幻觉、情感淡漠、行动怪异、妄想等,往往呈慢性过程,精神兴奋剂无效或加剧病情。

(五) 治疗

对注意缺陷多动障碍患者的治疗主要采取综合治疗原则，将药物治疗、心理治疗、学校教育、对父母的建议等方法综合起来，不同时期要采取不同的治疗手段。

1. 中枢兴奋剂治疗

中枢兴奋剂主要包括速释哌甲酯、匹莫林和哌甲酯渗透泵控释片，总疗效可达60%~80%。中枢兴奋剂主要适用于注意力缺陷和明显多动儿童，有研究认为伴有脑电图慢波者效果更好；一般用于6~16岁患者，6岁以下和16岁以上要慎重使用；有癫痫者禁用。

药物剂量分别为速释哌甲酯5~40 mg/日、每日每千克体重0.3~1.0 mg，匹莫林20~100 mg/日。用药原则是：从小剂量开始，早餐后顿服；剂量较大时宜早、午餐后分服；根据疗效和不良反应调整用药剂量。为了保持治疗的连续性，目前主张每日连续用药，而不再是以前的"药物假日"。匹莫林因为其肝脏毒性，已经很少在临床上应用。

哌甲酯渗透泵控释片，药粒外观呈椭圆形，有哌甲酯衣层、半透膜和药物三层，药物层分别由哌甲酯1层和哌甲酯2层及推动层组成，属于中链及长链复合剂LCT的制剂形式。当药粒进入体内环境后，哌甲酯外衣开始崩解起效，同时水分子经半透膜进入药核，推动层逐渐膨胀，体积增大，将1层和2层药核逐渐释放。起效时间在服药后1~2小时，7~9小时达高峰，有效浓度持续10~12小时。服用剂量为18~54 mg/日。Marcus SC(2005)进行的另外一个使用连续用药时间作为疗效评价的研究比较了哌甲酯渗透泵控释片、安非他命长效制剂（每日1次服用）和哌甲酯长效制剂（每日1次服用）三种长效制剂后，认为哌甲酯渗透泵控释片用药连续性比后两种好。从速释哌甲酯换为哌甲酯渗透泵控释片后的近期、远期（追踪12个月）收效都令人满意。尤其是家长对孩子放学后的表现更为满意，家长更倾向于使用单次用药的哌甲酯渗透泵控释片。在比较速释哌甲酯和哌甲酯渗透泵控释片的研究中，服用哌甲酯渗透泵控释片的孩子家长对哌甲酯渗透泵控释片具有更高的依从性。

常见的药物不良反应有食欲减退、口干、腹痛、头昏头痛、心跳加快、失眠等，过量时可引起震颤、嗜睡、动作不协调、谵妄等。

2. 非兴奋剂治疗

托莫西汀是一种高度选择性去甲肾上腺素再摄取抑制剂，高度选择性与神经突触前膜上的去甲肾上腺素再摄取转运体结合,抑制 NE 再摄取,与其他神经递质亲和力极低。其作用是提高突触间隙中的 NE 浓度,增加 NE 的正相传输,同时提高前额叶皮质的多巴胺水平,它不会增加伏隔核部位的 DA 活动而不会导致滥用或成瘾现象,同时不增加纹状体部位的 DA 活动而不会诱导抽动症状或增加运动障碍。

托莫西汀口服给药后快速并几乎完全吸收,受食物影响小,可以空腹或和食物一起服用。服药后 1～2 小时达到血浆峰浓度,分布容积大约为 0.85 L/kg,标准化体重后,不同体重的患者分布容积相似,98% 的托莫西汀与血浆蛋白(主要是白蛋白)结合。

托莫西汀在体内通过细胞色素 P450 酶系统尤其是 CYP2D6 酶进行代谢,代谢产物为 4-羟托莫西汀和 N-去甲托莫西汀,80% 以上的代谢产物从尿中排泄,17% 从粪便中排泄,3% 以原形排泄(Saner JM 等,2003)。

托莫西汀的治疗剂量在每日每千克体重 0.5～1.4 mg,Quintana 等(2007)研究的建议,托莫西汀初始剂量为每日每千克体重 0.5 mg,以后根据疗效和不良反应来调整剂量,最大不超过每日每千克体重 1.4 mg。对于某些中枢兴奋剂治疗无效的患者,托莫西汀可能会起到很好的疗效。根据 Prasad 等(2008)对文献的回顾,大约 50% 使用哌甲酯治疗无效的注意缺陷障碍患者改用托莫西汀治疗有效,大约 75% 使用哌甲酯治疗有效的患者同样对托莫西汀有很好的治疗反应。

托莫西汀作为目前唯一非中枢兴奋剂类治疗注意缺陷障碍的药物,美国和加拿大儿童和青少年精神病学会将其推荐为治疗注意缺陷障碍一线用药,我国注意缺陷障碍防治指南中也将其作为治疗注意缺陷障碍的主要推荐用药。托莫西汀对存在共病的注意缺陷障碍患者同样具有良好的治疗效果,对于某些常见共病如抑郁、焦虑或对立违抗性障碍还能起到同时控制共病症状的作用,从而为临床上注意缺陷障碍的治疗提供了更多更佳的选择。

3. *心理治疗*

以认知行为治疗效果较好,在进行治疗以前,要确定好治疗的靶症状,如活动多、学习问题、与同学关系差、冲动或破坏行为、自尊心不足等。在实施的过程中,还要结合认知治疗技术,不断改变治疗计划和教会患者掌握控制自己的技术。

治疗目标选择要恰当,一般选择核心症状或严重行为问题作为治疗目标,如果选择目标不当会使治疗无的放矢或适得其反;在确立"新"目标时要考虑安排不同的进度,先从简单、容易的程度开始,一步一步地慢慢进行,不可操之过急;当新的行为建立以后,为使新的可接受行为保持下去,要进行适当的奖赏或惩罚,所给奖赏或惩罚的信号要明确,让患者能心领神会。

4. 学校教育

在学校中要将患者情况向老师讲明,争取老师的配合。老师宜用榜样示范方法为患者确定目标,在课余时间安排适当的活动,让其过多精力有所出路,在发现其优点的基础上给予表扬,逐渐提高自信心和自尊心。

进行小班教学、个别辅导是根据注意缺陷障碍患者的特点因材施教的一种个别化教育的方法,针对患者的注意力缺陷、小动作多、学习困难等特点,采用特殊的教育手段,能够取得较好的效果。

5. 父母亲的管理和教育

建议患者的父母亲改变原有的教育方法,在接纳和尊重孩子的基础上,增加孩子的责任感,与之讨论要解决的问题和解决方法。更重要的是父母亲要学会如何去做"合格父母亲",以儿童心理发展的特征和良好的方法去教育和引导孩子,而不是随心所欲的教育。

三、破坏性行为障碍

(一) 概述

1. 定义

破坏性行为障碍是DSM-Ⅳ的用语,指具有破坏、攻击和反社会性的一类行为障碍,被列于注意缺陷和破坏性行为障碍类别之下,包括注意缺陷多动障碍、对立违抗性障碍和品行障碍。由于注意缺陷多动障碍已经在之前专门进行了描述,因此本节重点描述对立违抗性障碍和品行障碍。

对立违抗性障碍的基本特征是持久性的违抗、敌意、对立、挑衅和破坏行为,这些行为明显超过了同龄儿童在相同社会文化背景中的行为的正常范围。有学者认为它是一种较轻的反社会品行障碍,而不是性质不同的另一类型。

品行障碍是指在儿童青少年时期反复、持续出现的反社会性、攻击性或对立性等行为。这些行为违反了与该年龄相适应的社会行为规范和道德准则,影响了其自身的学习和社交功能,损害他人或公共利益。如果在青少年时期出现违法犯罪者,称为青少年违法。品行障碍是儿童青少年时期一个相对独立的诊断类别,主要包括攻击性和破坏性行为、违抗、不服从、说谎、偷窃、逃学、离家出走、纵火、虐待动物、性虐待、躯体虐待等一系列异常行为。

对立违抗性障碍的患病率在 1.2%～2.3%,男性多于女性,男女比例约为 2.5:1。品行障碍的患病率国外报道为 3.2%～16%,国内报道为 1.45%～13.6%,近年来有增加的趋势。该病通常于学龄期起病,男性明显多于女性,男女患病率比例为 3:1～12:1。

2. 病因

（1）遗传因素：

① 染色体异常。性染色体异常患者的暴力和攻击行为增加,例如 47XYY 和 4XX 与反社会行为有关。

② 双生子研究。早期对双生子的研究发现,愤怒和寻找刺激行为有遗传倾向。犯罪父亲的寄养子与非犯罪父亲的寄养子相比,犯罪父亲的寄养子更可能具有反社会行为。生父和养父均有犯罪行为的儿童最具有反社会行为的危险。这些结果提示遗传和环境相互作用的结果。

（2）神经递质异常。大量的研究结果提示,中枢神经系统的 5-羟色胺浓度降低与攻击行为密切相关。有学者对暴力犯罪者与非暴力犯罪者的比较发现,暴力犯罪者脑脊液中的 5-羟色胺的中枢代谢产物 5-羟吲哚醋酸的浓度较非暴力犯罪者的浓度明显低。

（3）社会心理因素。影响品行障碍的社会心理因素繁多,不良的家庭环境、家庭暴力、父母有精神疾病、社区环境中犯罪人员多、严重的环境污染、不健康的生活环境等都是导致品行障碍发生的原因。

(二) 临床表现

攻击行为和反社会行为是儿童青少年品行障碍的主要表现,部分患者在此基础上伴有注意力不集中、活动过度等多动症的表现,有些伴有烦恼、愤怒、抑郁等情绪异常,多数品行障碍患者自尊心降低,自我评价差。

1. 对立违抗性障碍

多见于 10 岁以下儿童,主要为明显不服从、违抗或挑衅行为,但没有更严重的违法或冒犯他人权利的社会性紊乱或攻击行为。基本特征是一类持久性的违抗、敌意对立、挑衅和破坏行为,这些行为明显超过了同龄儿童在相同社会文化背景中的行为的正常范围,但不包括更严重的侵犯他人权利的行为。有人认为这是一种较轻的反社会品行障碍而不是性质不同的另一类型。

特征性表现为:经常说谎(不是为了逃避惩罚);经常暴怒,好发脾气;常怨恨他人,怀恨在心,或心存报复;常常拒绝或不理睬成人的要求或规定,长期严重的不服从;常因自己的过失或不当行为而责怪他人;常与成人争吵,常与父母或老师对抗;经常故意干扰别人。

2. 品行障碍

(1) 攻击行为。侵犯和攻击他人,表现为躯体攻击或言语攻击。2~3岁时常表现为暴怒发作、屏气发作、大声吵闹等;以后渐渐变为违抗或拒绝服从成人的命令,推拉或动手打其他小朋友、咬人、咬物,难以合作,到了学龄期后攻击性行为的表现更加明朗化,常以言语伤人,惹是生非,破坏物品,扰乱课堂纪律,对抗老师,恃强欺弱,威胁、恐吓弱小儿童索要钱物,或强迫他们为自己做事。常与同伴发生争吵、斗殴,甚至发展为团伙打群架及械斗。

(2) 破坏行为。破坏他人或公共财物的行为。年幼儿童最初多半是出于好奇而摆弄、砸坏东西,多破坏自己家中的物品。学龄期后则表现为故意破坏家中或别人的东西、破坏公物或公共场景。

(3) 说谎。经常有意地说假话,原因是由于幻想希望获得家长或老师的表扬、做错事后为逃避父母的处罚、为了寻求他人的关注等。由于能从说谎中得到益处,以后经常有意说谎,渐渐发展为说谎成性,成为一种行为模式。

(4) 偷窃。偷窃行为往往开始于学龄期,最初是拿家中的钱物,或把家里的东西拿到外面去。当被父母询问时,怕受处罚,只好否认、说谎。有时也能承认,表示以后悔改,但过后很快又会重犯,逐渐发展为将别人的东西占为己有,有意地去偷别人的学习用具或钱物。少年期以后主要表现为外出行窃,可为单独行窃,或为团伙行窃。有些患者通过行窃来寻求刺激,以偷窃为乐。

(5) 逃学或离家出走。在早期可能是对外界好奇而不愿回家,第一次出走后常获得满足,则会多次离家出走、在外面游荡、不去上学、出入网吧、危害社会或个人。

(6) 恶作剧。常常用一些出人意料的、不可理喻和胆大妄为的行为来捉弄同学、老师和家长,其程度远超过他人的承受能力,并从他人的恐惧或喊叫中获得刺激感和满足。

(7) 纵火。年幼儿童由于好奇而玩火柴、烧纸片,以玩火为乐,此时玩火往往发生于家中,较少有其他反社会性行为。随着年龄的增长则在工地、野外玩火,把玩火柴、燃烧废轮胎、草木等作为游戏,烧毁的往往是别人的或公共的财物,严重者发展为纵火违法。

(8) 物质滥用。指吸烟、酗酒和吸毒等反复使用成瘾性物质行为,主要发生于青少年时期,开始时多为出于好奇或受人引诱、利用,一旦成瘾后就长期反复使用,并不择手段地获取毒品,甚至发展为参与贩毒。

(9) 性攻击。多发生于青春期以后的男性,最初出于好奇心或恶作剧,对异性进行猥亵行为,在黄色电影及小说影响下也可发生强奸、集体淫乱性性行为。女性一般不出现性攻击行为,但在受诱骗初次发生性行为后,能获得物质上满足,逐渐发展为卖淫和淫乱行为。

(三) 诊断

ICD-10 关于品行障碍的诊断要点强调了品行障碍的反复而持久的社交紊乱、攻击性或对立品行模式。作为诊断依据的症状为:过分好斗或霸道,残忍地对待动物或他人,严重破坏财物、放火、偷窃,反复出现的谎话、逃学或离家出走,过分频繁地大发雷霆,反抗性挑衅行为,长期严重的不服从。明确存在上述任何一项表现,均可做出诊断。品行障碍分为:局限于家庭的品行障碍、未社会化的品行障碍、社会化的品行障碍、对立违抗性障碍等。

ICD-10 关于对立违抗性障碍的诊断要点:频繁主动地蔑视成人的要求或规定,故意招惹别人,易怒,常怨恨别人,别人也易招患者生气,会因自身的错误或困难而责备他人,对挫折的耐受力一般都很差,好发脾气。在与熟知的成人或同伴的交往中表现得最突出。

(四) 鉴别诊断

需要与以下疾病相鉴别:

1. 注意缺陷障碍

注意缺陷障碍的主要表现是注意力不能持久集中、活动过多、行为冲动等,40%~60%的注意缺陷障碍患者可以共患品行障碍,可以影响到儿童的学习成绩、同学关系等,一般不会出现严重的反社会行为。

2. 抑郁性品行障碍

抑郁性品行障碍患者既要符合抑郁症的诊断标准,又要符合品行障碍的诊断标准。从行为上看,表现为品行障碍、行为冲突、攻击、逃学、打架等,但实际上情绪体验为抑郁情绪,明显的情绪低落、没有兴趣、没有动力甚至有轻生念头。

(五) 治疗

对立违抗性障碍和品行障碍的治疗是个比较棘手的问题,目前还缺乏特殊性的治疗方法,单一治疗方法的效果较差,多采用行为矫正、解决问题技巧的训练、家庭治疗、社区治疗、社交技能训练、药物治疗等综合治疗模式。

1. 行为矫正

行为矫正是较常用的一种治疗方法,治疗的目的是改变患者的不良行为,建立良好的行为模式。在行为矫正前,要了解患者不良行为的原因,针对不同的病因进行行为矫正。耐心听取患者诉说,全面了解其对自己不良行为的看法和认识及有否纠正的愿望;要与患者一起讨论目前存在的主要问题,分析这些问题产生的原因;还应阐述不良行为的危害及为何要进行治疗的理由。如患者的认识不够或没有纠正的愿望,则需进行诱导与启发,促使其产生正确的认识及强烈的纠正愿望。取得患者的理解和配合是心理行为治疗的重要一步。行为矫正的方法主要包括阳性强化疗法和消退疗法,利用操作性条件反射的原理,改变品行障碍儿童的行为方式,逐渐减少不良行为。

2. 解决问题技巧的训练

解决问题技巧的训练认为破坏性行为障碍患者存在认知缺陷,因此可通过训练其交流技巧、解决问题的技巧、冲动和情绪控制的技巧等方面,来帮助他们提高各种能力。这种方法包括四个步骤:① 帮助患者理解问题,将问题在头脑中以恰当的形式再现出来;② 订出获得结果的计划;③ 实施计划;④ 检验结果。这种方法在降低反社会性行为和增强亲社会行为方面有较好的治疗效果。

3. 家庭治疗

家庭治疗的目的是通过各种治疗改变家庭成员之间的关系和家庭功能,继而改变患者的行为。研究显示,家庭治疗比其他方法更为有效,特别是对应激性较高的家庭更为实用。家庭治疗以整个家庭为一个治疗对象,找出家庭成员之间的关系特征和处理问题的方法,使家庭成员能够互相接纳、理解、和谐。

通过对家庭成员就某一个问题或某一个观点提出循环式询问,使每一个人从不同的角度看问题,然后从他人的反馈意见得到信息,从而认识自己、得到启迪,而不是对问题或观点直接提问或直接评论。通过家庭治疗,从根本上打破原有的不能适合家庭正常功能的成员之间的关系、交往方式和规则,重新建构起能解决问题、改善关系的新型家庭关系,从而达到治疗之目的。这种方法需要依赖于家庭成员的积极参与和配合,因此对于那些问题多和功能明显紊乱的家庭,因为家庭成员难以合作、相互之间很难保持一致,因而治疗效果相对较差。

4. 社区治疗

发展一些社区干预计划,借助社会的力量来帮助这些患者,也是对破坏性行为障碍治疗的一个途径。借助力量包括社区内的干预援助中心、大学生、同伴、家庭、学校乃至街道办事处和行政单位等,能够启动这样的社会系统力量,其效果会非常显著。

5. 社交技能训练

训练的焦点是针对破坏性行为障碍患者的各种影响人际互动的言语和非言语行为。训练策略包括提供指令、治疗者示范、由儿童进行练习、矫正反馈以及对于适当行为的社交性强化等,并且这种训练要求与父母、同伴或同胞之间进行互动。该方法派生的一种形式是心理剧,由以下步骤组成:① 感受转变;② 注视自我;③ 潜抑转移;④ 榜样模仿;⑤ 学会理解。

6. 药物治疗

目前针对破坏性行为障碍的患者尚无特效的治疗药物,因此单用药物治疗是无效的,药物治疗只是起到辅助作用,改善和缓解伴随症状。

破坏性行为障碍常常伴有偏执或一过性的知觉障碍,可给予小剂量的抗精神病药物。对伴有活动过度、注意力不集中或冲动表现者,可用哌甲酯或右旋苯丙胺等中枢兴奋剂治疗伴随的多动症表现,据报道对患者的对立违抗、攻击性行为也有一定的疗效。用碳酸锂、卡马西平和丙戊酸钠治疗情感症状,用三环类抗抑郁剂治疗抑郁症状。另外,一些药物如小剂量的氟哌啶醇、碳酸锂和利培酮等对抑制攻击性行为有一定的效果,可以作为严重攻击性行为的辅助治疗。有报道可乐定对改善症状也有一定的作用,不过安定类镇静药物往往会加重症状,应避免使用。

四、抽动障碍

(一) 概述

1. 定义

抽动障碍是儿童期常见的异常谱系运动性障碍,从简单的一过性抽动障碍到发声与多种运动联合抽动障碍,又名抽动-秽语综合征或多发性抽动-秽语综合征。抽动是指不自主的、突然的、重复的、快速的、无目的性刻板运动或者发声。抽动障碍的形式主要为运动性抽动和发声抽动。

无论哪种抽动障碍形式都表现为两种抽动类型,即运动抽动和发声抽动,抽动类型的不同组合、在时间上持续长短而分别组成不同的临床形式:短暂性抽动障碍、慢性抽动障碍和抽动-秽语综合征。

运动抽动根据涉及肌群范围、特征性及严重性可分为简单性运动抽动和复杂性运动抽动。前者表现为眨眼、挤眉、皱额、吸鼻、张口、伸脖、摇头、耸肩等运动抽动;后者表现为缓慢的、似有目的的行为动作,如模仿行为、猥亵行为等。

发声抽动可分为简单发声抽动和复杂发声抽动。前者常表现为反复发出似动物的叫声、哼声、清嗓声等;后者反复发出似有意义的语词声(包括模仿言语、重复言语)。

从疾病性质上讲较轻,最常见的形式是一过性抽动障碍,而抽动-秽语综合征虽然少见,但疾病程度较重,预后没有一过性抽动障碍好,介于两者之间的常见形式为慢性运动或发声抽动障碍。

在儿童期,至少5%的儿童经历过抽动,持续时间可由数周到数月不等。病程持续不超过1年。本征患病率为1%~7%,男性患病率较高,起病年龄多见于4~7岁。一过性抽动障碍多发生于儿童期和少年期,男孩多于女孩,男女之比为3∶1(DSM-Ⅳ,1994)。抽动-秽语综合征多见于男性,男女发病之比为3∶1~4∶1,平均年龄为7岁。抽动-秽语综合征的患病率为4~5人/万人,不同种族之间人群患病率基本相似(DSM-Ⅳ,1994)。

2. 病因

(1) 心理因素。学习紧张,在幼儿园或学校受到批评,在家中受到责备,家庭气氛不和睦父母观点不一致,生活中经历了不愉快的事件等。抽动-秽语综合征起因可能与应激因素有关,严重精神创伤生活事件、学业受挫、受到批评或指责、疲劳、睡眠不足等都可诱发症状出现,促进症状加重。有人认为母孕期应激事件、妊娠初期 3 个月反应严重是以后发生抽动障碍的危险因素。Leckman 等认为出生后的应激也增加有遗传易感性个体的发病。

(2) 遗传因素。不少病例是散发性发作,至少有 30%～50% 的病例有家族史。单卵双生子抽动-秽语综合征的同病率为 53%,异卵双生子同病率约为 8%。抽动-秽语综合征患者家族成员中患抽动症和抽动-秽语综合征的较为多见,其发生率为 10%～66%。家庭调查的研究结果提示,家庭成员对抽动障碍和强迫障碍具有易感性,并可以用常染色体遗传解释易感性的原因。

(3) 神经生化改变。研究结果显示,抽动-秽语综合征与大脑内单胺类神经递质异常有关。① 中枢多巴胺:临床观察发现抽动-秽语综合征患者服用阻滞多巴胺 D2 受体的抗精神病药物氟哌啶醇、匹莫齐特,可使大多数患者的症状减轻。② 去甲肾上腺素:抽动-秽语综合征患者尿中去甲肾上腺素代谢产物有所降低,但血脑脊液中 NE 代谢产物的浓度却正常,服用可乐定可使 TS 症状减轻。③ 5-羟色胺(5-HT):有人应用 5-HT 的前身 L-5-羟色氨酸可使抽动症状减轻。动物实验表明,氯米帕明可以增加脑内 5-HT 的水平,临床使用氯米帕明治疗抽动-秽语综合征伴有强迫症状患者有明显的效果,因而认为抽动-秽语综合征可能与 5-HT 代谢失调有关。

(4) 器质性因素。抽动-秽语综合征患者尸体解剖发现,大脑半球内部的基底神经节及其与皮质、丘脑、中脑的联系纤维走向不规则、紊乱。也有研究表明,抽动-秽语综合征属于器质性疾病,抽动-秽语综合征患者非特异性脑电图异常发生率较高,有 50%～60% 的患者脑电图异常,如伴发注意力不集中和过度活动脑电图异常则更多见,脑电图改变主要为慢波或棘波增加。

(5) β溶血性链球菌感染。儿科与链球菌感染自动免疫相关的神经精神障碍是指发生在儿童期的有不同基本诊断的障碍,包括强迫症、抽动障碍,其基本临床特征是它们的症状在β溶血性链球菌感染后明显加重。最早描述类似表现的学者是 William Osler,在 1894 年他注意到在儿童感染风湿热后出现的舞蹈样症状(Sydenham 舞蹈病,风湿性舞蹈病),是"一种肯定的行为异常"。细菌感染作为抽动障碍的直接病因首次被提及是在 1929 年,Selling 报道了 3 例抽动症患者的发病都与急性鼻窦炎有关。1957 年,Brown 又描述了 34 例类似的患者,认为抽动症与急性鼻窦炎有关。上述这些可以说是近100年的历史中,仅有的为数不多的几篇报道,直到20世纪80年代后期,它的重要性才又被关注。1989年,Kiessling和他的同事在Rhode岛上发现了一组患者在β溶血性链球菌流行感染后突然出现抽动症状,他们检测发现这些患者体内存在抗神经元抗体,与风湿性舞蹈病有同样的免疫反应。自动免疫相关的神经精神障碍作为强迫症或抽动障碍的一种亚型,其临床症状具有突发性、快速和短暂的特点,与β溶血性链球菌感染密切相关。

自动免疫相关的神经精神障碍主要表现为儿童强迫症和(或)抽动障碍,属于A族溶血性链球菌感染的一种亚型。推测其病理生理机制是针对A族β溶血性链球菌的抗体与患者基底神经节产生交叉免疫反应,从而产生强迫障碍和(或)抽动障碍。

(二) 临床表现

1. 一过性抽动障碍

通常又称为抽动症或习惯性痉挛,是儿童期最常见的抽动障碍类型。表现为不自主的、突然的、重复的、快速的无目的性刻板运动或者发声。以单纯性运动抽动为多见,单纯性发声抽动较少见。

本症首发症状大多数为简单性运动抽动,较为局限。一般以眼、面肌抽动为多见,在数周或数月内症状波动或部位转移,可向颈部或上下肢发展。患者可出现同一组肌肉快速、频繁、刻板、重复、不自主、无目的的抽动。最常见于头面部肌肉,表现为做鬼脸、皱额、眨眼、皱缩鼻子、鼻翼抽动、露齿、咬嘴唇、伸舌头、面颊肌抽动、伸缩颌部、点头摇头、颈肌抽动、头向一边倒、头部转动等。亦可发生于上肢,表现为手指弹动、手不停地抓握、一阵阵紧握拳头、前臂摆动、耸肩等。也可见于下肢与躯干肌,表现为下肢一阵阵抽动,或脚趾一阵阵抖动,特别是步态、躯体的扭动或跳动。又见于呼吸或消化道症状,表现为呃逆、叹息、呵欠、喷嚏、深呼吸、打嗝、吮吸、咂嘴,不停地清嗓子。

以上症状多种多样,但每次仅呈现一种症状,且动作的姿势也是刻板、少变的。在一段时间内可变换为不同的表现,如一名儿童开始为眨眼,持续数周后可改变为不停地伸舌。抽动频率程度变化较大,兴奋、睡眠不好、精神紧张、人多场合受到批评时抽动症状可以加重、抽动次数增加。有意克制时可以少发,但克制解除后发作更多。睡眠时可以无任何症状,此特点与癫痫不同,癫痫可发作于睡眠中。

少数可出现简单发声抽动,如单纯反复咳嗽、哼气或清嗓等。发声抽动不应该与运动抽动同时出现。

抽动症状频率和症状严重程度不一,很少伴发情绪和行为问题,通常对患者日常学习和适应环境无明显影响。躯体检查包括神经系统检查,通常无异常发现。一过性抽动障碍的运动抽动或者发声抽动症状可持续数周到数月,最多不超过1年时间。

2. 慢性运动或发声抽动障碍

是指抽动症状持续时间较久,往往超过1年以上,而抽动症状不会有很大改变。多起病于2~15岁。

DSM-Ⅳ将慢性抽动障碍定义为:抽动症状超过1年以上就构成"慢性运动抽动或者慢性发声抽动",运动抽动或者发声抽动都可以表现为简单的抽动,也可以表现为复杂的抽动。简单抽动多指抽动症状出现在颜面部,类似于一过性抽动障碍,很少涉及上下肢体和躯干抽动。复杂性抽动多累及至少三组肌群,可涉及较多的部位,如上下肢、躯干、腹肌等。

就慢性运动或发声抽动障碍与一过性抽动障碍、抽动-秽语综合征的关系,目前有不同的说法:部分学者认为慢性运动或发声抽动障碍是一过性抽动障碍未能及时得到控制,症状迁延成慢性状态时的一种表现;部分学者认为慢性运动或发声抽动障碍是抽动-秽语综合征的一种临床类型,只是在临床症状仅仅表现为慢性运动抽动或者慢性发声抽动;另一部分学者干脆只从病程上来讲,将抽动-秽语综合征视为慢性运动或发声抽动障碍的一种特殊类型。

3. 发声与多种运动联合抽动障碍

是一种慢性运动或发声抽动障碍的特殊类型,它主要表现为不自主、多发性运动抽动和发声抽动的共同出现,常常起病于21岁以前,病程多为慢性过程。因为此综合征最早由法国医生 George de la Tourette 于1885年首次进行了详细描述,所以后人在文献中多采用 Tourette 综合征。

(1) 起病形式。抽动-秽语综合征起病多数是从眼、面肌开始抽动,如眨眼、歪嘴动作,而后逐步向肢体近端发展,而涉及全身多部位肌肉抽动,从简单性抽动发展为复杂性抽动。一般多从头面部发展至颈、肩、上肢、躯干及下肢。抽动形式可能改变,可从一种形式转变为另一种形式。首发症状运动抽动或发声抽动可先后出现或同时出现。这一类症状往往在精神紧张时或躯体疾病后加重,注意集中于某项兴趣活动时可暂时减轻,主观努力可短暂克制,睡眠时症状消失。

(2) 运动抽动。与一过性抽动障碍和慢性运动或发声抽动障碍相比,抽动-秽语综合征的运动性抽动症状涉及肌群较多,抽动症状较严重。通常始于颜面部,抽动症状较轻,以后逐渐加重,累及部位可以沿颜面—颈部—肩部—上肢—躯干—下肢的顺序发展,部位可为单一部位或多个部位。抽动可表现为单纯抽动到形式复杂、形态奇特的复合性抽动,如伸手、张口、吐口水、扭头、触摸性动作、收腹、弯腰、踢腿、身体旋转等,症状表现多种多样,难以罗列。简单性运动抽动常见表现为眨眼、眼球转动、咬嘴、翘鼻、伸舌、转头、点头、伸脖张口、耸肩、挺腹、吸气等。复杂性抽动呈奇特的多样的姿态、怪样丑态,如冲动性触摸人或物、刺戳动作、跺脚、似触电样全身耸动、走路回旋、转动腰臀、蹲下跪地或反复出现一系列无意义的动作。

(3) 发声抽动。发声抽动的实质是喉部、咽部等与发声有关的肌肉群快速收缩的结果。发声抽动症状可简单地分为单纯发声症状和复杂发声症状。单纯发声症状多为快速、无意义的声音,如哼哼、吸鼻声、咕噜声、咳嗽声、清嗓子声、嗤鼻声、动物叫、鸟叫等。复杂发声症状可表现为发出音节、单字词组、短语、短句、秽语、模仿言语、刻板言语、重复言语等。

发声抽动症状可以是首发症状,也可以在运动抽动后出现,或两者同时出现。一个抽动-秽语综合征患者可出现多种抽动症状。无论是运动抽动症状,还是发声抽动症状,在疾病过程中其严重程度都会有波动,受到批评、指责、过度兴奋、过度疲劳、睡眠不足、突然停药等因素都可以使症状加重。睡眠时抽动症状消失,是与癫痫相区别的主要临床特点。

(4) 伴发症状和共病。抽动-秽语综合征除抽动症之外,最常见伴发注意力不集中、多动、强迫动作、强迫思维、冲动、攻击行为、自伤行为、学习困难以及情绪障碍等症状。伴发症状可不同程度地引起患者心理困扰,影响患者适应社会的能力。伴发自伤行为发生率为33%~44%,自伤行为多种多样,如撞头、咬指、挖破皮肤等,严重者导致永久性自残损害。自伤行为与抽动-秽语综合征严重程度呈正相关。抽动-秽语综合征的常见共病有:① 注意缺陷多动障碍。6~18岁的抽动-秽语综合征患者中50%~60%伴有注意缺陷多动障碍。抽动-秽语综合征症状越严重,伴随注意缺陷多动障碍症状越多,有研究发现,轻度、中度和重度的抽动-秽语综合征所伴随注意缺陷多动障碍的发生率分别为30%、

50%和70%。② 强迫障碍。近年来,发现抽动-秽语综合征共病强迫障碍较为多见,其发生率为30%～50%,而一般人群强迫障碍的发生率为2%～3%。抽动-秽语综合征共病强迫障碍可表现为反复检查核对、仪式动作、嗅舔、反复洗擦、重复无目的动作,如强迫性触摸、对称性放置物品、强迫计数、重复写字、怕脏、怕细菌、怕自己会突然做出不正当的事等,自身无法克制这些不必要的强迫观念和动作,从而日常活动和学习受到严重干扰。抽动-秽语综合征患者的家族成员中强迫障碍的发生率明显增高,提示抽动-秽语综合征与强迫障碍之间有遗传学的关系。

(三) 诊断

ICD-10关于抽动障碍的诊断标准如下:

1. 一过性抽动障碍

符合抽动障碍的一般标准,但抽动持续时间不超过1年,是抽动障碍的最常见类型,4～5岁儿童最常见。抽动方式通常是眨眼、扮鬼脸或头部抽动。某些病例的抽动只有单次发作,但其他病例的缓解与复发可在数月内交替出现。

2. 慢性运动或发声抽动障碍

符合抽动障碍的一般标准,具有运动或发声抽动(但两者不并存);抽动可以是单一的,也可以是多种的(通常是多种的),持续1年以上。

3. 发声与多种运动联合抽动障碍(Tourette综合征)

一种抽动障碍,具有或已有过多种运动性抽动和一种或数种发声抽动,但不一定同时存在。几乎总是发病于童年或少年。在发声抽动出现前常有过运动性抽动;症状常在少年期加重,并且常延续到成年。

发声抽动常有多种,具有暴发性反复发声、清嗓子和呼噜声,也可以发出污秽下流的词句。有时伴有手势的模仿动作。也可有猥亵性质的行为(秽亵行为)。与运动性抽动一样,发声抽动可在短时间内受意志控制,在应激下加剧,睡眠时消失。

(四) 鉴别诊断

1. 小舞蹈症

通常也多发生于5～15岁的儿童少年,以舞蹈样异常运动为特征,并有肌张力减低等风湿热体征,实验室检查有血沉增快、抗"O"增高。风湿性感染所致的小舞蹈症病程自限性,无发声抽动,抗风湿治疗有效。

2. 肝豆状核变性(Wilson 病)

是铜代谢障碍所引起,有肝损害、锥体外系体征及精神障碍。可见角膜 K-F 色素环、血浆铜蓝蛋白减低等特征。

3. 躯体疾病抽动症状

开始时往往因为躯体疾病的局部刺激而产生,眼睛结膜炎、眼睫睫毛倒睫、沙眼可引起眨眼;鼻炎、鼻中异物可使患者出现清理鼻腔动作;上呼吸道感染和咽喉部不适时则可出现清嗓子或咳嗽声。当疾病痊愈后,所诱发的局部抽动症状就会遗留并保持下来。

4. 癫痫

癫痫也是具有反复发作的特点,一过性抽动障碍与癫痫的失神发作有时很难区别,尤其是抽动障碍发作频度比较低时,主要的鉴别重点在于癫痫发作时可存在意识丧失、发作后遗忘,脑电图的改变可供鉴别。当以上方法仍然不能进行鉴别时,可以考虑试用抗癫痫药物的鉴别性治疗。

(五) 治疗

1. 一般支持性心理治疗

(1) 一过性抽动障碍。通过减轻心理压力,解除造成心理紧张的各种因素后,抽动症状即可消失。要合理安排患者日常作息时间和活动内容,避免过度兴奋、过度疲劳。

(2) 发声和多种运动联合抽动障碍。虽然相对比较严重,但是在发病、症状转归、预后等方面都与心理因素有关。所以一般支持性心理治疗也占有极为重要的地位。

2. 药物治疗

(1) 抗焦虑药物治疗。短暂性抽动症状明显影响患者情绪、睡眠、学习时,可考虑使用小剂量的抗焦虑药物,如地西泮 2.5～5 mg,每日 2～3 次,或者丁螺环酮 5 mg,每日 2～3 次,用药后可以改善患者的主观感受和临床症状。

(2) 抗精神病药物治疗。是减轻症状、改善功能的主要方法,也是心理治疗的基础。常用的药物有:

① 氟哌啶醇:是治疗抽动-秽语综合征的有效药物之一,治疗有效率达 70%～85%。每片 2 mg,常用剂量范围变异较大,一般为每日 2～12 mg,最低有效血药浓度为 20 μg/ml,超过 60 μg/ml 会出现不良反应。一般用药是从小剂量

开始,逐渐加量,在治疗过程中出现轻微不良反应时应停止加药。70%～80%患者在治疗剂量范围内可出现疗效,此时患者抽动症状减轻、抽动频率降低、幅度减小。当剂量较大出现双手震颤、肌张力增高、静坐不能、急性肌扭转障碍等锥体外系不良反应时,可加用苯海索,每日 2～4 mg,以缓解锥体外系症状,增加治疗的依从性,减轻患者的痛苦。

② 硫必利:每片 100 mg,常用剂量为每日 300～600 mg,分 2～3 次口服。大多数病例疗效出现于用药后 2 周左右,有效率为 40%～60%。硫必利治疗的优点是不良反应较轻,仅为轻度头昏、无力、嗜睡,没有使人感到发僵的锥体外系症状,易为患者所接受。多数患者在进行药物治疗的同时还可以坚持上学和进行日常活动。

③ 利培酮:初始剂量每日 0.5～1 mg,每隔 5 天增加 0.5～1 mg,平均日剂量为 2～3 mg。不良反应有头晕、镇静、静坐不能、肌张力障碍、头痛、软弱无力、失眠、抑郁、焦虑和激惹行为。14 岁以下儿童慎用。

(3) 抗抑郁药治疗。伴发抑郁情绪时,如果伴有严重焦虑、易激惹、抑郁症状的患者可加用多塞平、氟西汀、氟伏沙明、舍曲林等药物治疗。

(4) 可乐定。是一种降压药,早期多用于高血压病。目前,该药在内科临床上已较少应用,据国外报道,可乐定对抽动-秽语综合征伴注意缺陷多动障碍有较好的治疗作用。每片 0.075 mg,每日 0.15～0.30 mg,分次口服。国内已生产可乐定透皮贴片,可将贴片贴于患者双耳后或肩胛骨内侧手触不到的部位,每周更换一次。常见的不良反应为嗜睡、头昏、口干、体位性低血压等。对伴发注意缺陷多动障碍的患者效果较好。

3. 住院治疗

有些慢性发声和多种运动联合抽动障碍的儿童和青少年,经过咨询、心理治疗、药物治疗,甚至家庭干预,效果并不理想,严重的患者还会出现自伤行为、攻击行为、伤人行为和极度的情绪波动,这时需要考虑住院治疗。在密切观察的基础上,系统用药对缓解症状很有帮助。

4. 精神外科治疗

对于长期、规范、合适剂量药物治疗无效者,有明显攻击行为、自伤行为、伤人行为或者其他暴力行为者,抽动症状严重影响患者生活者,在严格掌握适应症的情况下,可以考虑实施精神外科治疗。

5. 其他治疗

(1) 免疫调节剂。由于自动免疫相关的神经精神障碍是 A 族 β 溶血性链球菌感染后产生对脑组织的交叉反应抗体所介导的,因此仅仅靠咽喉部细菌培养测定抗"O"或抗 DNA 酶 B 的滴度来决定治疗方案是远远不够的,甚至会导致治疗错误。免疫调节剂治疗时要安全,没有太多的不良反应。Perlmutter(1999)使用一种称为 IVIG 的免疫球蛋白静脉注射,对自动免疫相关的神经精神障碍有一定的疗效,强迫症状、焦虑、抑郁或整体功能都有改进,半数患者原来所用的抗精神病药物需停药或剂量减半。

(2) 血浆置换。对严重抽动障碍的患者可以试用血浆置换治疗,由于疗效与排出抗体的量之间的关系尚不明确,在外周血液进行的治疗如何通过血-脑屏障等问题尚不清楚。因此,血浆置换治疗还不能作为常规治疗加以使用。

(3) 抗生素或激素治疗。口服或者注射抗生素(青霉素)和糖皮质激素(泼尼松每日每千克体重 1~2 mg)对一部分患者较安全有效。在治疗方面,青霉素可以用来预防症状出现,静脉注射免疫球蛋白或血浆置换治疗则是控制急性症状的进一步加重。

总之,抽动障碍的预后良好,抽动症状可随时间逐渐减轻或自行缓解;少数病例症状迁延。抽动-秽语综合征是一种慢性神经精神障碍,需要较长时间服药以控制症状。

五、常见于儿童期的其他症状

有些症状,常见于儿童期,如口吃、遗尿等。这些症状虽然也常在儿科处理,但因与精神因素有关,所以也在精神病学中予以描述。

(一) 口吃

口吃为正常的言语节律受阻断,表现为言语不自主的重复,发音的延长或停止。据报道在美国学龄儿童中,患有口吃的占 1%~2%,而男孩比女孩多 2~4 倍。口吃儿童约有 50% 于 5 岁前起病。1~3 岁的儿童当情绪激动或处于紧张情况下,发音器官功能和词汇往往跟不上思维的速度,这时出现一时性口吃是比较常见的,而作为一种特殊症状则属于持续和固定的形式。

1. 病因

(1) 突然的精神刺激,如受惊吓、产生恐惧、变换环境、严厉的惩罚,甚至强烈的声音,均可导致口吃。

(2) 儿童在学说话时,父母要求过急,并作过多的矫正,或采取恐吓方法逼迫儿童学话,使儿童紧张而发生口吃。

(3) 儿童模仿性强,模仿其他人的口吃。

(4) 躯体疾病,尤其是传染病(百日咳、流感、麻疹、猩红热),可削弱大脑功能,容易因精神刺激引起紧张过度,发生口吃。

2. 临床表现

口吃的直接原因往往是言语发音器官的肌肉痉挛,表现为重复言语的第一个词或第一句话,或说话中途某个词的音难发而间断,这时须使劲才能说出。口吃患者说话时,偶伴有踩脚、摇头、用手拍腿、挤眼、歪嘴、上身摇晃或嘴唇颤抖等动作。由于口吃的影响,患者容易养成孤独、退缩、羞怯和自卑等性格。此外,部分患者常易兴奋或易激惹,并伴有情绪不稳和睡眠障碍等。

3. 治疗

(1) 首先要消除环境中的紧张因素,口吃的发生和发展与患者本人及周围人对口吃的态度有关。因此,须避免周围人的讥笑和嘲弄。消除患者对口吃的顾虑,鼓励他们树立信心,主动练习,养成不急不慌和从容不迫的发音习惯。组织言语矫正培训班,在集体中使口吃患者互相关心、互相鼓励,在教师的指导下,矫正发音和训练说话,如配合音乐、舞蹈,养成不急不慌的有节奏的动作,对矫正口吃,更易见效。

(2) 配合小剂量药物,如溴剂或抗焦虑药,适用于过度兴奋及精神紧张的患者。

(3) 针刺颊车、廉泉、内关、合谷等穴位。

(4) 加强社会对口吃患者的关注,提高公众尤其是父母、老师应对口吃患者的态度与技巧,改善口吃患者的社会生存环境,对提高口吃患者的自信有着非常重要的意义。

(5) 用轻松的停顿的方式与患者交谈,讲话前可先停顿几秒。家长、老师轻松的言语比任何批评和建议(比如"慢一些""再来一遍")会更有效。

(6) 减少对患者的提问次数,因患者在表明自己的观点时,会比回答问题时讲话更自如。

(7) 当孩子口吃时,家长、老师可用面部表情或身体语言和孩子沟通,表示你正在听他所讲的内容,而并非关心他是怎样说的。

(8) 每天抽出固定的时间和患者在一起,让患者选择他想要什么,让他自己决定是否交谈。这种安静、平和的方式会使患者建立自信心。让患者知道,家长、老师愿意成为他的伙伴。当患者再大一些时,可以在他愉快的时候,让他谈一下自己的感受和经历。

(9) 家庭应建立交谈和聆听的习惯,特别是对口吃的患者,在他说话不被打断、能有人很认真地注意听的时候,他会讲得很容易。

(10) 注意与患者交流的方式,减少批评、打断、提问和快速的言语。

以上这些建议,无论孩子是否口吃,都会给他很大的支持,建立在公开场合说话的自信心。

(二) 选择性缄默

选择性缄默是指具有正常或接近正常言语或语言能力的儿童,在某些特定场合明显由于情绪因素导致言语能力丧失。智力发育通常在正常范围。多在3~5岁起病,女孩比较多见。儿童癔症、精神分裂症、儿童孤独症及智力低下等神经精神障碍也可伴沉默不语症状,但不属此症。

1. 病因

(1) 心理与社会因素。受到惊吓或恐惧、生气的精神因素刺激,或者遭遇创伤、父母离异、搬家迁徙等重大生活环境变故。

(2) 发育因素。部分患者语言发育迟缓,或存在特定言语发育异常。

(3) 素质因素。多数患者具有较敏感、胆怯、孤僻、依赖的个性特征。

2. 临床表现

在特定的场合沉默不语,甚至长时间一言不发。但在另外一些场合下可以讲话。

3. 治疗

首先要消除精神因素,对患者的缄默表现不要过分注意,避免逼迫他们讲话而造成情绪紧张。另外可针对具体情况,适当安排生活环境,鼓励患者参加集体活动和锻炼,也可给予适当的抗焦虑药物。

(三) 梦魇与夜惊

1. 病因

主要由于精神因素的作用,比如睡前听紧张兴奋的故事、看紧张惊险的电影,或父母教育不当,用威胁的方式哄小孩入睡。此外,卧室空气污浊、过热,被褥过厚、胸前受压,鼻咽腔疾病引起呼吸道通气不畅,晚餐过饱引起胃部膨胀感以及阵发性血糖过低等都会诱发。

2. 临床表现

(1) 梦魇和噩梦。梦中见到可怕的景象或遇到可怕的事情,如突然跌落河中因而惊醒,醒后仍有短暂的情绪紧张、不能转动、心跳、面色苍白或出冷汗等。对梦境中的内容尚能记忆片段。发作后依然入睡。一般不致带来严重的后果,也无须特殊治疗。

(2) 夜惊。常发生在非眼快动睡眠的第四期,多在入睡后 15~30 分钟出现。儿童在睡眠中突然哭喊、惊叫。两眼直视或紧闭,手足乱动,并从床上坐起或跳至地上,表情紧张、气急、颤抖。其内容往往反映过去恐惧的情感体验。当时意识呈朦胧状态。如一小孩因房屋失火,被从火场中抢救出来,以后在梦境中常出现失火的惊险情景,反复发作,经久不愈。一般发作持续 20 秒又复入睡,次晨对发作往往不能回忆。一般情况下,夜惊症为发育成熟过程中的某些因素所致,发生率占正常儿童的 1‰~3‰,成年后可自行消失。少数癫痫病儿也有表现夜惊的发作形式,故应结合癫痫的其他症状和脑电图检查加以区别。

3. 治疗

避免儿童白天过度兴奋、劳累等,注意安排合理的生活作息,消除影响睡眠不安的各种因素。儿童梦魇或夜惊一般不需药物治疗,但反复发作、次数较多者,可在医生指导下用镇静剂,如阿普唑仑、罗拉等。睡前服用氯米帕明也有效。

(四) 睡行症(梦游症)

1. 病因

病因未明,常与儿童大脑皮质的抑制过程不足有关。常有阳性家族史。多发生在非眼快动的睡眠期,特别是无梦的 3~4 期内发生,故现改称睡行症。

2. 临床表现

儿童在睡眠中突然起床,到室内外进行某些活动,如跑步、来回徘徊或做某些游戏活动。当时不完全清醒,睁眼或闭眼,步态不稳或敏捷,面部无表情,往往不语,动作似有目的性。患者虽然意识模糊,有时能避开障碍,也有时绊倒或撞墙,甚至从楼窗跌下,或未穿衣服走至寒冷的户外。经过几分钟或几十分钟后又自动上床入睡。醒后,对梦游中的情况均不能记忆。

3. 治疗

应避免在儿童面前宣讲病情的严重性,消除使儿童产生恐惧焦虑的精神因素及保护病儿不受损伤。随着年龄的增长,抑制过程发育完善后,梦游症自然消失,故一般不需要特殊治疗。如果发作频繁严重,睡前可服用地西泮等延长生理睡眠。

(林佳妮)

第四章 精神科临床评估的主要技术和意义

第一节 精神科检查和精神状态检查

与多数临床医学学科不同,由于精神疾病的发作通常会影响患者的思维过程,且众多精神患者对精神症状缺乏自知力,使患者本人不能提供准确的病史。因而,精神科的病史主要来源于各种知情人,包括亲属、同事、同学、朋友、邻居以及以前为之诊治过的医务人员等。除此之外,患者发病期间的书写材料也是重要的病史资料源。我国现阶段的通用接诊程序是先从最熟悉病情或患者发病时接触最多的知情人处了解病史,再对患者进行诊断性面谈,但对于门诊患者,尤其是心理咨询门诊来访者,采用直接与患者面谈的方式渐趋增多,甚至成为主流方式。

一、精神科病史采集的主要目的、基本方法和注意事项

(一) 精神科病史采集的主要目的

(1) 了解患者的主要异常表现、本次病情与既往病情的异同之处、治疗经过等。

(2) 了解患者的生活经历、人格特征、家庭和社会关系等。

(3) 了解病史资料的可靠性。

(4) 处理家属的疑问和顾虑,建立信任度良好的医患关系。

(二) 精神科病史采集的基本方法

首先应告知知情人尽可能客观、详细地描述患者的异常表现与发病经过,如果怀疑其中有隐瞒或夸大现象,应在强调客观陈述的基础上通过进一步询问其他知情人来佐证病史的可靠性。导致第一知情人不能够客观、准确地提供病史

的原因一般包括下述情况：

(1) 知情人将疾病归咎于他人或环境，过分强调发病过程中的精神刺激等。

(2) 知情人不愿承认患者的病态，对病态表现给予"合理"的自我解释，隐瞒相关的过程与细节。

(3) 知情人不会恰当地表达，如只是笼统地用"胡言乱语""胡说八道""瞎胡闹""打人""折腾"等词句，但缺乏对具体细节、前因后果的掌握和描述。

(三) 精神科病史采集注意事项

(1) 听取病史前应阅读有关医疗档案（如门诊病历、转诊记录和以往住院病历）和其他书面资料。

(2) 在听取知情人提供病史时，患者不宜在场，如果知情人之间分歧较大，应分别询问。

(3) 采集老年患者病史应注意询问脑器质性病变的可能性，如意识障碍、智能损害和人格改变等。

(4) 采集儿童患者病史，应注意家长的心理状况，必要时请幼儿园或学校老师补充或进行家庭访问。需要指出的是，对儿童患者进行精神检查时，也应注意儿童特点，要掌握接触患者的技巧。

(5) 应保持病史采集顺序的灵活性，在确保重点优先的同时灵活掌握。对于病种各异、病情严重不一或门诊或住院的患者而言，可首先从现病史或个人史、家族史进行采集，而不是只按程序刻板地进行。

二、病史采集的基本内容与要点

(一) 一般资料

患者姓名、性别、年龄、婚姻状况、文化程度、职业、出生地、现住址与通信地址、联系电话、入院日期、供史人情况、病史的可靠性评价等。

(二) (代)主诉

这是对现病史的发病异常表现、发病方式、病程特点、持续时间等的高度概括，充分表达出本次就诊的理由，通常不超过25个字。

(三) 现病史

主要包括精神障碍的起病时间、发病形式，并依发生时间先后次序详细描述各项主要症状、各症状之间的互相联系与此消彼长等情况，让供史者尽量举例说明,并反复求证后记录在案。

(四) 既往史

通常包括一般健康状况、预防接种情况、此前发生的与本次就诊无直接关系的疾病史(如有直接关系应归纳于现病史),尤其注意儿童期有无高热、惊厥、抽搐和头部外伤等病史,有无重大躯体疾病史,感染中毒史、过敏史、药瘾史、癫痫发作史、输血史等。

(五) 个人史

精神科个人史采集十分重要,应较为全面地反映患者的成长和生活经历及人格特点,通常包括出生及生长发育情况、受教育情况、职业和工作经历、婚恋经历和家庭状况、重大生活事件、个性特点等,女性患者还应包括月经、生育情况等。

(六) 家族史

了解患者主要家庭成员的构成、关系等情况,详细了解父母两系三代有无精神病患病史、精神发育迟滞者、人格异常者、滥用酒精和药物者、自杀者以及违法犯罪者等,家族成员有无近亲婚配及其他遗传性疾病。

三、精神状态检查

精神状态检查是检查者通过与患者的交谈和直接观察全面了解患者精神活动各个方面情况的检查方法。交谈注重的是患者自身的所见、所闻、所感,观察注重的是医师的所见、所闻、所感,两种检查方法通常交织在一起,密不可分、同等重要,但对处于不同疾病状态的患者当有所侧重。具体内容描述如下:

(一) 一般表现

1. 一般状态

患者的年龄与外貌是否相符,衣着是适时还是出格,入院形式是自行入院还是强制入院。

2. 接触情况

注意患者接触的主动性、合作程度及对周围环境的态度。

3. 意识状态

患者意识清晰度如何,是否有意识障碍及其意识障碍的性质与程度等。

4. 定向力

患者的时间、地点、人物定向和自我定向,有无双重或多重定向。

5. 日常生活

包括仪表、饮食、大小便及睡眠等方面情况，参加病房活动，与医护人员和病友接触情况。

(二) 认知活动

1. 感知障碍

须关注患者错觉、幻觉、感知觉综合障碍的种类、性质、强度、出现时间、持续时间、频度、对社会功能的影响及与其他精神症状的关系等。如对患者所出现的听幻觉要分辨真性或假性、言语性或非言语性，幻听的具体内容、清晰程度、出现时间、持续时间、出现频率，出现时的情感状态、意识状态，对社会功能的影响，有无妄想性加工，与其他症状如妄想的关系，对社会功能的影响以及患者对幻听的自知力等。

2. 思维障碍

(1) 思维形式障碍：需观察语量、语速、言语流畅性、连贯性，应答是否切题。

(2) 思维内容障碍：对所出现妄想的种类、性质、出现时间、持续时间、频度、对社会功能的影响和与其他精神症状的关系等。对妄想要分析系原发性还是继发性妄想，妄想具体内容、出现时间、持续时间、出现频率，妄想牢固程度、系统性、荒谬性与泛化倾向，妄想出现时患者的情感状态、意识状态，对社会功能的影响，与其他症状的关系和对妄想的自知力。同时应了解是否有超价观念与强迫观念。

(3) 思维逻辑障碍：注意逻辑障碍种类、性质、出现时间、持续时间、频度、对社会功能的影响和与其他精神症状的关系等。各种精神症状如幻觉、妄想等从一般意义上讲都存在着逻辑障碍的问题，此种情形不应罗列为本项。

3. 注意力

应检查注意力是否集中及主动注意、被动注意的情况。

4. 记忆力

应检查即刻记忆、近事记忆与远事记忆、遗忘等。

5. 智能

应根据患者文化程度与水平状况粗查一般常识、专业知识、计算力、理解力、判断能力、分析综合以及抽象概括能力等。若怀疑有智能损害，应作进一步的智能测验。

6. 自知力

需判断自知力的完整性以及对诊断和治疗的态度。一般应检查以下内容：

(1) 患者是否意识到自己目前的这些变化。
(2) 是否承认这些表现是异常的、病态的。
(3) 是否愿意接受医师、家人等对他目前的处理方式。
(4) 是否接受并积极配合治疗。

(三) 情感活动

情感活动检查主要依靠观察患者的外在表现，如表情、言谈的语气、语调和内容、行为举止的姿势变化等，结合患者整个精神活动其他方面的信息来了解其内心体验。应注意情感障碍的种类、性质、出现时间、持续时间、频度、对社会功能的影响和与其他精神症状的关系等，还需要注意患者的情感稳定性、对周围人或事物的态度变化和感染力等。

(四) 意志行为

主要了解患者有无本能活动(食欲、性欲和自我防卫能力)的亢进或减退、意志活动减退或病理性意志增强；是否存在精神运动性兴奋、精神运动性抑制和冲动、怪异的动作或行为。应注意行为障碍的种类、性质、出现时间、持续时间、频度、对社会功能的影响和与其他精神症状的关系等。还要注意意志活动的指向性、自觉性、坚定性、果断性等方面障碍。

(五) 处于兴奋、木僵和敌对等状态的不合作患者的精神检查

对兴奋躁动及木僵等不合作患者的检查常有困难，应及时观察病情变化和耐心细致、反复地观察患者的表情、情感反应和言行。特别要注意在不同时间和不同环境中的变化。检查时具体应注意：

1. 意识状态

一般从患者的自发语言、面部表情、生活自理情况及行为等方面进行判断。特别对兴奋躁动患者，要注意其言语运动性兴奋状态，通过多方面细致观察，分析有无意识障碍，并可通过患者的自发言语、生活起居以及对医护人员接触时的反应，分析判断定向力障碍。

2. 姿势

检查患者姿势是否自然，有无怪异姿势，姿势是否较久不变或多动不停。肢体被动活动时的肌张力和反应。

3. 言语

注意兴奋患者言语的连贯性及其内容、吐词清晰程度、音调高低、能否用手

或表情示意,缄默不语的患者有无用文字表达的能力、有无失语症等。

4. 面部表情与情感反应

观察患者面部表情变化与环境的协调性,如接触工作人员及家属的情感反应差异、对问话的情感反应等及患者独处时有无精神恍惚等表现。

5. 动作与行为

观察患者的活动量,有无本能活动亢进、蜡样屈曲等怪异姿势,刻板动作、持续动作、模仿动作等异常动作,执行命令是否存在违拗、被动服从等情况,有无自伤自杀、冲动攻击性行为。

6. 日常生活

观察患者饮食、睡眠、大小便自理情况。

(六) 器质性精神患者的进一步评估和检查

1. 意识障碍

应仔细检查患者有无意识清晰度降低、注意力不集中、定向障碍、表情茫然恍惚、整体精神活动迟钝等,同时应注意意识障碍的深度、对患者的影响程度等。

2. 注意障碍

除在交谈中观察患者的注意状况外,可给予一定刺激,观察反应。

3. 思维障碍

脑器质性精神患者,其正常思维特征被破坏,常表现为:

(1) 思维缺乏自觉主动性,如患者虽有问必答,但不问时,缺乏主动性言语,显示思维停顿。

(2) 思维缺乏预见性,如患者表现被动,缺乏对交谈进程的预见性。

(3) 抽象思维障碍,如患者对事物的分析、综合、归纳和辨析能力受损,不能恰当运用概念,表现为对抽象名词如和平、正义不能解释;不能区分意义相近的名词如男孩、女孩等;不能解释成语,不能完成图片或物体分类试验等。

(4) 出现持续性言语、刻板言语、失语症、失认症、失用症等。

(5) 严重意识障碍者可见思维不连贯、词的杂拌等现象。

4. 记忆障碍

记忆的有效运用障碍常是记忆障碍的前奏,即刻记忆是必查项目,对此类患者应进行专项记忆功能测定。

5. 智能障碍

进一步对患者做智力测试等。

6. 情感障碍

患者常因情感控制能力受损而表现为情感脆弱、不稳、激动和易激惹,甚至情感爆发,也常见情感平淡或欣快。

第二节　精神科量表评定

对心理活动进行量化并在此基础上评估其发生、发展过程与严重程度等是心理测量学的主要任务,而评定量表是用来量化观察中所得印象的具体测量工具。在评定量表的编制过程中,需根据一定的原则,将通过标准化检查所获得的资料用数字表评分的方式体现出来,而使评分中的主观成分减到最小。这样的评定方式和评估工具可以使同一个量表适用于不同社会文化背景下的不同检查者,也可适用于不同的被检查群体。自20世纪50年代以来,评定量表从评估正常心理功能到评定各种病理心理,已广泛地应用于精神病学的临床与研究中,形成了针对不同情形与状态的多种精神科评定量表。我国在20世纪80年代开始引进此项评估技术,至今已有长足的发展。

一、量表的基本原理

在日常工作中,临床医师一般根据自己的经验来判断或比较某一具体患者和同类患者的病情严重程度,这种判断主观倾向明显,其结论受多种因素所左右。而量表便是将临床医师的判断比较过程从经验转向标准化或规范化,对内涵作出具体而明确的规定,并按规定的方式进行测量。

一个量表的基本构成包括名称、具体项目(条目)、项目定义、分级和分级标准等内容,有些量表还有评定指导等附加内容。量表所得结果的意义及分析方法常因其种类、性质和具体应用而异。症状评估量表最常用的统计指标有单项分、因子分和总分,而诊断量表则看它所得出的具体诊断名称。某一量表质量优劣需要经过效度、信度、可接受性和可行性等多项检验,目前精神科临床和科研工作中常用的量表都是通过在不同文化背景与社会环境中对上述各项指标反复检验后而逐渐成熟和广泛应用的。

二、量表评定的注意事项

(1) 在编制量表评定工具和确定条目取样时,必须考虑对所测量的心理活动要具有代表性和针对性,并考虑测量内容,测量所根据的原理,测量时采用的步骤、规则与方法,以及评分规则和对结果的解释。

(2) 首次应用某一测试工具前,应注意以往应用情况和常模。

(3) 不宜暴露测试意图,特别涉及招工、征兵、招聘等工作时更应注意。

(4) 群体检查的测试条件应一致,包括测试工具、环境、指导语、测试时间限制等。

(5) 注意受检者的智力、文化程度、合作性以及对待测试的态度。

(6) 测试前检查者和受检者应熟悉测试工具。

(7) 测试时不可漏项。

(8) 正确分析和解释评定结果。

三、常用量表

精神科临床常用量表:症状量表、诊断量表、智力测验、人格测验和其他量表。

常用的智力测验量表为韦氏成人智力量表(Wide Area Information System,WAIS),该量表包括常识、领悟、计算、相似性、背数、词汇的言语功能以及数字符号、填图、木块图、图片排列和图形拼凑等操作功能测验。而人格测验最常用的是明尼苏达多相人格调查表(MMPI),多相人格调查表有566条项目,前399条含14个分量表。其中4个量表是用以检验结果可靠性的疑问、掩饰、装坏和防卫项目效度量表,10个则为临床量表,包括疑病、抑郁、痛症、病态人格、性别色彩、偏执、精神衰弱、精神分裂症、轻躁狂和社会内向;后面的条目为依赖性、支配性、自我力量和偏见项目附加量表。

针对精神症状的症状量表甚多,其中许多已被充分接受并在精神科临床广泛应用,主要包括评定精神病性症状的简明精神病量表(BPRS)、阴性和阳性症状评定量表(PANSS);评定抑郁症状的流行病学调查用抑郁自评量表(CES-D)、汉密尔顿抑郁量表(HAMD)和抑郁自评量表(SDS)、9项患者健康问卷(PHQ-9);评定心境障碍及分裂-情感性障碍患者躁狂症状的Bech-Rafaelsen躁狂量表(BRMS)、心境障碍问卷(MDQ);评定焦虑症状的汉密尔顿焦虑量表(HAMA)

和焦虑自评量表(SAS);评定恐惧/强迫障碍的 Marks 恐惧强迫量表(MSCPOR)、yale-Brown 强迫量表(Y-BOCS)。

此外,常用的还有用于检测精神疾病相关问题与筛查认知缺陷的一般健康问卷(GHQ)、90 项症状自评清单(SCL-90)和简易智力状态检查(MMSE)等量表;用于评价临床疗效的临床疗效总评量表(CGI)、评价不良反应的治疗时出现的症状量表(TESS)、评价患者在某一特定时期内总体功能水平的大体功能评定量表(GAF)等涉及许多方面、各种用途的评定量表。各项量表评定方法及内容详见《精神科评定量表手册》。

四、量表在精神科的应用

量表在精神科的应用非常广泛,几乎是现代精神病学临床与研究工作必不可少的工具。具体的应用范围主要有:

(1) 临床上作为重要临床资料收集、评估和疗效分析。

(2) 作为临床研究的基本条件之一,以保证研究样本的同据性。

(3) 应用量表作为一种针对经验不足的初学者的教学方式,以帮助全面、有序而系统地检查患者和考虑诊断。

(4) 量表资料能作为疾病分类、患者分组以及其他研究资料相联系的统计量,也可以作为流行病学调查的工具或是某类疾病的初筛工具。

综合上述,量表因具有数量化、规范化、细致化和客观化等优点而在精神科得到长期的广泛使用。

需要注意的是,量表的使用也会造成机械、刻板而缺乏灵活、只讲横断面而忽视纵向考虑,以及现有项目设置无法做到完全适合具体情况而存在不合理性等不足。因此,量表总的使用原则是精神疾病诊断、治疗过程中的重要工具,具有重要的参考价值,但临床医师绝不能单纯依赖量表评估,任何临床决定均需要结合相关专业知识和患者的具体情况。

第三节 实验室检查在精神科的应用及意义

全面详尽的实验室检查,对精神病的诊断和鉴别诊断十分重要,只重视精神状态而忽视实验室检查往往会出现差错,应绝对避免,实验室检查对某些症状性精神病及器质性精神病的诊断,能提供可靠的依据。除常规的实验室检查,如血、尿、粪三大常规,血液生化指标如肝功能、血糖测定,以及胸片和脑电图(EEG)等检查外,应根据病史、查体情况进行针对性的实验室检查。

一、脑电图

人的脑电活动有自发脑电和诱发脑电两种类型。脑电图是记录脑电自发性生物电活动而了解脑功能的一种方法,脑电图是在安静无外界刺激时,将引导电极置于头皮上进行描记得到的大脑持续性节律电位变化。目前脑电图技术已形成系列,精神科临床上主要应用的有脑诱发电位系列、多导睡眠图、定量药物脑电图、脑地形图(BEAM)、动态脑电图(AEEG)、视频脑电图(VEEG)等。脑电图在精神科多应用于癫痫、脑器质性精神障碍、精神分裂症、神经症、癔症、儿童多动症等疾病的诊断中。

二、脑诱发电位

给生物体的神经系统及感觉器官以适当的刺激后,可以从神经系统及其效应器记录到一系列的生物电活动,此电活动与刺激有固定的时相关系,被称为脑诱发电位(BEP)。脑诱发电位可分为刺激相关诱发电位和事件相关诱发电位。刺激相关诱发电位,简称诱发电位,如听觉诱发电位(AEP)、视觉诱发电位(VEP)、体感诱发电位(SEP)和运动诱发电位(MEP)等。目前临床上 P50 及脑干听觉反应两种听觉诱发电位较有价值。时间相关诱发电位中,目前使用最多的是与心理因素最为紧密的 P300 及 N400。在精神分裂症、老年性痴呆、情感障碍、神经症、精神发育迟滞、儿童多动症、酒精中毒中均有应用。

三、多导睡眠图

多导睡眠图(PSG)的观察指标主要包括以下三个方面:

(一) 睡眠进程

包括睡眠潜伏期、睡眠总时间、醒转次数、觉醒比等。

(二) 睡眠结构

分快动眼睡眠相(REM)及非快动眼睡眠相(NREM),通过分析 NREM (S1、S2、S3、S4)四期百分比、REM 百分比等了解睡眠结构。

（三）REM 期观察指标

包括快动睡眠相睡眠周期数、潜伏期、强度、密度、时间等。

正常人每夜睡眠时，NREM 与 REM 交替出现 4~6 次。整夜 8 小时睡眠各期比例为 S1 占 5%~10%、S2 占 50%、S3 和 S4 占 20%、REM 则占 20%~25%。快动睡眠相观察多应用于抑郁症、睡眠障碍、精神分裂症、阿尔茨海默病等。三环类抗抑郁药（TCAs）与单胺氧化酶抑制剂（MAOIs）等可延长快动睡眠相睡眠，可作为预测疗效的指标。

四、定量药物脑电图

定量药物脑电图（QPEEG）是指服用一次量精神药物后，通过对其引起的脑电活动变化进行计算机分析及一系列的统计学处理，从而构建起这种药物对人脑作用模式。多用于精神药物的分类、观察药物持续时间及剂量的关系、预测精神药物疗效及寻找新的精神药物。

五、脑电地形图

脑电地形图（BEAM）是将已经通过脑电图放大的自发或诱发脑电信号输入计算机进行二次处理，将脑电信号转换成能够定量和定位的脑电波图像。脑电地形图以数字表示，由 0~9 各数字等级组成，0 为空白，1~4 级为正常，4 级以上为病变，数字越大表示脑功能损害越重。该项检查存在分析的脑电信号采样时间短、采样点部位不全、频率分段少、不能显示脑电活动之间的时相关系、不能进行波形分析等局限性。

六、结构性脑影像技术

（一）计算机 X 线扫描断层摄影（CT）

能根据不同层次各种组织的衰减系数差异，显示人体有关阻滞、器官的解剖学横断面图像，属于结构性影像技术。脑 CT 检查项目主要包括脑室大小、脑沟宽度、小脑形态、脑放射密度、脑叶对称性、局灶性异常等。

（二）磁共振成像技术（MRI）

属结构性影像技术，能清晰显示不同的脑灰质和脑白质图像，较之 CT，其优点是对软组织对比度好，如对灰质和白质之间的分辨能力高，可作多维多参数成像,电离辐射性损伤小,无须造影剂就能够显示血管等。

七、功能性脑影像技术

(一) 单电子发射计算机断层扫描(SPECT)

基本原理是通过检测能发射单光子同位素标记的显像剂在体内的立体分布而重建图像,目前主要用于定量、定性地检测脑血流及其变化。此外,尚通过检测受体的放射性配体以了解神经受体的占有率及其功能状况。

(二) 功能性磁共振成像(fMRI)

目前精神科应用较多的是血氧水平依赖功能磁共振成像(BOLD),其成像疾病原理是:应用氧合血红蛋白与脱氧血红蛋白有不同的磁敏感性效应,当局部脑皮质在经特定的任务刺激后,代谢率增加,血管扩张,血流量明显增加,局部的氧合血红蛋白增加,而局部耗氧量增加不明显,即局部脱氧血红蛋白含量相对较低,从而引起相应大脑组织区域信号增加。BOLD成像相对于SPECT及PET而言,无须暴露于放射性同位素环境中、具有较高的时间及空间分辨率,且可重复试验、试验中可实时监测被试者的反应等优点。

(三) 正电子发射计算机断层扫描(PET)

基本原理是将人工导入人体的不稳定放射性同位素发射的射线,经释放正电子后稳定化,然后记录、放大和转换成数据,再由计算机重建为不同放射密度的三维图像。PET常用于检查精神患者的受体功能以及精神药物的受体结合率。

第五章　精神科疾病的治疗

第一节　精神科常用药物治疗

第一个抗精神药物用于精神疾病的治疗始于 20 世纪 50 年代，法国化学家 Paul Charpentier 合成的吩噻嗪类药物氯丙嗪作为麻醉增效剂被发现有很好的镇静作用，后来试用于兴奋躁动的精神分裂症患者，发现有意想不到的效果，从此精神疾病的治疗开启了新篇章。精神药物是指主要作用于中枢神经系统而影响精神活动的药物。主要分为抗精神病药、抗抑郁药、心境稳定剂、抗焦虑药、精神激活药和改善记忆药几大类。以下着重对抗精神病药、抗抑郁药、心境稳定剂、抗焦虑药等四类药物作介绍。

一、抗精神病药物

（一）抗精神病药物分类

抗精神病药物以前也被称为神经阻滞剂，是一类作用于中枢神经系统，调节神经递质传递功能，从而治疗精神分裂症和其他有精神病性症状的精神障碍。抗精神病药物可通过多种方式分类。目前临床上常用的分类方法是将老的或第一代抗精神病药统称"传统抗精神病药物"，以区别于新型非典型的或第二代抗精神病药物。

1. 传统抗精神病药物

主要作用机制是阻断中枢神经系统多巴胺 D_2 受体。通过对中脑边缘系统过高的多巴胺传递产生抑制作用而治疗精神病性症状，特别是幻觉、谵妄等，但同时抑制黑质纹状体通路多巴胺传递而导致锥体外系副作用，抑制下丘脑漏斗结节部位多巴胺传递导致催乳素水平增高，从而产生乳汁分泌。进一步按照其与 D_2 受体阻断作用的大小，传统抗精神病药物又分为低效价和高效价两大类。

低效价抗精神病药物对 D_2 受体的选择性低,临床治疗剂量大,镇静作用强,对心血管系统影响大,肝脏毒性大,抗胆碱能作用强,锥体外系副反应相对较轻。这类药物主要包括氯丙嗪、舒必利、硫利达嗪、氯普噻吨等。高效价抗精神病药物对 D_2 受体选择性高,临床治疗剂量小,对幻觉、妄想等精神病性症状的作用突出而镇静作用不强,对心血管系统影响小、肝毒性低而锥体外系副作用较强。这类药物包括氟哌啶醇、奋乃静、三氟拉嗪、氟奋乃静等。

2. 新型抗精神病药物

(1) 5-羟色胺和多巴胺受体拮抗剂(SDA)类。这类药物以利培酮为代表,作用机制为中枢 5-羟色胺($5-HT_2$)与多巴胺 D_2 受体阻断。与传统抗精神病药物主要阻断 D_2 受体相比,SDA 类药物增加了对 $5-HT_{2a}$ 受体的阻断,在特定脑区可促进多巴胺释放,由此减轻了药物对 D_2 受体在不同多巴胺通路的阻断作用。SDA 减轻了单纯阻断 D_2 受体的锥体外系作用,也不加重阴性症状,并能改善认知症状和情感症状,对精神分裂症的多维症状有效。但是在治疗剂量范围内,仍有一定比例患者可发生锥体外系副反应和泌乳素升高。除利培酮外,SDA 药物还有喹硫平、齐拉西酮等。

(2) 多受体阻滞剂类。这类药物除了对 $5-HT_2$ 与多巴胺 D_2 受体阻滞外,还对多种疗效无关的受体具有阻断作用,可能导致多种副作用,如过度镇静、体重增加、糖脂代谢紊乱等。此类药物包括氯氮平、奥氮平,喹硫平有时也可归入此类。

(3) 多巴胺部分激动剂或稳定剂类。这类药物主要通过其独特的作用机制对额叶皮质多巴胺受体活动减低的通路产生对多巴胺受体功能的激活作用。同时对中脑边缘系统多巴胺受体功能过高的通路产生对多巴胺受体活动的抑制作用,从而达到治疗精神分裂症阳性和阴性的疗效,且不易产生锥体外系副作用和升高泌乳素。这类药物以阿立哌唑和氨磺必利为代表。

(二) 常见的不良反应及处理

1. 锥体外系不良反应

主要表现为急性肌张力障碍、类帕金森综合征、震颤、静坐不能、迟发性运动障碍。传统抗精神病药物,特别是高效价类药物发生比例高,通常使用抗胆碱能药物对症处理,但对迟发性运动障碍不能使用抗胆碱能药物,最好换用其他新型抗精神病药物,特别是氯氮平可获得改善。

2. 过度镇静

常表现为困倦、乏力、头晕,与药物对组胺 H_1 受体阻断作用有关,传统药物中低效价类多见(舒必利除外),新型药物中的氯氮平、奥氮平较明显。多发生在用药初期,宜缓慢加量,尽量在睡前给药,避免危险的操作活动。

3. 心血管不良反应

常见为体位性低血压和心动过速,也有发生心动过缓和心电图改变(如 ST-T 改变及 QT 间期延长)。低效价类传统抗精神病药物和氯氮平引起较为多见。多发生于用药初期,可减缓加量或适当减量,低血压的患者应卧床观察,心动过速可给予 β 受体阻断剂对症处理。

4. 内分泌改变

传统抗精神病药物可通过抑制下丘脑漏斗结节 DA 受体导致催乳素分泌增高,表现为闭经、溢乳和性功能改变。新型抗精神病药物中的利培酮也有此类作用。目前无肯定有效的治疗方法,减药后内分泌改变可能减轻,如不减轻可考虑换用无此类作用的新型抗精神病药物。

5. 体重增加和糖脂代谢异常

长期使用抗精神病药物可发生不同程度的体重增加,同时患者容易发生糖脂代谢异常,发生高脂血症、冠心病、高血压以及Ⅱ型糖尿病的比例增加。其中传统抗精神病药物中低效价类和新型抗精神病药物中的氯氮平、奥氮平发生比例较高。对服用这些药物的患者应注意监测血糖、血脂,建议注意饮食结构和增加运动量。

6. 胆碱能改变有关不良反应

药物对胆碱能受体的影响可导致口干、便秘、视力模糊、尿潴留等,传统抗精神病药物中此类作用较强,如患者不能耐受则减药或换用此类作用轻微的药物。

7. 肝脏损害

氯丙嗪可引起胆汁淤积性黄疸的报道比较少见,抗精神病药物引起一过性肝酶增高较为常见,多可自行恢复,可同时服用保肝药物并监测肝功能。

8. 癫痫发作

虽然大多数抗精神病药物引起癫痫发作的概率很小,但是属于较严重的不良反应。氯氮平较易诱发,其他低效价抗精神病药物也可降低癫痫发作阈值。

可减小药物剂量,如治疗量无法减量到癫痫发作阈值以下,建议合用抗癫痫药物,或者换药。

9. 恶性综合征

属于少见但严重的不良反应,主要表现为高热、肌紧张、意识障碍和自主神经系统功能紊乱如出汗、心动过速、尿潴留等。发生率为0.2%~0.5%,但死亡率可达20%以上。发生机制尚不清楚,可能与药物引起多巴胺受体功能下降、药物剂量过高、频繁换药、多种药物联合使用有关。一旦发生应立即停用所有抗精神病药物,补充液体,纠正酸碱平衡和电解质紊乱、物理降温、预防感染,可以试用多巴胺受体激动剂,也有报道电抽搐治疗有效。

10. 粒细胞缺乏症

属于严重不良反应,氯氮平引起较为多见,发生率为1%~2%,为其他抗精神病药物的10倍,严重者可发生死亡。使用氯氮平的患者在最初3个月内应每周检查白细胞计数,以后也应该注意定期检测。一旦发现白细胞计数低于$4.0 \times 10^9/L$,应立即减量或减药,同时给予促进白细胞增生药和碳酸锂等药物。严重的粒细胞缺乏症应给予隔离和抗感染治疗。服用氯氮平而发生粒细胞缺乏症的患者不应再接受氯氮平治疗。卡马西平可增加氯氮平引起的粒细胞缺乏症的危险性,应注意避免以上两种药物的合用。

二、抗抑郁药物

抑郁症和各种抑郁障碍的发病机制尚不清楚,较多研究提示中枢神经系统单胺类神经递质传递功能下降为主要病历改变,故目前可用的所有抗抑郁药物均能影响5-羟色胺或/和去甲肾上腺素(NE)的神经传递。根据药物作用机制可将抗抑郁药物分为以下几类:

(一)单胺氧化酶抑制剂(MAOIs)

主要通过抑制单胺氧化酶的降解,使突触有效递质浓度升高而发挥作用。单胺氧化酶有MAO-A和MAO-B两个亚型。MAOIs分为两类:一类为肼类,以苯乙肼为代表药物,对MAO亚型没有选择性,因与其他药物和食物相互作用,易导致高血压危象和肝损害,目前已很少在临床上使用;另一类为非肼类,对MAO的两个亚型具有选择性,且对MAO的抑制性具有可逆性,不良反应明显减少,以吗氯贝胺为代表药物。此药仍不能与其他类型的抗抑郁药和抗精神药物合用,换用其他抗抑郁药物需停药 2 周以上。

(二) 三环类抗抑郁药(TCAs)

主要药理作用是对突触前单胺类神经递质再摄取抑制,使突触间隙去甲肾上腺素和 5-HT 含量升高从而达到治疗目的。三环类抗抑郁药包括丙咪嗪、阿米替林、多塞平、氯米帕明,马普替林属四环类,但药理性质与三环类抗抑郁药相似。三环类抗抑郁药不良反应较多,耐受性差,常可引起低血压、镇静和口干、便秘等不良反应,过量服用会导致严重心律失常并有致死性。因其临床疗效较好,起效相对较快,对严重病例,特别是住院患者仍可选用。

(三) 选择性 5-HT 再摄取抑制剂(SSRIs)

主要药理学作用是选择性抑制 5-HT 再摄取,使突触间隙 5-HT 含量升高而达到治疗目的。与三环类抗抑郁药相比具有较高的安全性和耐受性,心血管系统安全性高,对焦虑症状的疗效好,对老年人的疗效性、安全性和耐受较好,是全球范围内公认的一线抗抑郁药物。此类药物包括氟西汀、帕罗西汀、氟伏沙明、舍曲林、西酞普兰和艾司西酞普兰等。其中,艾司西酞普兰是西酞普兰的单一右旋光学异构体,作用更为快捷、持久、稳定。

(四) 5-HT 与 NE 再摄取抑制剂(SNRIs)

具有 5-HT 和 NE 双重再摄取抑制作用,在高剂量时还产生对 DA 摄取抑制作用。代表药物是文拉法辛和度洛西汀,不良反应少。此类药物的特点是疗效与剂量有关,低剂量药物起效时间较快,对难治性抑郁有较好的治疗效果,对焦虑障碍、强迫症状亦有效。

(五) 5-HT$_{2a}$受体拮抗及 5-HT 再摄取抑制剂(SARIs)

代表药物是曲唑酮,特点是镇静和抗焦虑作用比较强,没有 SSRIs 类药物的常见不良反应,特别是对性功能影响小。

(六) 去甲肾上腺素和多巴胺再摄取抑制剂(NDRIs)

代表药物是安非他酮,其抗抑郁效果与三环类抗抑郁药相当,并可减轻对烟草的渴求,减轻戒断症状,可用于戒烟。该类药物对食欲和性欲没有影响,但高剂量时可诱发癫痫。

(七) 选择性 NE 再摄取抑制剂(NRI)

代表药物为瑞波西汀,通过对去甲肾上腺素的再摄取抑制,增加突触间隙去甲肾上腺素水平达到抗抑郁效果。

(八) NE 能和 5-HT 能抗抑郁药(NaSSAs)

代表药物是米氮平,米安色林有类似机制。主要是通过阻断中枢突触前 NE 能神经元 α_2 自身受体及异受体,增强 NE、5-HT 从突触前膜的释放,增强 NE、5-HT 传递及特异性阻滞 5-HT$_2$、5-HT$_3$ 受体,此外对 H$_1$ 受体也有一定的亲和力,同时对外周 NE 能神经元突触 α_2 受体也有中等程度拮抗作用。

(九) 褪黑素受体激动剂

代表药物有阿戈美拉汀,主要通过对褪黑素受体 1(MT1)和 2(MT2)的激活,以及对 5-HT$_{2c}$ 受体的拮抗发挥抗抑郁作用;同时对 5-HT$_{1A}$ 和 5-HT$_{2B}$ 受体也有亲和力,但是相关药理学作用的临床意义不明确。褪黑素受体激动剂的独特作用是使昼夜节律时相前移,尤其是白昼-黑夜转换时最为显著。

(十) 非典型抗抑郁药物

噻奈普汀是作用机制不同于现有各种抗抑郁药物的非典型药物。其独特的药理作用是增加突触前 5-HT 的再摄取,增加囊泡中 5-HT 的贮存,使突触间隙 5-HT 浓度减少。该药是具有良好效果的抗抑郁药物,能改善抑郁症伴发的焦虑症状。不良反应少,肝脏首应效应小,与其他药物不易产生相互作用。

(十一) 草药

目前世界上广为应用的圣约翰草,其活性成分是金丝桃素,具有多种抗抑郁机制,同时抑制突触前膜对 NE、5-HT 和 DA 的再摄取,使突触间隙内三种神经递质浓度增加,同时轻度抑制单胺氧化酶和儿茶酚胺-O-甲基转移酶,从而抑制神经递质过度破坏。常见不良反应为光敏增加,罕见胃肠道不适。妊娠 3 个月内和哺乳期慎用。因影响肝酶而降低环孢素和双香豆素的治疗作用。

三、心境稳定剂

既往被称为抗躁狂药,因对躁狂和抑郁有双向调节、稳定病情、预防复发的作用,于是称之为心境稳定剂,是双相障碍治疗的基础药物。

(一) 锂盐

碳酸锂是最经典、疗效最可靠的心境稳定剂,作用机制还不清楚。

1. 适应症

躁狂抑郁症的躁狂发作,对躁狂和抑郁交替发作的双相情感性精神障碍有很好的治疗和预防作用,对反复发作的抑郁症也有预防发作作用,也用于治疗分裂情感性精神病,还可用于血管性头痛、粒细胞缺乏症等。

2. 起效时间

起效时间为服用后的 1～3 周。治疗开始前应检查肾功能并确定是否肥胖。治疗过程中要监测血锂浓度和体重,对于体重增加超过 5% 者,要注意是否发生糖尿病、血脂蛋白异常,或考虑换用其他药物。

3. 常见不良反应

常见不良反应为共济失调、构音困难、谵妄、震颤、记忆力下降、多尿、烦渴、腹泻、恶心、体重增加、皮疹、白细胞增多等。

4. 严重的药物不良反应

严重的药物不良反应为肾功能损害、肾源性糖尿病、心律不齐、心血管改变、心动过缓、低血压、心电图 T 波低平或倒置等和罕见癫痫发作。

5. 常用剂量

急性期治疗为每日 1 800 mg,分次服用。维持治疗为每天 900～1 200 mg,分次服用。由于锂盐治疗指数低,治疗量和中毒量较接近,应对血锂浓度进行监测,帮助调节治疗量及维持量,及时发现急性中毒。治疗期应每 1～2 周测定血锂一次,维持治疗期可每月测定一次。急性治疗的血锂浓度为 0.6～1.2 mmol/L,维持治疗的血锂浓度为 0.4～0.8 mmol/L,1.4 mmol/L 视为有效浓度的上限,超过此值容易出现锂中毒。

脑器质性疾病、严重躯体疾病和低钠血症患者慎用本品。患者需注意体液大量丢失,如持续呕吐、腹泻、大量出汗等情况易引起锂中毒。服碳酸锂期间不可用低盐饮食。长期服药者应定期检查肾功能和甲状腺功能。该药主要是治疗躁狂发作、难治性抑郁、减少自杀风险,与新型抗精神病药物和/或其他心境稳定剂合用效果好。缺点是用于烦躁型躁狂、混合发作和快速循环、抑郁发作的效果差。对躁狂发作的预防作用好于抑郁。

(二) 抗癫痫类药物心境稳定剂

1. 丙戊酸盐

丙戊酸盐是经美国食品药品监督管理局(FDA)批准的,治疗适应症有躁狂、单独出现的或与其他类型的癫痫相关的复杂性部分发作、简单的或复杂的失神发作,预防偏头痛,还包括双相障碍的维持治疗。

(1) 作用机制:阻断电压敏感的钠通道,能增加 γ-氨基丁酸的浓度,机制不明。

(2) 起效时间：对于急性躁狂，数天内起效；作为情感稳定剂，需数周到数月发挥最佳作用。

治疗前必须进行血小板计数和肝功能检查，测体重。在治疗期间要监测体重，若体重增加超过5%，应评估是否有糖尿病、脂蛋白异常或考虑换药。常见的不良反应有腹泻、消化不良、恶心、呕吐、胃肠道痉挛，女性患者可引起月经周期改变，较少见短暂的脱发、便秘、嗜睡、眩晕、疲乏、头痛、共济失调、轻微震颤、异常兴奋、不安和烦躁。长期服用偶见胰腺炎及急性重型肝炎。可使血小板减少引起紫癜、出血和出血时间延长，应定期检查血象。对肝功能有损害，引起血清碱性磷酸酶和氨基转移酶升高，服用2个月要检查肝功能。

(3) 剂量范围：治疗躁狂为每日1 200～1 500 mg，缓慢增加。急性期治疗起始剂量为每日1 000 mg，可快速加量。肝损害的患者禁用。老年患者应减量，加量缓慢。妊娠期患者头3个月服用可致胎儿畸型。哺乳期妇女使用是安全的。

该药的优势是治疗双相障碍的躁狂相和混合发作，与锂盐和(或)新型抗精神病药物联合使用效果好。

2. 卡马西平

卡马西平对于躁狂的急性期治疗和预防均有效。经FDA批准的适应症有伴有复杂症状的部分发作性癫痫、癫痫大发作、混合型癫痫、与三叉神经痛相关的疼痛。其他还有舌咽神经痛、双相障碍、精神分裂症(辅助用药)。

(1) 作用机制：是电压敏感的钠通道拮抗剂。

(2) 起效时间与剂量范围：对于急性躁狂，需数周才能起效。情感稳定剂的作用需数周到数个月才能达到最佳效果。开始时每日0.2～0.4 g，以后每周逐渐增加至最大量每日1.6 g。一般分3～4次服用。通常青少年和成年人的限量，12～15岁，每日不超过1 g，15岁以上一般每日不超过1.2 g，少数有用至1.6 g者，作止痛用时每日不超过1.2 g。治疗开始时需要检查血常规、肝肾功能和甲状腺功能。

(3) 常见不良反应：视力模糊或复视、过度镇静、头晕、头痛、恶心、呕吐、良性白细胞减少或皮疹。

(4) 严重的不良反应：过敏反应或Steven-Johnson综合征或中毒性皮肤反应，如荨麻疹、瘙痒或皮疹，行为改变(儿童多见)；抗利尿激素分泌过多综合征;系统性红斑狼疮样综合征;骨髓抑制;心律失常或心脏房室传导阻滞或心动过缓,老年人和有心脏传导系统损害的患者在应用卡马西平时易产生。可致甲状腺功能减退,大剂量时可引起房室传导阻滞,应控制剂量,心肝肾功能不全者及初孕妇、哺乳期妇女忌用,青光眼、心血管严重疾患及老年慎用。定期查血、肝功能及尿常规。

3. 拉莫三嗪

FDA 批准应用于双相Ⅰ型障碍维持治疗和抗癫痫治疗。

(1) 作用机制:可能和谷氨酸以及鸟氨酸神经递质有关,同时轻度增加血浆 5-HT 浓度。拉莫三嗪对双相障碍抑郁症状的作用大于躁狂症状,该药很少诱发躁狂、轻躁狂或快速循环。适用于双相抑郁及快速循环。

(2) 剂量范围:起始剂量为每日 25 mg,缓慢加量,第 3 周增加至每日 50 mg,第 4 周时增加至每日 100 mg,随后每周增加 50～100 mg 至有效剂量每日 200 mg,最高剂量每日 400 mg,每日一次服用,由于快速剂量滴定有发生严重皮疹风险,因此一定要严格依照推荐滴定方法。与丙戊酸钠或曲唑酮合用时滴定剂量减半,因为这两种药物会减缓拉莫三嗪的清除。由于拉莫三嗪加量缓慢,一般不用于双相急性躁狂发作。

(3) 常见的不良反应:头晕、头痛、视力模糊或复视、共济失调、恶心、呕吐、失眠、疲倦和口干。拉莫三嗪不会引起体重增加,但可能引起危及生命的皮疹反应,包括:Stevens-Johnson 综合征、中毒性表皮坏死松解症以及其他与皮疹相关的死亡。这些皮疹常在治疗开始后 2～8 周出现,而且 12～16 岁的青少年中发生率高于成年人。

(三) 钙通道拮抗剂

也被称为情感稳定剂的增效剂,如维拉帕米、尼莫地平等。

(四) 新型抗精神病药物

利培酮、奥氮平、喹硫平、阿立哌唑等新型抗精神病药物都具有心境稳定作用,可以单独使用或与心境稳定剂合用治疗躁狂状态,与抗抑郁药物联合应用治疗双相抑郁状态。奥氮平-氟西汀合剂和喹硫平已被 FDA 批准用于治疗双相抑郁。

四、抗焦虑药物

抗焦虑药是主要作用于消除或减轻紧张、焦虑、惊恐、稳定情绪和具有镇静催眠作用的药物,主要用于治疗广泛性焦虑障碍和惊恐障碍,也可与其他药物联合用于治疗其他精神障碍或器质性疾病伴随的焦虑症状。20 世纪 90 年代以来,SSRIs 和其他新型抗抑郁药物逐渐替代传统抗焦虑药物成为治疗焦虑的一线药物。

(一) 苯二氮䓬类药物

γ-氨基丁酸(GABA)是脑内主要的抑制性神经递质,苯二氮䓬类药物(BZD)能增强 GABA 能神经传递功能和突触抑制效应;还有增强 GABA 与 GABA 受体相结合的作用。BZD 能够产生依赖性,依其半衰期排列,半衰期越短起效越快,作用时间越短,越容易产生依赖性;半衰期越长起效越慢,作用时间越长,越不容易产生依赖。苯二氮䓬受体激动剂与拮抗剂的半衰期和常用剂量见表 5-1。

表 5-1 苯二氮䓬类受体激动剂与拮抗剂半衰期和常用剂量

药 物	剂量等效价比	半衰期(小时)	吸收速率	常用成人剂量
氯硝西泮	0.5	长效(产物>20)	快速	1～6 mg,每日 2 次
地西泮	5	长效(>20)	快速	4～40 mg,每日 2～4 次
阿普唑仑	0.25	中效(6～20)	中等	0.4～10 mg,每日 2～4 次
劳拉西泮	1	中效(6～20)	中等	1～6 mg,每日 3 次
氟西泮	5	短效(<6)	快速	5～30 mg,睡前服用
三唑仑	0.1～0.03	短效(<6)	快速	0.125 mg,或 0.25 mg,睡前服用
艾司唑仑	10	短效(<6)	快速	1～2 mg,睡前服用
咪达唑仑	5	短效(6～20)	快速	5～50 mg,睡前服用
唑吡坦	2.5	短效(<6)	快速	5 mg 或 19 mg,睡前服用

在等效剂量下,苯二氮䓬类药物具有相似疗效。通常来讲药物的选择取决于半衰期、起效时间、代谢和效力。对于中重度肝损害的患者,最好避免使用苯二氮䓬类药物。所有苯二氮䓬类药物均不同程度地通过肝脏代谢,当肝脏功能受损时将导致镇静和精神紊乱风险增加。如果必须使用,可选劳拉西泮,它的代谢不会受到明显影响。另外,妊娠期和哺乳期妇女避免使用此类药物。

苯二氮䓬类药物引起的镇静作用被认为是治疗效果,也被认为是副作用。服药期间,尤其是早期,应避免驾驶、从事危险体力活动以及操作危险的机器。

苯二氮䓬类药物有滥用和依赖风险。在处方适当并有药物监测情况下,大多数苯二氮䓬类药物使用者很少会滥用。但是,当超量服用或延长治疗周期时,躯体依赖常常发生。如果快速停用,会出现撤药反应,可出现高热、癫痫发作、精神紊乱甚至死亡。撤药反应可在停药当天出现,并可能持续数周至数月。半衰期短的苯二氮䓬类药物导致的撤药反应更快更剧烈。再次服用引起撤药反应的药物可快速缓解症状。对于使用苯二氮䓬类药物治疗2~3月以上的患者,减量应控制在每周10%左右。苯二氮䓬类药物可导致顺应性遗忘,特别是静脉高剂量给药时。在处方苯二氮䓬类药物时,应告知患者潜在的风险。

单独使用苯二氮䓬类药物通常是安全的,危险通常发生在与其他镇静药物合用时,特别是酒精,紧急情况下,静脉使用苯二氮䓬类药物的拮抗剂氟马西尼可逆转苯二氮䓬类药物过量引起的反应。

包括大麻和酒精在内的大部分镇静药物都可增加苯二氮䓬类药物的镇静作用。另外,抑制CYP450酶3A3/4亚型的药物可导致氯硝西泮、阿普唑仑、咪达唑仑和三唑仑的血药浓度升高,从而增加药物副作用。劳拉西泮、奥沙西泮、替马西泮等不依赖肝酶代谢,与其他药物相互作用小。

(二) 5-HT部分激动剂

作用机制是与5-HT1A受体结合,对突触后的部分激活作用减轻5-HT的神经传递,发挥抗焦虑作用;对突触前5-HT受体部分激活作用促进5-HT从突触前的释放,发挥抗抑郁作用。这类药物以丁螺环酮为代表,还包括伊沙匹隆、吉匹隆、坦度螺酮。

丁螺环酮的适应症:焦虑障碍、焦虑症状的短期治疗。其他还有焦虑抑郁混合状态和难治性抑郁。起效时间一般是2~4周,如治疗6~8周后仍然无效,需要考虑药物加量或判定无效。该药物能减轻或彻底减轻焦虑症状,但是停药后可能复发,慢性焦虑障碍需要长期维持治疗。

常见的不良反应:头晕、头痛、恶心、呕吐、口干、便秘、失眠、食欲减退、震颤等。偶有心电图T波轻度改变及肝功能损害。

常用剂量范围:每日20~30 mg,起始剂量为每日5 mg,分2次服用,然后每2~3日增加5 mg,直至出现效果。最大剂量为每日60 mg。不能与单胺氧化酶抑制剂合用。肝肾功能不全者慎用。儿童使用是安全的,老年人应减量。不推荐用于孕妇和哺乳期妇女。该药优点是安全,无依赖和阶段症状,不会产生性功能障碍或体重增加。缺点是起效时间需要 4 周,常作为增效剂使用。

(三) 非苯二氮䓬类药物催眠药

主要包括唑吡坦和佐匹克隆。该类药物半衰期短,分别为 3 小时和 6 小时,特异性激动中枢的 ω_1 和 ω_2 受体,为短效催眠药,起效迅速,增加总睡眠时间,延长 2、3、4 期睡眠,用药 6 个月后未发现阶段和反跳现象,主要用于失眠症。

(四) β 受体阻滞剂

代表药物为普萘洛尔、美托洛尔等。主要用于解除焦虑症的各种躯体症状,如震颤、心悸、心动过速等。

(五) 有抗焦虑作用的抗抑郁药

SSRIs、SNRIs 和 NaSSAs 类抗抑郁药都有良好的抗焦虑作用。对焦虑障碍中的多种亚型如广泛性焦虑障碍、惊恐发作、强迫症、社交焦虑障碍、创伤后应激障碍、恐惧症以及与双相 I 型有关的激越都可以作为首选药物使用。

(六) 有抗焦虑作用的新型抗精神病药物

奥氮平、喹硫平等可有效缓解焦虑,常作为强化剂用于焦虑症治疗。

第二节 精神科电抽搐治疗

一、历史

1934 年,Meduna 提出通过用减低痉挛阈值的化学制剂诱发全身性痉挛发作,治疗某些精神病性和抑郁性障碍,取得了显著效果,但这种方法操作困难且患者恐惧,难以接受。

1938 年,Cerletti 和 Bini 加以改进,用电流诱发痉挛发作,即电抽搐治疗。这种方法安全、简单,能为多数患者接受,因而很快成为标准治疗方法,一直沿用至今。

20 世纪 50 年代初,国际上对传统电抽搐治疗进行了改良,即在电抽搐治疗前加用静脉麻醉药和肌肉松弛剂,被称为改良电抽搐治疗。由于电抽搐治疗的治疗作用在于发作,不在于痉挛,因此,利用肌肉松弛药对骨骼肌的神经-肌肉接头有选择性的阻断作用,使骨骼肌松弛,患者抽搐明显减轻,但是大脑内依然有癫痫样放电,同样引起发作,从而发挥其治疗作用。由于治疗过程中痉挛不再出现,减轻了患者的恐惧感和不良反应,心脏负荷减轻,合并症减少,没有骨关节方面的禁忌症和合并症。但是,11个比较电抽搐治疗与改良电抽搐治疗的研究,除1个外,其他均表明电抽搐治疗优于改良电抽搐治疗,因此,应根据患者病情需要和躯体情况选择合适的治疗方法。

二、适应症

(1) 重性抑郁障碍:重度抑郁症,特别是有强烈自杀、自伤行为或明显自责、自罪者;原先抑郁发作时,用充分的抗抑郁药治疗无效,进一步的药物治疗仍可能无效;伴有妄想(通常是偏执、躯体性或自我贬低性)的抑郁症;未经治疗的抑郁性疾病且严重脱水、营养不良和衰竭,药物治疗有高度危险性。

(2) 具有急性病程、分裂情感性症状或紧张症表现的神经阻滞剂治疗无效的精神分裂症患者,但是一般而言,全面的有效率不如重度抑郁症那样高。

(3) 躁狂症,当患者伴有兴奋、躁动、易激惹时,首先考虑电抽搐治疗,同时根据患者的具体情况选用精神药物治疗。

(4) 精神病药物治疗无效或对药物治疗不能耐受,如焦虑性神经症、人格解体神经症、强迫性神经症等。

三、禁忌症

(1) 颅内高压,如大脑占位性病变、颅内出血、脑血管病变、颅脑损伤、炎症及其他增加颅内压的病变。

(2) 严重的肝脏疾患、严重营养不良等容易造成血清假性胆碱酯酶水平下降或先天性酶缺乏者,由于容易导致琥珀酰胆碱作用时间延长,因而发生迁延性呼吸抑制。

(3) 严重心血管疾病,如原发性高血压、高血压性心脏病、主动脉瘤、严重的心律失常以及心功能不稳定的疾病。

(4) 严重的肾脏疾病,嗜铬细胞瘤。

(5) 严重的呼吸系统疾病。

(6) 新近或未愈的骨关节疾病。

(7) 严重的青光眼和视网膜剥离。

(8) 严重的消化性溃疡。

四、治疗前检查和准备

治疗前医生要全面了解患者的情况,包括询问相关的病史,如高血压、肌肉骨骼创伤或关节炎,既往药物使用情况,如利血平或单胺氧化酶抑制剂、锂盐、三环类抗抑郁药、抗精神病药等。要进行全面躯体检查以及必要的实验室检查,特别是神经系统检查。严重营养不良患者,治疗前应经过一段时间的补液和补充营养,必要时鼻饲,待营养状况改善后再开始治疗。与患者和家属交流,告知电抽搐治疗的知识,消除对电抽搐治疗的恐惧情绪。介绍电抽搐治疗的疗效以及技术操作的危险性,并签署知情同意书。

治疗当天患者禁食,治疗前排空大小便,摘掉义齿,摘掉发卡和其他金属物品。

五、治疗方法

(一) 传统电抽搐治疗方法

在专门的治疗室进行。治疗室需有氧气设备、吸痰设备及必要的静脉用药,用以处理合并症。患者平躺在治疗床上,松开腰带和衣扣,两肩胛间部放一枕头,一名医生坐在治疗床头前面,两侧各有一名护士保护患者的肩、肘、髋、膝关节。施用导电剂,电极放在患者头部双颞侧(太阳穴)或单侧大脑非优势半球的顶颞侧(百会穴-太阳穴)。放入牙垫,医生用力托住患者下颌并固定牙垫,准备就绪后,用电压 70~130 V,时间 0.1~0.5 秒;或者电流 90~120 mA,时间 1~3 秒,可得到一次成功的发作。发作时,首先是强直期,大约 10 秒后,缓慢地过渡到阵挛期,整个发作持续 30~50 秒。强直期心跳停止,阵挛期心率每分钟约增加 20~30 次,可有一过性心律失常,心肌的改变是轻微、暂时的,由发作时呼吸暂停和缺氧所致。收缩压增加 50~60 mmHg,舒张压不增加,30 分钟内血压恢复正常。发作时呼吸暂停 40~60 秒,接着是短促吸气,而后变深,有鼾声,后来呼吸加快,很快恢复正常。

痉挛后,首先注意患者呼吸。作为一种安全措施,应立即按常规给予胸部按压式人工呼吸。如果患者发绀明显,应当给氧。待患者呼吸正常后,送回病房并平卧床上,密切观察防止坠床。待患者安静、合作、能够回答简单问题、认识周围环境后,才能起床活动。若患者出现兴奋或攻击性行为,应当暂时约束床上,或给予地西泮 5~10 mg 或氟哌啶醇 5 mg 静脉注射。

(二) 改良电抽搐(MECT)治疗方法

患者治疗前禁食 4 小时,治疗前常规测体温、脉搏、呼吸和血压。15 分钟后用面罩式人工呼吸器给氧 6 分钟,让其肺部储备足够的氧气,以保障自主呼吸停止后的氧气需要。

打开 MECT 治疗仪和心电监护仪,开通氧气;准备好所需药品及牙垫等。患者平躺在治疗床上,四肢自然伸直,解开裤带和领口。连接后脑电、心电、肌电,观察患者血氧饱和度和心率变化,测量电阻。依据患者体重计算麻醉药和肌松药的用量。开通静脉通道,用 25% 葡萄糖溶液 20 ml,确保静脉通畅后,依次推注硫酸阿托品 0.5 mg,用注射用水稀释至 2 ml;静脉注射 2% 硫喷妥钠(硫喷妥钠 0.5 g,用注射用水 25 ml 稀释);患者入睡后,则静脉注射氯琥珀胆碱每千克体重 0.8~1.0 mg。使用麻醉药和肌松药时,要注意观察患者血氧饱和度变化,使血氧饱和度尽量保持在 100%,待患者肌肉完全松弛后(约 1~1.5 分钟)放好牙垫,行 MECT 治疗。

电流 110~130 mA,通电 2~3 秒,患者既有发作:口角、眼轮匝肌、手指和足趾轻微抽动;有的没有抽动,只有皮肤出现鸡皮疙瘩。强直期和阵挛期难以区分,持续 30~40 秒,低于 20 秒的发作治疗效果不好。加压给氧和人工呼吸吸入后,半小时左右患者清醒,全部治疗结束。强直期治疗结束后取出牙垫,待仪器描记完毕后,取下所有电极片,使患者头部后仰,保持呼吸道通畅,根据血氧饱和度变化随时加压给氧,直到患者自主呼吸恢复,呼吸频率均匀,血氧饱和度平稳不再下降,取出静脉穿刺针,将患者送入监护病房,记录治疗情况。

治疗结束后观察 15~30 分钟,当患者意识完全清醒,无明显头痛、恶心、胸闷、心悸等不适感时,方可离开。以后患者如有以上不适速与医生联系。

六、不良反应及处理

(一) 常见症状

头痛、恶心、呕吐,不必作特殊处理,重则需对症处理。记忆力减退多在停止治疗后 6 个月内恢复,不需特殊处理。

(二) 呼吸系统症状

(1) 舌后坠:头后仰,托起下颌。

(2) 口腔内分泌物及异物:头转向一侧,吸除分泌物。

(3) 喉痉挛:加压给氧,严重者给予环甲膜穿刺后加压给氧,对无效者可静注氯琥珀胆碱 25～50 mg。

(4) 支气管痉挛：解除痉挛诱因，可用氨茶碱 0.25 mg 加入 0.5％葡萄糖溶液中缓慢静滴。地塞米松 2～5 mg 皮下或静脉注射。

(5) 肺不张：加压给氧，潮气量 800 ml/min 以上。

(三) 循环系统症状

(1) 低血压：补充血容量，给予升压药，麻黄碱 10～30 mg 静脉注射，多巴胺 20～40 mg 静注。

(2) 高血压：舒张压 100 mmHg 以上，收缩压高于基础值的 30％；改善通气，可静脉注射乌拉地尔 25～50 mg，或硫酸镁 5 ml 深部肌内注射。

(3) 窦性心动过缓：静脉注射阿托品 0.25～0.5 mg。

(4) 窦性心动过速：吸氧，补充血容量，静脉注射毛花苷丙 0.2～0.4 mg 或新斯的明 0.5 mg。

(5) 频发室性期前收缩：吸氧，利多卡因 1～1.5 mg/kg 静脉注射。以后需停止无抽搐电抽搐治疗。

(四) 消化系统症状

(1) 恶心、呕吐：需密切观察患者有无颅压增高的体征，是否有脑血管意外迹象。

(2) 误吸引起的吸入性肺炎或化学性肺炎：给予对症处理。两者死亡率极高，故术前应绝对禁食、禁水。

(五) 术后谵妄

可给予地西泮 10～20 mg 静脉注射。

(六) 疗程和频度

关于治疗疗程，学术界有不同的看法。有的人认为每个疗程为 6～10 次，有的人认为可做 10～20 次。目前国内较一致的看法是每个疗程 8～12 次。频度一般是开始时 1 天 1 次，连续 3～6 次；然后每周 2～3 次，直至治疗完成。在必要的情况下，可以每周 1 次以延长治疗时段。

第三节 心理治疗在重性精神病治疗中的作用

心理治疗是精神科治疗的必要组成部分，也是精神科医师必须掌握的基本技能。心理治疗师在同患者建立牢固的治疗联盟的基础上，帮助患者理解其问题的性质、根源及处理方法,提高领悟力,并为患者灌输改变的希望。心理治疗为患者提供了一个有效改变其不适应的行为模式的安全环境和机会,使得患者可以尝试和发展新的、适应性的行为,逐步促进患者情绪的改善、自我功能的提高和人格的成熟、完善。心理治疗存在着许多的理论流派和方法,本节将重点介绍目前国内外最主要的一些心理治疗方法。

一、心理治疗概述

(一) 基本概念

心理治疗是在治疗师与患者建立起良好治疗关系的基础上,由经过专业训练的治疗师运用专业的理论和技术,对患者进行治疗的过程;其目的是激发和调动患者改善现状的动机和潜能,以消除或缓解患者的心理问题与障碍,促进其人格的成熟和发展。

(二) 目标

心理治疗的根本目的是激发患者的潜能,以消除或缓解患者的心理问题与障碍,促进患者人格成熟。因此,缓解或消除症状是近期目标,而促进患者人格成熟则是远期目标。

心理治疗目标的确定也与治疗师的不同类型有关。行为治疗的治疗师希望达到的目标更多为外显行为的改变;认知治疗的治疗师要改变患者歪曲的认知;精神分析治疗师则要改变患者深层的心理结构。当然,不同的心理治疗方法,其适应症亦不尽相同。

(三) 心理治疗师的工作原则

1. 帮助患者自立的原则

心理治疗师要明确工作的目的是促进患者的心理成长,而不是使患者在生活中对治疗师产生心理依赖,要避免扮演患者的人生指导者的角色。

2. 客观中立原则

心理治疗师必须在治疗过程中保持客观中立的态度。心理治疗师在培训中接受自我分析十分重要,便于治疗师深入分析医患关系的性质,有利于确定中立的立场。

3. 尊重患者的原则

心理治疗师应尊重每一位患者,尊重他们作为人的权利和尊严,以真实、诚实、真诚的态度帮助患者。

4. 保密原则

心理治疗师应尊重患者的个人隐私权,在临床实践中必须严格遵守保密原则。

5. 时间限定原则

心理治疗师在其临床服务工作中(心理治疗)应注意遵守治疗时间的规定,通常个体治疗每次的会谈时间为45～50分钟,无特殊情况不得随意延长和更改会谈时间和已经约定的会谈时间。

6. 关系限定原则

心理治疗师在其临床服务工作中(心理治疗)应按照本专业的道德规范与患者建立良好的治疗关系。不得利用患者对自己的信任或依赖牟取私利,不得与患者发展专业工作以外的社会关系。

(四) 心理治疗访谈检查的特点

心理治疗是治疗师和患者平等互动的结果,治疗并没有凭空给予患者什么,只是调动和激发了患者本身的潜能,当然这要在患者有强烈治疗动机的前提下,才会有坚定的工作联盟。

在实际操作中,心理治疗访谈检查与普通医学检查有所不同,至少表现在以下五方面:

1. 检查目标

心理检查重点在于明确对方是何种人,而普通临床检查重点在于明确是何种症状,只得出以表面症状群为导向的描述性诊断。

2. 诊断与治疗关系

心理治疗中诊断与治疗不是一次完成而是层层推进的,一层表象的症状有一个方向的诊断,相应一段治疗后,一组症状得以缓解(如患者出现移情神经症时),对患者心理结构理解加深后诊断又进一步,治疗方向和内容随之调整和加深,又有新的深层心理结构内容呈现,再丰富诊断,再指向新的治疗方向,如莲花般层层递进,由远而近,由浅而深,最后诊断呈现的是一个丰满清晰的人的心理结构,目前欧洲心理动力学治疗应用的《操作化心理动力性诊断和治疗手册》反映了这一过程。而普通临床检查是诊断后立即治疗,是平面而非立体的反映问题。

3. 医患关系

心理治疗性检查强调的是医患双方共同主动参与的治疗联盟,治疗的进程和效果很大程度上取决于患者的参与程度,而普通临床检查患者是被动服从,有可能产生患者治疗依从性差、治疗关系肤浅等问题。

4. 采集资料的方式

心理治疗性检查注重收集与患者有关的所有信息,包括言语信息与非言语信息,普通临床检查则更多是症状指向性的。

5. 医生对自己感觉的反馈

心理治疗性检查非常注重对检查者自我感觉的反馈,如为何对患者产生同情、气愤、嫉妒、有趣、悲伤等的感觉,即治疗师的反移情是治疗的重要技术和载体,而普通医学检查对此不关注,亦不注重发展治疗关系。

(五) 心理动力学诊断

心理学诊断希望得到的是对人的较全面和立体的评估,否则流于表面,无法深入了解患者症状的心理机制,诊断易陷入混沌或混乱。

Glen Gabbard 在其著作《心理动力性精神病学的临床实践》中对于心理动力学诊断评估做了全面描述,其原理和视角对开展不同心理治疗均有借鉴作用。

二、心理治疗中的共同因素

(一) 治疗关系

治疗关系是治疗师与患者在心理治疗过程中产生的一种特殊的人际关系,这种关系是建立在对患者进行帮助的基础上的,患者通过这种关系中的支持性因素而发生改变,其实质是一种工作联盟。治疗关系是建立在治疗师与患者相互信任、相互尊重和平等的基础上的。

(二) 非言语技巧

研究表明,人类的言语行为和非言语行为存在不一致时,非言语行为更有助于准确地理解个体的心理活动。

1. 目光与面部表情

面部表情的改变反映了患者内心活动的变化。目光的接触与回避同样反映了患者的心理活动的改变。

2. 身体姿势的变化

身体姿势在特定的文化背景中具有特定的含义,治疗师应注意了解患者特定身体姿势的含义,会谈中身体的移动常常具有心理学意义。

3. 声音特征

患者音量的提高或降低,语速的改变等常常反映其内心体验的变化。患者谈话时的声音特征也常常反映了其个人的某些心理特点。

(三) 倾听技巧

1. 开放式提问

开放式提问是心理治疗中最有用的倾听技巧之一。以"什么""怎么""为什么"等发问,让患者对有关的问题或事件给予较为详细的回答,而不是仅仅以"是非"的形式提问。这是引出对方话题的一种方式,使对方能更多地谈出有关情况想法和情绪反应等。

2. 鼓励与重复语句

鼓励是倾听技巧之一,是指对患者所说的话仅以简短的词语进行反应,如"嗯……嗯""是这样啊""后来呢?"等来鼓励对方进一步讲下去。结合点头、目光注视等非言语行为,使患者真正感受到治疗师是在认真倾听他讲话,试图努力了解他的问题。重复语句也是倾听技巧之一,指治疗师对患者前面所说的话给予简短的重复,是鼓励对方的一种反应。重复语句表明治疗师对患者所说的话中关键词语的注意,同时,通过强调对方所讲内容的某一词语,可以引导患者的谈话向着某一方向纵深进行。

3. 对质

对患者在谈话中所讲的主要内容进行复述,即对其谈话的实质性内容的说明。目的是说明治疗师对患者所谈问题、事物的理解程度,并把患者分散说出的事情联系起来。

4. 对感受的反馈

治疗师通过表述他所理解的患者谈话中所包含的情绪体验,表达了他对患者情绪反应的理解。治疗师对患者情感体验的正确理解,有助于增进治疗关系;同时,对患者而言,可以起到鼓励其更多地倾诉自己的感受、帮助其意识并识别自己的情感、帮助其调控自己的情绪的作用。

(四) 心理治疗的设置

1. 心理治疗室的布置

心理治疗室应该给人以温馨、舒适、简洁的感觉,使患者可以很好地放松自我。治疗室的色彩应以淡雅为主,光线适中。治疗室应配有沙发、茶几或桌椅,也可以有书架等,但不宜摆放过多。心理治疗室的布置因不同流派而有所不同,如精神分析治疗,治疗室应设有用于自由联想的躺椅;家庭治疗,要有较大的空间和足够的沙发、椅子供较多家庭成员使用;音乐治疗,应配有音乐治疗仪等。儿童心理治疗室应有特殊布置,要体现儿童特点。

2. 心理治疗的约定

(1) 心理治疗的预约:在接受心理治疗之前应有预约。预约时应简单填写情况表。如果是面谈预约,同时可以签署心理治疗协议。

(2) 心理治疗的频率:心理治疗的频率一般是每周1~4次,或每月1~2次,每次45~50分钟,视不同病种、不同病期、不同的心理治疗方法而定。

(3) 心理治疗的费用:接受心理治疗要按标价付费。免费治疗无助于巩固治疗关系,也不利于强化患者的治疗动机。

三、精神分析治疗

(一) 精神分析治疗的概念和历史

1. 精神分析治疗的概念

精神分析治疗是根据精神分析的理论,运用精神分析技术,如分析阻抗、移情、反移情、梦等潜意识的心理冲突和不成熟的防御方式进行理解和调整,达到缓解症状,促进患者人格成熟的治疗目标。

2. 精神分析治疗的历史

精神分析治疗是现代西方心理治疗的最主要流派之一,它形成于19世纪末。奥地利精神病理学家、心理学家弗洛伊德广泛总结前人研究成果,并在精密的临床观察的基础上,提出并逐渐形成了精神分析理论体系。

精神分析理论诞生之后,弗洛伊德的学生又进一步发展了他的理论,形成了新的理论体系,后人根据精神分析学派理论的发展,将其分为几个阶段:

(1) 正统的弗洛伊德的精神分析理论。

(2) 新精神分析学派,又称为新弗洛伊德学派,主要指阿德勒的个体心理学和荣格的分析心理学。

(3) 后精神分析学派,又称为后弗洛伊德学派,主要包括自我心理学、自身心理学和客体关系理论等。

在弗洛伊德之后,安娜·弗洛伊德和克莱因将精神分析更多地用于儿童,极大地丰富了客体关系理论,也渐渐发展、形成了儿童精神分析治疗学,使精神分析治疗的适应年龄大大提前了。

(二)精神分析基本理论

1. 潜意识理论

弗洛伊德的潜意识理论是把人的精神活动分为三个层次:意识、前意识、潜意识,即精神结构的地形学说。其中,意识是人体心理活动有限的外现部分,是与直接感知有关的心理活动部分。潜意识是被压抑到意识下面的、无法从记忆中马上回忆的部分,通常是被社会的风俗习惯、道德、法律所禁止的内容,包括个人原始的冲动和与本能有关的欲望等。前意识是介于意识和潜意识之间的部分,略加注意,即可回到记忆和意识中来。

2. 人格结构理论

弗洛伊德用本我、自我和超我三个层次来说明人格结构。其中,本我是人格中最原始、与生俱来的部分,是心理能量的基本源泉,它是无意识、无理性的,本我奉行快乐原则,要求无条件地即刻满足。自我是在现实环境的反复锤炼下,从本我中分化出的一部分,它是现实化的本我,奉行现实的原则,是理性的、务实的,力争既回避痛苦,又获得满足。超我是人格结构中道德和准则的代表,其作用就是按照社会道德标准监督自我的行动。

3. 内驱力的学说

内驱力在精神分析理论中指产生心理活动的能量,它是一种先天决定的心理成分,当它发生作用时就产生一种心理兴奋状态,产生某种需要的感觉或通常所谓的紧张状态,并通过推动个体的活动以消除兴奋和紧张,达到满足。

4. 客体关系理论

客体这一概念是相对于主体而言的,指的是对个体心理发展影响最为重要的人,通常首先是父母或祖父、祖母辈的养育者,其次是兄弟姐妹。一个人在他成年后是否具有与他人建立信任和友好关系的能力,取决于他早年生活经历中的客体关系。

5. 性心理发展理论

通过对儿童成长发育过程的观察和回溯成年神经症患者的童年经历,弗洛伊德将个体心理发展与生理功能的发展联系在一起,认为是共有的心理发展阶段:

(1) 口欲期：0~1岁，婴儿通过口腔的味觉来感受世界和看待世界。这个时期孩子的性敏感区，或叫"快感区"是在口唇部位。

(2) 肛欲期：约2~4岁，1岁左右的孩子通常都要接受大小便的训练了，随着括约肌的发达，孩子开始能在一定程度上控制自己的大小便，当大便通过肛门时，黏膜产生强烈的刺激感，这样的感觉不仅是难受，也能带来高度的快感。

(3) 性器期：这一时期孩子的性敏感区转到阴部。这个年龄段的孩子可能会表现出对双亲中的异性有更多的亲近感，而对双亲中的同性可能会出现排斥感。从主客体关系的变化上，此期从二重关系进入了三重关系，或三角关系阶段。此外，和同性父母竞争的欲望也使孩子产生害怕被阉割的焦虑等。

(4) 潜伏期(6~10岁)：孩子此时进入一段安静的阶段，对父母及兄弟姐妹的兴趣减少，对动物、运动、学习、自然界的好奇心徒增。

(5) 青春期(10~20岁)：青春期指心理社会性发展及生物性成熟。约10岁开始发展以下功能：躯体成熟；与原始家庭内客体的心理社会性分离，建立家庭以外的亲密客体关系；性别的确定及个性的形成；认知功能的继续发展；与文化和社会价值观进行同化及适应。

6. 关于焦虑的理论

焦虑是精神分析理论中最重要的概念之一，一般将焦虑分为三类：

(1) 现实性或客观性焦虑：其威胁的根源来自外界。

(2) 神经性焦虑：威胁的根源来自本我，人们害怕自己被本能的冲动所支配。

(3) 道德性焦虑：威胁的根源是超我系统的良心，人们害怕因为自己的行为和思想不符合理想自我的标准而受到良心的惩罚。

7. 心理防御机制的理论

防御是精神分析理论中的一个重要概念，这是"自我"防御，是自我用来驱赶意识到的冲动、内驱力、欲望和想法，主要是那些能引起个体焦虑的性的欲望和攻击性表达。一般来说，防御是在潜意识里进行的，因此个体并不会意识到它在发挥作用。精神分析理论将心理防御机制分为四类：

(1) 自恋性防御机制：精神病性否认、妄想性投射、分裂作用、歪曲作用等。

(2) 不成熟的防御机制：投射认同、被动攻击、见诸行动等。

(3) 神经症性防御机制：压抑、置换、退行、隔离、反向形成、抵消、合理化等。

(4) 成熟防御机制：利他、升华、幽默等。

(三) 精神分析技术

1. 治疗联盟

治疗联盟是患者在精神分析的设置下,有较强的治疗动机,与治疗师之间建立的非神经症性的、合理的、可以理解的、和谐且牢固的关系。建立工作联盟对于维持治疗有至关重要的作用。

2. 自由联想

自由联想是精神分析最重要和常用的技术。治疗师鼓励患者尽量自由地、无拘无束地把当下进入脑海的思流讲出来,无所谓对错、是否合乎逻辑等。自由联想时患者潜意识的意念、冲突进入意识层面的概率大大增加。自由联想本身也是情绪宣泄、缓解压抑的重要途径,本身可以有治疗作用,更是治疗师进行分析工作的主要途径。

3. 移情

移情是指精神分析治疗时,患者无意识地将自己与早期的某些客体的关系或情感反应方式在治疗师身上重现,曾经的心理经历包括创伤被唤醒,生动地反映至治疗师的身上。对移情的分析和处理是精神分析治疗主要过程和载体。

4. 反移情

反移情指治疗师被患者所激发的潜意识反应及相关移情的总和。反移情包括了在分析师的人格中有可能影响治疗的一切因素。治疗师对反移情的觉察和理解也是对患者分析的重要载体。

5. 阻抗

意味着对抗,阻抗是对分析的进展、分析师和分析性方法及过程起反作用的力量,即阻碍患者自由联想、妨碍患者试图回忆和达到对顿悟的理解领会、针对患者的合理化自我及想改变的愿望起反作用的力量。阻抗也可以被理解成防御机制在治疗中的表现。从大的背景上来说,一切妨碍治疗进行和损害治疗关系的言行都是阻抗。识别阻抗并对之工作,也是精神分析主要的治疗内容。

6. 梦和梦的解析

梦是被压抑到潜意识的愿望的满足途径之一。梦可分为显梦和隐意。显梦指梦的可感知的部分,隐意指显梦背后的潜意识冲突和愿望。连接显梦和隐意的是梦的解析工作。梦的工作方式有凝缩、转移、象征和特殊表现力等。理解梦是理解患者潜意识冲突和愿望的重要途径。

7. 诠释与重建诠释

诠释与重建诠释指分析师对患者的表达和行为的潜意识意义的推断和结论,是通过分析师对患者说明、讨论来增加患者关于自己的理解。诠释使潜意识的意义、经历、模式和特定心理事件的原因能够进入意识层面。重建是指通过精神分析,将患者和他过去的环境中的重要人物置于现实的背景下,在分析过程中重新经历成长,重新体验、理解以至愈合创伤,使患者内心结构、次序得以重整,最后达到完善人格的目的。

8. 修通

精神分析中,患者由领悟导致行为、态度和结构的改变的过程就是修通。这一工作的内容包括:重复地解释,尤其是对移情性阻抗的解释;打破情感和冲动与经验和记忆之间的隔离;发掘一个行为的各种决定性因素;将患者和环境中其他重要人物置于活生生的背景下,重建过去各个时期的自我形象,最后促进反应和行为的变化。

(四) 适应症

精神分析治疗在实施之前要严格选择患者和适应症。

接受精神分析的患者大多数是神经症,患者本身有心理学头脑,能够体察自己的感情,能够运用理解而使症状缓解,有相应的治疗条件或环境支持,并有良好的医患联盟,这是开始进行精神分析治疗的重要条件。

精神分析的适应症主要有焦虑障碍、分离性障碍(转换性癔症)、强迫症、神经症性抑郁、躯体化障碍、人格障碍等。禁忌用于各种类型的精神分裂症、重性抑郁症和躁狂症。其他如冲动性障碍、严重物质依赖、犯罪和严重边缘性障碍等,精神分析的疗效有限。当然,最后还是要根据每个病例的具体情况来决定。

精神分析治疗是较难掌握的一门治疗技术,却是各种心理治疗的基础,了解并掌握精神分析治疗是十分重要的。

四、行为治疗

(一) 概念和历史

行为治疗是基于实验心理学的成果,用于帮助患者消除或建立某些行为,从而达到治疗目的的一门医学技术。行为疗法的理论来源主要有三个方面:经典条件反射理论、操作性条件反射理论、社会学习理论。行为治疗的发展是与数位学者的工作分不开的。早在1900年，美国的华生(J. B. Wastson)就提出心理学不仅仅是主观的、唯心的，而是可以学习得到的客观的行为表现。他甚至极端地认为一切行为均可通过训练得到，过分强调环境的因素。之后斯金纳发展了这一理论，提出行为分析理论。几乎同时，苏联的巴甫洛夫提出了经典条件反射理论。但是，直到1958年，Joseph Wolpe将基于条件反射理论的行为治疗技术用于神经症患者的临床治疗，才标志着行为治疗开始用于临床实践。之后，经过数代人的努力，使行为治疗成为临床应用最广泛的心理治疗方法之一。

(二) 基本理论

1. 经典条件反射理论

巴甫洛夫和他的同道提出"所有的动物和人类的行为实质上都是反射的"著名的实验，铃声这个无关刺激可以由于食物的强化作用而逐渐成为食物的信号，继而单独的铃声引起唾液的分泌。从一个无关刺激转变为具有某种信号属性的过程，就是条件反射形成的过程，也是一个潜在的新行为模式形成的过程。巴甫洛夫还研究了条件反射的泛化、辨别和消退作用，并用这些结果来解释行为的建立、改变和消退的过程。

2. 学习理论

由华生提出。他从老鼠跑迷津的实验中观察到学习的作用。他认为不论如何复杂的人类行为都是学习的结果。复杂的学习行为遵循两条规律：① 频因律，即某一行为反应对某一刺激发生的次数越多，那么这一行为反应就越有可能固定保留下来，并在以后遇到相同刺激时发生；② 近因律，即某一行为反应对某一刺激发生在时间上越接近，那么这一行为反应越有可能固定保留下来，并在以后遇到相同刺激时发生。

3. 操作性条件反射理论

由斯金纳最早提出，是根据其著名的操作性条件反射实验得出的结论。在一个以他的名字命名的斯金纳箱中，安放一根杠杆和一个食物盘。如果碰压杠杆，就会有食物落入盘子中。把一个饥饿的小老鼠放入箱中，开始可能是偶然碰到杠杆而获得食物。几次以后，小鼠便学会了主动按压杠杆，以获得食物。食物是对按压行为的奖励，因此这也是"奖励性学习"。根据同一原理，斯金纳还设计了"惩罚性学习"的实验。操作性条件反射的实验有力地说明，行为的后果直接影响该行为的增多或减少。后果是奖励性的,该行为发生频度增加,称正性强化;反之,后果是惩罚性的,则发生频度减低,称负性强化。根据这一原理,可以使行为朝预期的方向改变,逐渐建立原来没有的行为模式,进行行为塑造。

虽然以上理论略有差异,但都是以"刺激、反应"的学习过程为行为的主要解释。这些理论有实验基础,在以后的实践中亦得到证实。但是,人类行为毕竟是复杂的高级情感活动,以上理论还不足以说明所有的现象。

(三) 主要技术

1. 行为功能分析

行为功能分析指在行为治疗前对环境中和行为者本身的影响或控制问题行为的因素作一系统分析。治疗师首先要对患者的行为问题进行细致的了解和分析。患者的行为问题是属于习得的,还是由于其他的原因,比如躯体器官的病变或损伤所致。对于问题行为本身来讲是属于行为缺陷或不足,还是行为过剩。另外,还需分析周围环境怎样影响问题行为,问题行为所导致的后果与患者本身的动机、引起问题行为产生的因素有何关系等。

2. 放松训练

又名松弛训练,它是按一定的练习程序,学习有意识地控制或调节自身的心理生理活动,以达到降低机体唤醒水平,调整那些因紧张刺激而紊乱了的功能。放松训练与紧张、焦虑的情绪反应有较好的交互抑制作用,是行为治疗基本的治疗技术。常用的放松训练有渐进性放松和自主训练两种。渐进性放松又名渐进性的肌肉松弛疗法。自主训练的标准程式包括令全身有沉重感(伴随肌肉放松)、温暖感(伴随血管扩张)、缓慢的呼吸、心脏慢而有规律的跳动、腹部温暖感和额部清凉舒适感。训练时在指导语的暗示下循序进行。生物反馈仪可以帮助放松训练。

3. 系统脱敏疗法

系统脱敏是吸取了免疫学中"脱敏"的思想,由南非的精神科心理治疗师Wolpe在动物实验观察的基础上,结合全身肌肉松弛训练技术和想象暴露技术,总结出的一种基本的行为治疗技术。针对可以引起患者紧张、焦虑甚至恐惧的某种客体,采用逐渐接近,在处于全身松弛状态下的患者面前分级暴露,最后使该客体逐渐失去引起焦虑的作用。系统脱敏实施时,首先需要让患者学会评定和监测自己不适反应的严重程度或等级,然后和患者一起将引起不适的各种刺激因素收集并记录下来,根据引起不适的程度设计整理成一个层次表格,各层次之间的级差要均匀恰当,由引起最轻不适的层次开始系统脱敏;整个过程结合全身肌肉松弛训练技术和想象暴露技术,逐级脱敏。即通过想象暴露于某一等级层次的刺激因素中,在治疗师的指导下,进行全身肌肉松弛训练,使得暴露时产生的紧张感觉逐步减轻,然后再重复想象暴露,再结合全身肌肉松弛训练。经过这样的反复练习,使患者逐步适应各种影响社会功能和自身感受的刺激情境,并将新建立的反应模式转到现实情境中,以巩固疗效。系统脱敏过程一般需要8~10次,每日或隔日一次,每次需要30~40分钟。如能借助肌电反馈仪,则松弛训练进展更快。除了正常训练以外,还要给受训者布置家庭作业。最终要求受训者在日常生活环境中可以随意放松,达到运用自如的程度。系统脱敏疗法对于各种恐惧症患者效果明显。

4. 冲击疗法

又称为满灌疗法。治疗的基本原则不是使患者按轻重程度逐渐面对所惧怕的情况,而是让患者一下子面对惧怕的客体,甚至大量地与惧怕的客体接触。在治疗师陪伴的情况下,个体面对惧怕的客体,出现恐惧、焦虑反应,通过放松训练予以交互抑制,症状逐渐转轻,最终缓解。

在使用此法治疗前,应向患者认真地介绍这种治疗的原理与过程,如实地告诉患者在治疗中必须付出痛苦的代价。患者和家属同意后在治疗协议上签字,然后进行必要的体格检查,排除心血管疾病、癫痫等重大躯体疾病。冲击治疗不宜随便应用,应选择适合接受治疗的对象。

5. 厌恶疗法

厌恶疗法是一种通过轻微的惩罚抑制目标行为症状,消除适应不良行为的治疗方法。当某种适应不良行为即将出现或正在出现时,当即给予一定的痛苦刺激,如轻微的电击、针刺或催吐剂,使其产生厌恶的主观体验,从而不再有相应行为。经过反复实施,适应不良行为和厌恶体验就建立了条件联系,以后当欲实施一定行为时,便立刻产生了厌恶体验。为了避免这种厌恶体验,患者只有终止或放弃原有的适应不良行为。负性的条件不能太伤害患者,事先要取得患者及其家属的同意。厌恶疗法对于露阴症、恋物症、同性恋、酒精依赖等有一定的效果。

6. 阳性强化法

与厌恶疗法相反,阳性强化法是通过奖励来训练某种行为的出现或增加出现频度。首先要确定需要改变的是什么行为,随之确定这一行为的直接后果是什么,然后设计一个新的结果取代原来的结果。强化物可以是钱物,或是患者喜爱的某种活动、权利或赞扬。之后便是强化的实施,反复训练,巩固治疗结果。

阳性强化法对于儿童孤独症、精神发育迟滞、神经性厌食等有效。

五、认知治疗

(一) 概念和历史

认知治疗就是根据认知过程影响情感和行为的理论假设,通过认知和行为干预技术,从改变患者不合理的想法和观念即不良认知入手,改变认知结构,逐步达到缓解症状目的的一类心理治疗方法。

所谓不良认知,是指歪曲的、不合理的、消极的信念或思想,它们往往会导致情绪障碍和适应不良行为,而治疗的目的就在于矫正这些不合理的认知,从而使患者的情感和行为得到相应的改变。

认知疗法与行为疗法不同之处在于,认知疗法不仅重视适应不良性行为的矫正,而且更重视患者的认知方式改变和认知、情感、行为三者的和谐。同样,认知疗法也不同于传统的精神分析,因为它重视目前患者的认知对其身心的影响,即重视意识中的事件而不是潜意识的冲突。

(二) 基本理论

1. 认知过程

认知治疗学家认为,认知过程是行为和情感的中介,适应不良的行为和负性情绪往往根源于不良的认知结构。当认知中的歪曲的、不合理的部分被揭露出来,正确合理地再认识,并进行有效的调整,重建合理的认知系统,从而改变了患者的内心结构,这时不良的情绪和适应不良的行为也就随之得到了改善。

2. 情绪障碍

在与负性认知密切相关的情绪障碍的患者中总能发现若干认知曲解的部分,正是这些曲解的认知使患者容易产生负性情绪。识别和改变这些不良认知,无疑可以改善患者的情绪。

情绪障碍的认知模式特点,主要有以下三个方面:

(1) 负性自动想法:指患者在特定情境下自动呈现在意识中的想法,常常不经逻辑推理自动出现。

抑郁症患者负性自动想法通常围绕三个方面，称为抑郁认知三联症：① 患者对自我的消极认知，如把自己看成是有缺陷的、无能力的、被人抛弃的人，从而产生无价值感，伴有不愉快的体验。② 患者对自己经验的消极解释，常常认为自己与快乐无缘。③ 以消极的态度认识未来，未来的生活充满了挫折和失败。如此一来，消极的认知方式往往导致抑郁情绪及自我挫败的行为。

（2）认知曲解或逻辑错误：包含了系统性认知曲解。通过分析客观现实和自动想法之间的逻辑关系，就能发现这些逻辑错误：① 非黑即白的绝对性思考方式，看问题走极端，非此即彼。② 以偏概全或选择性概括，根据个别细节、个别情况对整个事件作出结论。③ 任意推断，缺乏事实依据，草率下结论。④ 过度引申，指在一个小小的失误的基础上作出关于整个人生已无价值的结论。⑤ 过度夸大或过分缩小，指夸大自己失误、缺陷的重要性，而贬低自己的成绩或优点。⑥ 内射性攻击：患者主动为别人的过失或不幸承担责任。

（3）潜在的功能失调性假设：是潜在的深层的认知结构，由早年的经历形成，支配人们的行为规则，具有相当的稳定性，且不进入意识进行审查。这部分是情绪障碍易患素质的基础，面对重大事件时易表现出脆弱性，由此派生出大量负性自动想法。

认知治疗的关键，首先要识别和改变负性自动想法，打破负性认知和情绪障碍之间的恶性循环，促进情绪和行为的改变。在此基础上进一步识别和改变患者潜在的功能失调性假设，从而改变患者深层认知结构和人格特点。

（三）基本技术

1. 认知治疗的过程

首先通过与患者交谈和让其每天记录症状出现前和发生时的想法来确定其不恰当的思维方式；接着，通过提问让患者检查其不恰当思维的逻辑基础；然后让患者考虑换一种思考问题的方式；最后，鼓励患者真实性检验，验证这些替代的新解释结果如何。

2. Beck 认知治疗基本技术

（1）识别自动性想法。自动性想法是介于外部事件与个体对事件的不良情绪反应之间的那些思想，大多数患者并不能意识到在不愉快情绪之前会存在着这些想法。这些想法已经构成他们思考方式的一部分。患者在认识过程中首先要学会识别自动性想法,尤其是识别那些在愤怒、悲伤和焦虑等情绪之前出现的特殊想法。治疗时治疗师可以采用提问、指导患者想象或角色扮演等方式发掘和识别自动性想法。

(2) 识别认知性错误。焦虑和抑郁患者往往采用消极的方式看待和处理一切事物,他们的观点往往与现实大相径庭,并带有悲观色彩。一般来说,患者特别容易犯概念或抽象性错误,基本的认知错误有任意推断、选择性概括、过度引申、夸大或缩小、全或无思维,大多数患者一般比较容易学会识别自动性想法,但要他们识别认知错误却相当困难,因为有些认知错误相当难评价。因此,为了识别认知错误,治疗师应该听取和记下患者诉说的自动性想法以及不同的情境和问题,然后要求患者归纳出一般规律,找出其共性。

(3) 真实性检验。识别认知错误以后,与患者一起设计严格的真实性检验,即检验并语难错误信念。这是认知治疗的核心,在治疗中鼓励患者将其自动性想法作假设看待,并设计一种方法调查、检验这种假设,结果患者发现,95%以上消极认知和信念是不符合实际的。

(4) 去注意。大多数抑郁和焦虑患者感到自己是人们注意的中心,自己的一言一行都受到他人的"评头论足",因此认为自己是脆弱的、无力的。如某位患者认为他的服装式样稍有改变,就会引起周围每一个人的注意和非难,治疗计划则要求他衣着不像以往那样整洁地去沿街散步跑步,然后要求他记录不良反应发生的次数,结果他发现几乎很少有人会注意他的言行。

(5) 监察苦闷或焦虑水平。许多慢性甚至急性焦虑患者往往认为自己的焦虑会一成不变地存在下去,而实际上焦虑的发生是波动的。如果人们认识到焦虑有开始、高峰和消退过程的话,那么就能够比较容易地控制焦虑情绪。因此,鼓励患者对自己的焦虑水平进行自我检测,促使患者认识焦虑波动的特点,增强抵抗焦虑的信心,这是认知治疗的一项常用手段。

(6) 认知自控法。指导或教会患者在焦虑紧张或恐惧时对自己讲"SWAP"。SWAP 是:"停下来"(stop)、"等一下"(wait)、"专心注意"(absorb)于周围环境,以及当感到比较舒服后再慢慢"向前继续"(proceed)的 4 个英文单词首字母的组合。

近期新发展起来了认知分析治疗,它的理论假设是将精神和行为活动用程序模型来解释,治疗的基本过程为:明确靶目标(可以是对外部事件的反映);检查靶目标与自己观念的一致性；评估有关境遇、个人情感表现和可能出现的后果；考虑可能的各种含义及作用并选择最佳可能；付诸行为活动；评估活动的效果，确立或修正认知的过程和目标。

3. Ellis 合理情绪治疗的基本步骤

(1) 要与患者讨论其思维方式、信念的不合理性，并逐步澄清形成的原因及过程。

(2) 要向患者说明其症状延续至今，是由于自身存在的不合理信念所致。

(3) 通过以与不合理信念辩论的方法为主的治疗技术，帮助患者认清其信念的不合理性，并使患者决心放弃这些不合理的信念，从而达到深层认知的改变。

(4) 帮助患者学习以合理的思维方式代替不合理的思维方式，以避免重复过去的模式，导致症状重现。

有学者以 ABCDE 概括以上过程，即：

A (activating events)——诱发性事件；

B (beliefs) ——由 A 引起的不良信念(对 A 的评价、解释等)；

C (emotional and behavioral consequences)——情绪的和行为的后果；

D (disputing irrational beliefs)——与不合理的信念辩论；

E (new emotive and behavioral effect)——经过治疗达到的新的情绪和行为的效果。

(四) 治疗目标

减轻和缓解症状；恢复正常的社会功能；预防复发；改善对服药的依从性；矫正继发的后果(如家庭婚姻关系、病耻感等)。

(五) 适应症

认知治疗的主要适应症为抑郁障碍，其他还可应用于治疗各种焦虑障碍、自杀行为、进食睡眠障碍、人格障碍、精神分裂症、性心理障碍、成瘾行为、心身疾病、婚姻家庭问题、儿童品行及情绪障碍等。

六、家庭治疗

(一) 概念和历史

家庭治疗是以整个家庭为对象来规划和进行治疗，属于广义集体心理治疗的范畴。家庭治疗起源于20世纪50年代,从个别心理治疗以及某些集体心理治疗等治疗形式中发展而来。Saivador Minuchin 提出了"结构式家庭治疗",而 M. S. Palazoli 则创建了"系统式家庭治疗"。

20世纪80年代以后,家庭治疗的发展有两个特点:一是更加成熟,各学派之间的交流与整合、折中的趋势越来越明显;二是与当代的认识论和社会思潮的进展相匹配。

(二) 基本理论

1. 用系统理论看家庭

(1) 人是一个自然的开放系统,是稳定状态的开放系统,为了维持组织化而进行能量交流。

(2) 家庭是一个系统,系统中各成员相互影响,互为关联;脱离系统的其他成员,不可能充分了解某一单独成员;对成员逐一了解不等于了解系统整体。

(3) 系统(家庭)组成与结构,家庭结构和交流关系对家庭成员的行为有重要影响。

2. 家庭内稳态学说

指的是家庭系统也是经由负反馈的机制而达到平衡。家庭也像有机体一样,其内部环境常保持在一个动态平衡的范围内。当家中有成员患病时,会给家庭的内稳态带来一些扰动。在经历一定时间后,家庭内部又将建立起某种新的平衡,这一平衡的利弊机会均等,需要认真加以对待。

3. 交流理论

交流理论认为交流有两个层次的特点,并且存在多元交流的现象,即对交流的交流。多元交流常常由非言语的方式如姿势、声调、表情和语调等表现出来,定义交流时交流双方的相互关系意义重大。

(三) 基本技术

1. 体验式家庭治疗

体验式家庭治疗的代表人物有 Virginia Satir、Wihtaker 等。他们认为家庭中发生的问题,是目前家庭交流中的障碍造成的,即由一种非言语信息表达的方式造成。它表现了家庭系统中的交流混乱、家庭规则不灵活和无韧性等特点。治疗就是要鼓励家庭成员间的直接、清晰的相互交流,随时从交流取得的点滴经验中不断加以总结,促进个人和家庭的成长。体验式家庭治疗的目标是使家庭更加开放、自然,更有自主性和更能体会到自己和他人的情感。

2. 策略式家庭治疗

此种治疗方式注重以一定的策略来解决家庭中存在的问题。在家庭中出现问题的原因可以很多,在治疗时治疗师主要关注的是家庭中特定的相互关系格局内的交流方式,治疗师还注重解决当前存在的问题,如给客观存在的行为重新下定义,打破引起局限障碍的反馈环路,进一步明确家庭内部的等级界限等。

3. 结构式家庭治疗

代表人物有 Saivador Minuchin。此模式认为家庭功能的失调、精神症状的产生,是当前家庭结构失衡的结果。它表现为家庭中等级地位或界线的混乱,以及家庭对发展和环境的变化适应不良。家庭治疗的主要目标是重新建立家庭结构,改变家庭成员间相互作用方式,打破功能障碍的格局。建立起家庭成员间更为清晰、灵活的界限,以产生更为有效的新的结构格局。

4. 系统式家庭治疗

该治疗方式认为,在家庭这个系统中,每个成员都有自己特定的认识模式,叫内在构想。内在构想决定了人一贯的行为模式,反过来又受行为效果影响和作用,形成一环形反馈。家庭中的某个人的内在构想和外在行为,在影响家庭中其他人的时候,又受到他人的影响。无论是正常或病态的行为,均是此循环反馈层层作用的结果。

治疗要点方面,以米兰小组为例,可总结为"假设、循环、中立"。"假设"从了解家庭时所获的信息中得出,它是对家庭进行探索的出发点,也是指向新信息的路标。它常常还是向家庭发出的一个刺激信号。"循环"指的是治疗师的一种能力,能够从连续的特定提问中,利用得到的反馈来引导自己,通过向家庭成员提问来了解和传达信息。循环提问是指治疗师请每一个家庭成员表达对另外两个或两个以上的家庭成员之间关系的看法。这种方法常常使会谈的阻力减少,又在家庭中引起各种不寻常的反应。"中立"指在家庭治疗时,治疗师在总的态度上,要用一种超然的态度保持不偏不倚。不要偏袒任何一方,不要评价好坏,不强迫改变,不深挖过去。提问的过程、交谈的过程,同时也是向家庭引入新的观点、导入新的观念、引发思考和改变的过程。

家庭治疗适用于青少年期的各种心理障碍、各种心身障碍、夫妻与婚姻冲突、躯体疾病的调试、重性精神病恢复期等。

家庭治疗的禁忌症是相对的,只有在重性精神病发作期、偏执型人格障碍、性虐待等疾病,先不考虑首选进行家庭治疗。

七、咨客中心疗法

(一) 概念和历史

咨客中心疗法是基于人本主义理论,以咨客(即就诊者或患者)为中心非指导性的心理疗法,是由罗杰斯创立。

罗杰斯不同意心理分析学派对人消极的看法,他对人有极大的信心,强调每个人的价值和尊严。他的人性观是绝对积极和乐观的。罗杰斯认为,人性的发展和生物进化一样,具有建设性的方向。他把这种方向叫作"造型倾向"。罗杰斯坚信,人是理性的,能够自立,对自己负责,有正面的人生取向;人有追求美好生活、为美好生活而奋斗的本性;人是建设性和社会性的,值得信赖,可以合作;人有潜在的能力足以有效地解决生活问题;人有能力自我导引,迈向自我实现。因此,心理治疗的目标就是"将一个具有充分潜能的人早已存在的能力释放出来"。

(二) 基本理论

1. 自我理论

"自我"是罗杰斯人格理论的核心,也是他关于心理失调的理论基础。他认为人的行为是基于其对自己的看法而定的。

罗杰斯理论中的"自我"概念与精神分析学中的"自我"含义是不同的,它不是指某种心理发展的动力,而是指对自己心理现象的知觉、理解和评价,是个人意识到的自我。但一个人对自我的看法并不一定与自己的实际情况相符,低估自己会使人自卑;高估自己会使人自傲。罗杰斯还提出"理想自我"的概念,这是个人所希望的自我形象,在自己心目中有很高的价值。理想自我和真实自我之间的差距能够作为一个人心理是否健康的指标。两者差距太大,使人焦虑不安;两者差距的缩小会使人感到幸福和愉快。

罗杰斯认为,自我概念是在个人与环境相互作用过程中形成的。最主要的是通过与环境中所出现的生命中的重要人物的交流逐渐产生自我概念。

2. 心理失调的原因

自我的协调一致是心理健康的关键。当一个人自我和经验之间出现了不一致、不协调,个体否认或歪曲经验,就会导致焦虑、自卑或对人敌视、恐惧等适应不良的状态,出现心理失调。自我不协调在心理失衡者身上有明显的表现。治疗的宗旨就是要把不协调的自我转变为协调的自我。达到这一目标的关键是治疗过程中的关系和气氛。

3. 咨客中心疗法的基本假设

该疗法认为患者在本质上是可信赖的。有不需要治疗师直接干预就能了解自己以及解决自己困扰的极大潜能,只要提供适宜的环境气氛,建立有治疗功能的良好关系,使患者体验到那些以前被自己否定和扭曲的感觉,学习接纳自己,增进自我觉察,他们就能朝着自我引导的方向成长。

(三) 基本技术

1. 建立具有治疗作用的治疗关系

从罗杰斯的观点看,平等感是良好治疗关系的特征,因为治疗师并不把其知识当成秘密,也不企图把治疗过程神秘化。患者的改变主要就是依赖这种平等关系。当患者体验到治疗师是以接纳的态度聆听他,就会慢慢学会怎么以接纳的态度聆听自己。当他们发现治疗师关心和看重他们(即使是那些被隐藏起来或被视为消极的领域),他们也会开始看重自己。当他们感受到治疗师的真诚,就会去除伪装,对自己及治疗师表现真实。

在治疗关系中,治疗师需要具有三种个人特质或态度,构成治疗关系的核心、真诚、无条件积极关注、共情的了解。要求治疗师:① 对人性正面而乐观的看法;② 注重人而不是人所呈现的问题;③ 治疗历程是关系导向,而非技术导向;④ 重视治疗师的人格与态度,而不是他的理论与技术。

2. 治疗策略

咨客中心疗法不追求特殊的策略和技术,而是把重点集中在创造一种良好的关系氛围,使得患者能够自由地探索内在感受。治疗师的最大策略就是把他自己作为一种手段,把整个人投入到关系中去,通过表现自己的真诚、关切、尊重、善解人意来创造出所需要的良好关系。

3. 常用治疗技巧

在心理治疗的时候,咨客中心疗法使用的主要技巧就是倾听技巧——开放式询问、情感反应、澄清、简洁具体、共情地回应、接纳、对峙、尊重、了解、分享、示意、鼓励、自我表露等,而很少用影响性技巧。实践中,治疗师经常会遇到患者要求给予指导、解释的压力,尤其在开始阶段,患者还不习惯这种不指导、不引路的治疗方式的时候。面对压力,治疗师一方面表达理解对方的不满;另一方面又"顽固地"不予指导。直到最后,患者终于领悟到别人的指导不起多大作用,或者不再对获得指导抱希望,而端正态度,靠自己,自己对探索负责。到了这个时候,会谈就比较有效率了。

治疗师常常是:

(1) 主动倾听、满怀热情地投入、主动认真地听:当倾诉者发现他真正被人理解时,会出现一系列变化,觉得自己终于能被人理解,消除了个人的孤寂感并表现出内心的感激之情,然后,似乎是得到了一种解脱,会谈出更多的心里话。这正是向康复转变的开始。

(2) 共情的回应:治疗师对患者的内心世界有准确的了解,如同感受自己一样,并将他感受了解到的传达给对方。当治疗师能掌握患者内心世界里的真实经验,就像患者所看到及所感受到的一样,而仍不失其自我认同的独立感时,患者的建设性改变就会产生了。

(3) 观察:治疗过程中,治疗师主要观察:① 从患者的行为包括语言与非语言的表达来寻找线索;② 从患者说话特别是所用词汇了解他的情绪状况;③ 注意患者语速的缓急和语调的高低;④ 通过患者的面部表情、眼神、手势、坐姿等了解他的内心感受。

(4) 对峙:当治疗师发觉患者的表达、认识、行为出现不一致、不协调和矛盾的地方时,向他指出并提问,以作出澄清。运用对峙的前提是已经有接纳、尊重、共情、真诚和温暖出现。否则将会威胁治疗关系,导致危机出现。

咨客中心疗法主要被用在个别治疗和集体治疗中。原则上适用于所有人,无论是正常的,或是心理有障碍的人,只是不适用于无法进行口语沟通的患者。咨客中心疗法也被广泛应用到治疗以外的领域,如以人为中心的教导与学习、亲子关系、人际关系培训以及国际关系的研究等。特别适合用在危机处理的初始阶段,也可应用在行政管理中。

八、森田疗法

(一) 主要理论概念

1. "神经质"

森田正马认为"神经质"是一种人格方面的异常或倾向,神经症患者中适合这一治疗方法的可称为"神经质",表现为内省、敏感、认真、仔细、追求完美、胆小、谨慎、做事按部就班等特点。

2. 疑病性素质基调

即害怕疾病是人类生存欲望的表现。如程度过强,则易将注意力转向自己身心一些细微的变化上,这是形成"神经质"的基础。

3. "生的欲望"和"死的恐惧"

这是一个问题的两个方面。生的欲望是人类共有的向上不断发展自己的意愿,但只要有生存,来自肉体的、心理的对死亡的恐惧就一直存在;疑病性素质很容易陷入"死的恐惧"中去,是因为生的欲望过于强烈,相应死的恐惧也越来越强。

4. 思想矛盾

即神经质倾向的人往往用"必须这样""应该如此"这样一种求全的理性优势来试图解决感觉到的身心变化,而非理性的。

5. 精神交互作用

森田认为,所谓焦虑、烦恼、躯体不适感是人类普遍存在的身心现象,但具有神经质倾向的人会从他的"疑病性基调"出发,把这种身心现象看成是异常并从理智上去极力防卫,形成"思想矛盾"。当注意集中于不适感时,会使这种感觉更加敏感,形成所谓"精神交互作用",从而使症状发展并固定下来。

6. 顺应自然、为所当为

症状的存在无法通过自己的意志马上克服,只有坦然地面对和接受,不管情绪是好是坏,以行动为准则,在症状存在的同时以建设性的态度去追求自己的生活目标,这样才能打破"思想矛盾"、阻断"精神交互作用"的发生。这种行为准则,森田称之为"顺应自然、为所当为",这也是森田疗法的治疗原则。

(二) 操作方法

1. 治疗的导入

首先选择具有神经质个性特点的患者作为对象,用森田疗法的原理对患者的症状是如何产生的做一些解释,获得患者的理解和共鸣,建立起良好的医患关系。告之森田疗法的要求,允许保留疑问。入院后(绝对卧床前)即开始限制各类活动以适应治疗设置的要求。然后可进入1～4期的治疗。

2. 治疗过程

(1) 绝对卧床期(1周):要求患者一个人在一个病室内,除吃饭、洗脸和大小便外,其余时间均卧于床上,禁止与外界接触及看书、听音乐等娱乐活动。主治治疗师每天查房一次,每次约 5 分钟,不过多地询问症状,只是鼓励和支持患者坚持下去。其目的是在安静的环境中使患者身心的疲劳能得到休息、培养患者对于焦虑等症状的忍耐力;体验烦闷心境及解脱的过程,即如果烦恼无与之相应的条件则不可能无限制地发展;激发活动的欲望以便向作业期过渡。

一般在卧床期第一天患者会感到比较舒服,第二天开始会不断地想自己的病,各种症状或烦恼都会加重。但由于患者处于与外界隔离和卧床的状态,无法逃避症状,只好让症状自行发展,发展到顶点后,症状反而会减轻。约第五天、第六天起就会感到很无聊,再持续 1~2 天就会感到很想活动,此时即可进入下一期。

(2) 轻作业期(约 1 周):仍然对患者的活动有所限制,禁止交谈和外出及过多的活动,白天可以到户外接触新鲜空气和阳光并观察周围的环境,晚上要求写日记,临睡前阅读一些枯燥的书。

(3) 重作业期(约 2 周):要求患者做一些较重的体力活,并可以阅读一些内容轻松一点的书籍,继续写日记,仍然禁止交际、游戏、无目的散步等活动。在不知不觉中养成对工作的持久耐力,有了信心的同时反复体验工作成功的乐趣。不问症状。通过行动打破思想矛盾和精神交互作用的恶性循环。

(4) 社会康复期(1~2 周):允许患者外出进行一些有目的的活动,在实际环境中巩固前三期获得的体验,为回归社会做准备。每周 1~2 次与患者交谈;修改日记;针对现时的治疗目标及存在的问题进一步深化体验,鼓励继续行动。

第六章 精神科患者的门诊、心理咨询及住院治疗

第一节 门诊工作

一、门诊诊疗

(一) 基本要求

(1) 首诊负责制。

(2) 严格执行诊断复核。

(3) 初诊及后两次复诊仍未确诊诊断者,应提交门诊部或医务科安排上级医师确诊或安排专家会诊。

(二) 初诊就诊者

(1) 明确记录陪诊者与就诊者的关系。如非直系亲属,应记录姓名。

(2) 认真、客观、准确、全面地收集病史,包括就诊者的相关资料(既往史、个人史、家族史),并做好记录。

(3) 完成血压测量、心肺听诊、神经系统初步检查及相关的实验室和辅助检查(报告在复诊前查收并粘贴)。不合作患者应加以说明。

(4) 完成精神检查的基本内容,典型的精神症状应以记录就诊者的原话为主。

(5) 根据病史和检查结果,结合国际疾病分类系统的诊断标准提出诊断。

(6) 初诊不能确定诊断者,可使用过渡性诊断,如"××状态"或"××样发作"或"××综合征"或"××待排"或"××症?"。

(7) 初次治疗的患者宜以单一用药为主,起始剂量宜低。

(8) 明确诊断者,可根据病情或患者要求给予1周以内的病假。

(9) 做好告知工作,包括初诊告知、诊疗告知等。可提出住院建议,并记录陪诊者意见,必要时请陪诊者签名。

(三) 复诊就诊者

(1) 明确记录有否陪诊者,有陪诊者应明确记录与就诊者的关系。

(2) 采集自上次门诊以来的精神方面的变化、诊疗过程、疗效及不良反应;及时记录有否躯体疾病及目前治疗情况。

(3) 有关精神检查的基本内容、典型的精神症状应以记录就诊者的原话为主。

(4) 长期服用对心血管系统、造血系统、肝功能等有潜在影响的药物的患者,应定期复查相应的血常规、肝功能和心电图,或根据需要增加辅助检查项目。

(5) 明确诊断者,可根据病情和患者的要求给予一个月以内病假。可提出住院建议,并记录陪诊者意见,必要时请陪诊者签名。

二、处方

(1) 经注册的执业医师在执业地点取得相应的处方权,并须在执业机构和药学部门、门诊部签名留样及专用签章备案后方可开具处方。

(2) 医师应当按照治疗规范、药品说明书中的药品适应症、药理作用、用法用量、禁忌、不良反应和注意事项等开具处方。

(3) 处方为开具当日有效。特殊情况下需延长有效期的,由开具处方的医师注明有效期限,但有效期最长不超过3天。

(4) 处方记载的患者一般项目应清晰、完整并与病历记载相一致。

(5) 每张处方只限于一名患者的用药。

(6) 处方字迹应当清楚,不得涂改。如有修改,必须在修改处签名及注明修改日期。

(7) 处方一律用规范的中文或英文名称书写。医疗机构或医师、药师不得自行编制药品书写名或用代号。书写药品名称、剂量、规格、用法、用量要准确规范,不得使用"遵医嘱""自用"等含糊不清的字句。

(8) 患者年龄必须写实足年龄。西药、中成药要分别开具处方,每一种药品必须另起一行。每张处方不得超过五种药品。

(9) 用量一般应按照药品说明书中的常用剂量使用,特殊情况需超剂量使用时,应注明原因并再次签名。

(10) 开具处方后的空白方应划一斜线，以示处方完毕。

(11) 初诊处方一般不得超过 7 日用量；对于某些慢性病、老年病或特殊情况，处方用量可适当延长。

(12) 药品以《中华人民共和国药典》收载或药典委员会公布的《中国药品通用名称》或经国家批准的专利药品名为准。如无收载，可采用通用名或商品名。药名简写或缩写必须为国内通用写法。中成药和医院制剂品名的书写应当与正式批准的名称一致。

(13) 药品剂量与数量一律用阿拉伯数字书写。

(14) 医师利用计算机开具普通处方时，需同时打印纸质处方，其格式与手写处方一致，打印处方经签名或盖章后有效。

(15) 开具麻醉药品处方时应当严格执行国家有关规定。

三、入院治疗

(一) 入院指征

(1) 精神症状明显或社会适应能力、生活能力明显下降的精神患者。

(2) 对自身产生或可能产生危害（如自杀、自伤、自残等）的精神患者。

(3) 对他人产生或可能产生危害（如冲动、伤人或行为紊乱）的精神患者。

(4) 对社会产生或可能产生危害的精神患者。

(5) 具有自知力的神经症及心理障碍患者。

(二) 入院程序

(1) 接诊医师根据符合住院条件的精神异常指征，可以向患者的承担医疗看护职责的监护人（下称监护人）提出住院治疗建议，经监护人同意后方可开具入院通知单。

(2) 持有区（县）以上公安部门出具"收治肇事精神患者入院通知书"（加盖公章有效），接诊医师核实后，根据病情开具入院通知单。

(3) 持有公安部门"肇事肇祸精神患者收治申请表"或"非本市户籍肇事肇祸精神患者收治申请表"（同时具有区县精防办、公安局及警署三个公章有效），接诊医师核实后，根据病情开具入院通知单。

(4) 除具有自知力的自愿住院患者外，其他精神患者均为医疗保护住院患者。自愿住院患者、医疗保护住院患者的监护人持入院通知单办理入院手续，了解"住院告知"内容并签名。

（5）持公安部门"收治肇事精神患者入院通知书""肇事肇祸精神患者收治申请表"或"非本市户籍肇事肇祸精神患者收治申请表"的患者入院，办理手续应由陪同的公安人员代为签名（包括告知内容）先予入院，待监护人来院后补办手续并签名。

（6）入院应由患者的监护人陪同并提供患者精神疾病病史。医师应告知监护人患者所在病房、床号、会客时间等注意事项。

（7）由公安部门办理入院手续的患者（有以上三种表格之一者），应先由公安部门人员陪同入院，负责提供精神异常情况，并请公安部门负责通知患者的监护人来院补办入院手续并签名以及补充病史资料。

第二节　医学心理咨询

一、组织管理

（1）医疗机构应有专职领导分管医学心理咨询工作。

（2）建立有关医学心理咨询门诊、心理治疗工作的管理制度。

（3）建立求询者登记制度。

（4）建立求询者资料的保密制度。

（5）建立医疗质量监控制度。

（6）建立治疗药品管理制度。

（7）建立相应的奖罚制度。

二、医师资格

（1）具有精神卫生专业执业资格的医师。精神疾病诊断，应当由中级及中级以上的精神卫生专业执业医师作出。

（2）非精神卫生专业执业医师，须通过国家或上海市有关行政部门指定的专业培训，并获得心理咨询师或心理治疗师资格证书。

（3）获得心理咨询师证书的非执业医师，不得在医疗机构执业，不得参与药物和心理治疗。

三、基本要求

(1) 医学心理咨询初诊咨询时间每次不少于 20 分钟。复诊咨询时间每次不少于 10 分钟、心理治疗每次一般不少于 40 分钟。

(2) 告知包括初诊告知。

(3) 咨询门诊记录卡书写应客观、准确、完整、字迹清晰。记录以原话为主，少用专业术语。

(4) 诊断原则上按 CCMD 或 ICD 诊断系统进行，也可使用过渡性诊断或"印象"(××状态、×××样发作、××问题)，确定诊断的患者应在半年内安排诊断复核。

(5) 若明确诊断为重性精神疾病(发病期)的患者，应建议监护人送到精神疾病专科门诊诊治，可建议住院治疗。

(6) 非精神卫生专业的执业医师不宜诊治重性精神疾病。

(7) 初诊代为求询者，因无法与本人接触，故不应作出诊断，不应用药。可对所提供的情况作客观地解答。

(8) 初诊求询者需精神药物治疗的，应做相应的体格检查，包括测血压、心肺听诊及相关的神经系统检查(求询者拒绝应加以说明)。必要时增加心电图、血常规等辅助检查。

(9) 明确诊断者，视病情需要可出具病休证明，初诊患者每次不超过一周，复诊患者迁延的患者每次不超过一月。代诊者不予出具病休证明。

四、咨询记录卡书写

(一) 初诊记录

(1) 求询时间： 年 月 日

(2) 求询方式：记录自来、陪诊者或代诊者(应注明关系)，必要时记录姓名。

(3) 求询原因：概括求询的主要问题和持续时间，一般不超过 20 个字。

(4) 求询内容：记明提供者(求询者本人或陪诊者、代诊者)。记录诱发因素与时间，主要问题或表现形式，以往诊疗过程。

(5) 既往史：记录成长发育情况，学习、工作情况，重要生活事件及家庭背景，婚恋史、女性月经生育史，性格爱好。

(6) 家族史：有无精神疾病史。

(7) 体格检查：(用药者需做)血压、心肺听诊、相关的神经系统检查等。

(8) 明确精神状态：意识、接触、交流情况、情感反应，有无求助愿望。突出的问题，以记录原话为主，有无精神病性症状。

(9) 诊断(印象)：诊断按ICD诊断系统作出。印象可根据本节五要求作出。

(10) 处理意见：

① 疏导、解释。

② 用药记录药名、规格、数量及用法。

③ 其他治疗：心理治疗项目等。

④ 重性精神患者可建议精神科门诊，建议住院。

⑤ 病休处理，不超过一周。

(二) 复诊记录

(1) 求询时间：　　年　　月　　日

(2) 求询方式：记录自来，陪诊者及代诊者关系。

(3) 求询内容：记明目前的主要问题，求询目的。用药后治疗情况。有否躯体方面反应。

(4) 目前精神状态：意识、接触、交流情况，本人对问题的描述，症状的变化情况。

(5) 处理：

① 疏导、解释。

② 用药记录药名、规格、数量及用法。

③ 其他治疗，病休处理1周～1月。

五、诊断(印象)

(1) 诊断根据ICD诊断系统作出。

(2) 不能明确作出精神医学疾病诊断的，可用过渡性诊断：其临床症状已进入疾病谱范围，由于病程或严重程度不完全符合诊断标准或尚未排除的其他因素，处理上基本与确诊者等同。

"疾病状态"，书写规范："××状态"。如：

① 妄想状态(偏执状态)；

② 幻觉状态；

③ 木僵状态；

④ 兴奋躁动状态；

⑤ 意识模糊状态；

⑥ 谵妄状态；

⑦ 痴呆状态；

⑧ 抑郁状态；

⑨ 焦虑状态；

⑩ 疑病状态；

⑪ 恐惧状态；

⑫ 强迫状态。

"疾病样发作"，书写规范："×××样发作"。如：

① 分裂样发作；

② 躁狂样发作；

③ 抑郁样发作；

④ 癔症样发作；

⑤ 焦虑样发作；

⑥ 恐惧样发作；

⑦ 强迫样发作；

⑧ 疑病样发作。

（3）凡不符合现有精神疾病分类诊断，也不符合各种程度精神障碍的过渡性诊断，可用"问题"表达。书写规范："××问题"。如：

① 婚恋问题：有关早恋、未婚先孕、同居、择偶、离婚、再婚、婚外恋、夫妻矛盾等问题（一般与性有关）。

② 学习问题：有关学习困难、矛盾，造成的成绩下降、逃学、学生之间冲突或与学校矛盾等等。

③ 工作问题：有关工作中的矛盾、困难以及工作不能胜任、职务变迁、下岗、转岗、重新择业、失业等。

④ 家庭问题：有关居住、经济、性格等的夫妻关系、子女关系、同胞关系、婆媳关系、妯娌关系等各种家庭矛盾（一般与性无关）。

⑤ 人际关系问题：有关同事、朋友、合伙人、同学、邻居等人际关系矛盾（指

家庭以外的问题)。

⑥ 其他问题：如教育问题：有关子女学习、生活、品德等方面。

第三节　住院病房工作

一、病历资料收集

(一) 病史来源

精神患者的病史提供应以监护人为主，也可由其他亲属、朋友、同事、邻居等人提供。自愿住院的神经症及心理障碍患者由本人提供，也可由家人或监护人参与供史。

(二) 采集病史方法及注意事项

1. 采集方法

(1) 口头询问：是采集病史主要方法。

(2) 书面介绍：即书写的方式获取资料。

(3) 调查资料：必要时由从事社会工作的精神卫生专业人员进行实地调查，这是在某些特殊情况下，获取翔实的第一手资料的重要手段。

(4) 其他资料：如患者或监护人自愿提供的日记、信件、文章、图画等。

2. 注意事项

(1) 向家属或知情人询问病史时患者不宜在场，以避免反映的情况不全面或不真实。

(2) 如实记录患者本人及亲属、同事等提供的病史，应采用记录原话的方法。

(3) 突出时间概念，如症状出现、发展、演变的时间，治疗开始的时间等。

(4) 询问病史应全面，由远到近，包括诱发因素、发病过程、适应能力、性格特征、人际关系等多方面内容。

(5) 监护人与单位对患者的疾病有分歧时，应分别如实记录于病史中。

二、病历书写

(一) 基本要求

(1) 精神卫生专业病历书写是指医务人员通过问诊、查体、辅助检查、诊断、治疗、护理等医疗活动获得有关资料,并进行归纳、分析、整理形成医疗活动记录的行为。

(2) 住院病历书写应当客观、真实、准确、及时、完整。

(3) 住院病历书写应当使用蓝黑墨水或碳素墨水。

(4) 住院病历书写应当使用中文和医学术语,通用的外文缩写和无正式中文译名的症状、体征、疾病名称等可以使用外文。

(5) 病历书写应当文字工整,字迹清晰,表述准确,语句通顺,标点正确。书写过程中出现错别字,应当用双线画在错别字上,不得采用刮、粘、涂等方法掩盖或去除原来的字迹。

(6) 病历应当按照规定的内容书写,并由相应医务人员签名。

(7) 具体参照《上海市精神卫生专业病历书写基本规范(试行)》(精卫质控〔2013〕3号)。

(二) 入院病历记录要求

(1) 一般资料:应填全,不应有空格,不应画一横,不明处应用文字记录,如"无","不详"……

(2) 主诉:突出主要表现和病程,不超过25字。

(3) 现病史:① 客观地按时间顺序记录发病诱因,起病形式,突出描述主要表现(不应用术语描述);② 多次发病应概括前几次发病的诱因,主要临床表现,诊疗过程,疗效及间歇期情况;③ 重点记录消极、冲动、出走等防护特征,生活自理情况及其他躯体疾病的治疗情况。

(4) 既往史:重点记录以往躯体疾病、传染病及脑器质性病变的发病年龄,诊疗及预后。记录药物过敏史、预防接种史和输血史。

(5) 个人史:记录出生情况,学习成绩及文化程度,工作生活及适应能力,婚恋史包括不洁性交史,女性月经史及生育情况,重点采集病前个性、人格倾向与不良嗜好。

(6) 家族史:有精神疾病家族史的资料采集尽可能完整,并在遗传表上记录。首次住院还应记录其父母、兄弟姐妹及子女的基本资料。

(7) 体格检查:应按体格检查表格上内容逐项检查,客观地记录每一项的结果,不应有空格。正常的项目应记录"无异常"。不合作患者有些项目无法完成可加以说明,但在患者合作后应及时补充并注明日期。

(8) 精神检查：应按一般情况、感知、思维、情感、意志行为等七个方面的顺序按项记录；其中一般情况应按意识、定向、仪态、接触、注意五方面书写；智能应按记忆、计算、常识、判断、理解及抽象概括能力五方面按项书写。先用术语概括，然后对答式记录，内容应与概括相一致；不合作的患者应按意识、仪态、动作行为、面部表情、言语、合作程度六个方面客观、具体地描述，患者合作后的1周内病程录上补记合作精神检查全部内容，并请主治医师审阅签名。

(9) 小结：扼要归纳姓名、性别、年龄、病程、第几次住院、入院原因、主要表现、阳性体征和主要精神症状。

(10) 初步诊断：包括精神疾病诊断和躯体疾病诊断。

(11) 签名：应清晰可辨，上级医师审阅、修改并签名。

(三) 病程记录要求

(1) 首次病程记录应在8小时内完成，归纳主要特征(姓名、性别、年龄、病程、第几次住院、主要临床表现等)、阳性体征、实验室检查和精神症状。初步诊断应根据ICD系统，进行讨论(诊断依据、鉴别诊断、治疗方案、预后)。

(2) 病程记录内容应反映精神症状的转归，治疗的观察及不良反应，更改医嘱及原因，辅助检查结果，异常检查结果的分析、处理和复查，躯体疾病变化和处理，补充病史等内容。

(3) 二级护理患者至少3天记录1次，住院6个月以上5天记录1次，1年以上2周记录1次，2年以上1个月记录1次，病情不稳定随时记录。

(4) 上级医师讨论记录：患者入院后主治医师在48小时内完成，(副)主任医师在1周内完成。记录主持者和参加医师姓名，精神检查对答式记录，各级医师分析，主持者总结，诊断必须ICD系统逐条分析依据，并作鉴别诊断，治疗方案应针对主要症状确定首选药物(包括辅助治疗)，也可提出下一步治疗方案。注意事项应根据用药和躯体情况分析防范措施。上级医师审阅、修改、签名。

(5) 上级医师查房记录：① 一级护理患者：主治医师每天1次查房记录；(副)主任医师每周1次查房记录；保护72小时以上的患者(副)主任医师应查房1次记录。② 二级护理患者：主治医师每周1次查房记录；慢性患者：主治医师和住院医师交替查房；患者住院6个月：(副)主任医师查房1次；治疗3个月仍不稳定的患者：(副)主任医师应有1次记录。③ 上级医师查房应有对答式记录及简单归纳或诊疗意见。④ 危重患者：(副)主任医师3天内每天至少查房1次并记录,抢救记录应及时、全面、时间具体到分钟。

(6) 月评估每月记 1 次。阶段小结以入院日期为准,每月 1 次,遇节假日应提前完成。慢性患者住院超过 2 年者,每 3 个月记 1 次;超过 5 年者,每 6 个月记 1 次;阶段小结应按项记录,主要内容除一般资料外还应概括入院时精神症状,入院诊断,1 月来的精神症状演变、躯体情况变化、不良反应、疗效评估、目前诊断及治疗计划等。

(7) 请假出院:应有监护人申请书或谈话记录单上说明和签名。请假出院时应记录办理人、原因和告知内容。患者返院时应记录请假出院期间的表现和治疗情况以及返院时的精神状态。

(8) 正式出院:出院前应有主治医师主持出院讨论。内容包括诊疗过程、目前病情、出院诊断、疗效评估、出院治疗和注意事项。出院 24 小时内完成出院小结。要求按项目记录,包括一般资料、入院日期、入院原因、症状、诊断、治疗经过、症状演变和目前精神状态、出院日期、出院诊断、疗效、出院带药、告知及建议。

(9) 其他:① 患者入院不足 24 小时的,自动出院者可书写 24 小时内入出院记录;死亡者可书写 24 小时入院死亡记录。② 交接班或转病区(院)应记录交班小结和接班记录,内容参照阶段小结,并注明理由、目的。③ 会诊记录:本科会诊按主任查房方式记录,请外院会诊记录参照主任查房讨论格式记录。④ 死亡小结应在患者死亡 24 小时内完成;死亡讨论应在 1 周内完成。应由科主任或(副)主任医师主持。

三、查房与讨论

(一) 入院患者讨论

(1) 患者入院 8 小时内,住院医师完成首次病程记录(包括初步诊断及讨论)。

(2) 患者入院 48 小时内,主治医师组织病例讨论,确定诊断。

(3) 患者入院 7 天内,(副)主任医师组织病例讨论作复核诊断。

(二) 出院患者讨论

由主治医师主持,住院医师参加,讨论内容包括诊疗过程、目前病情、出院诊断及疗效评估、出院治疗和注意事项。

(三) 疑难病例讨论

(1) 入院2周仍未能确定诊断或治疗有难度的患者，由（副）主任医师组织疑难病例讨论，提出诊疗意见。

(2) 诊断有争议的患者，治疗确有难度的，提交医务科组织会诊或全院病例讨论，以确诊治疗意见。

(四) 危重患者查房

(1) 自开出危重医嘱起，（副）主任医师在24小时内查房1次，3天内每天查房1次。

(2) 主治医师每天至少查房2次，住院医师随时观察病情变化并做好记录。

(3) 一般情况下抢救患者应由（副）主任医师主持，主治医师具体组织和协调，住院医师具体实施和记录。

(五) 死亡病例讨论

(1) 患者死亡1周内由（副）主任医师主持死亡病例讨论，确定死亡的直接和间接因素，应吸取的经验和教训。

(2) 做尸检、有纠纷的死亡病例，可待尸检报告后或病史启封后或结案后由医务科组织进行。必要时组织全院死亡病例讨论。

四、医嘱

(1) 开医嘱者应为执业医师。

(2) 医嘱分长期医嘱单和临时医嘱单。

(3) 长期医嘱一般有效时间在24小时以上。

(4) 临时医嘱一般为一次性执行的医嘱。

(5) 医嘱文字完整、规范，不能有空缺、空格、遗漏、涂改，杜绝错别字。

(6) 每开一个医嘱应记明日期及时间。

(7) 医嘱药物应写全名、规格、用法。自带的外配药物应有具体注明。

(8) 医嘱辅助治疗项目应注明具体次数。

(9) 医嘱检查项目应注明具体项目。

(10) 开出医嘱应仔细查对，必须准确。

(11) 取消医嘱应使用红墨水笔标明"取消"或"作废"字样并签名。

(12) 医师每开一次医嘱均应及时与护士交接，以便护士整理和执行。杜绝遗漏和差错发生。

五、辅助检查

（1）入院患者检查项目：血常规、尿常规、粪常规；生化常规：肝、肾功能、血糖、电解质等；胸片、心电图、脑电图、B超。

（2）定期复测项目：血常规、肝功能、心电图，必要时增加辅助检查项目，包括药物血浓度等。阳性报告及时复查。

（3）氯氮平周围血象测定：首次用药者必须测血常规、心电图。服药后4周内，每周测血常规一次；5～12周每两周测一次；12周后每个月测一次。必要时测心电图、脑电图。

（4）碳酸锂血锂浓度测定：服药后4周内每周测一次；5～12周每两周测一次；12周后每月测一次；维持用药者，每季度测一次。

（5）量表评定：依据临床症状可选用不同量表进行评定，一般可在用药前、中、后进行评定，以评估疗效。应用临床药物不良反应的量表进行评定，以帮助掌握用药剂量和必要的对症处理。

（6）药物血浓度测定：有条件的机构可以在应用精神药物的过程中，定期测定药物在血中的浓度，以利于控制有效治疗剂量。

六、临床用药

（一）精神用药

包括抗精神疾病药物、抗抑郁药物、心境稳定剂、抗焦虑药物。

（二）用药原则

（1）了解患者的病史特点，包括既往史及药物过敏史。

（2）掌握需应用的药物的药理作用、适应症、用量、用法及不良反应。

（3）一旦明确诊断，即可用药。

（4）首发患者以单一用药为好，宜选用作用光谱、不良反应较轻的药物。

（5）起始剂量宜小，缓慢加至有效剂量。

（6）一般宜选用《上海市基本医疗保险药物目录》（2003年版）中的甲、乙类药物为主。其他药物应根据需求予以告知。

（7）避免骤然减少药物剂量、停药和快速换药。换药宜缓慢减、停原药和缓慢加用新选药物。

(8) 合并用药应了解药物之间的相互作用，以不同结构药物合用为宜，适时调整剂量。

(9) 根据不同药物的应用，定期进行血常规、肝、肾功能、药物血浓度检测以及心电图，必要时脑电图等，检测。

(10) 用药过程中应定期评价药物疗效，注意观察记录药物不良反应，及时采取应对措施。

(11) 告知药物的用法、剂量及可能发生的不良反应。

七、其他治疗

(一) 电抽搐治疗(ECT)

(1) 了解患者的病史特点，严格掌握 ECT 的适应症和禁忌症。

(2) 取得监护人签署的知情同意告知书。

(3) 术前体检，包括心电图、胸透、相关血指标、体重，术前半小时测生命体征。

(4) 适时调整用药剂量，停用对呼吸循环有抑制的药物。

(5) 术前 6 小时禁食，排空大小便，取出假牙。

(6) 急救用品准备，包括心肺急救药品和开口器、压舌板、氧气等。

(7) 保护头部、齿及下颌，上、下肢，肩髋关节，以防肢体过度伸展。

(8) 根据不同型号的电抽搐机，准备掌握电极、电量和时间（参阅说明书）。

(9) 术后注意呼吸和意识恢复情况，防止跌伤。

(10) 一个疗程为 6~12 次，一般隔天 1 次（每周 3 次），急性期在起始时可连做 3 天。

(二) 改良电抽搐治疗(MECT)

(1) 治疗前准备同电抽搐治疗(1)~(6)。

(2) 专用治疗室，准备心肺复苏急救器材和药品。

(3) 操作人员包括精神卫生专业医师、麻醉师和护理人员。

(4) 根据患者的体重，确定麻醉药品的剂量。

(5) 通电治疗后观察面肌或足趾出现的痉挛现象，确定有效发作。

(6) 人工呼吸直至自主呼吸恢复，监护意识恢复过程，防止跌伤。

(7) 疗程同 ECT。

(三) 巩固、康复期治疗

可开展各种心理治疗、行为治疗、森田治疗、音乐治疗,包括生活技能训练、体能训练、绘画、写字、言语、作业等多方面训练,也可辅以脑功能保健、激光疗法、电磁疗法、生物反馈、电针等治疗。

八、危重患者抢救

(1) 告知:开病重、病危医嘱,同时应上报医务科,通知患者家属来院告知病情并在危重、病危通知书上签名认可。抢救过程与家属的谈话应有记录,必要时请家属签名。

(2) 科主任应在 24 小时内查房,制定抢救方案,并连续查房 3 天。

(3) 抢救工作应由科主任主持,主治医师具体组织和协调,住院医师和护理人员具体实施和执行。

(4) 值班状态应有值班医师和护理人员具体实施和执行。必要时请示医务科安排上级医师现场主持抢救。

(5) 抢救记录必须注明准确时间(如×月×日×时×分)和完整描述,包括病情变化的时间和特点,抢救用药的名称和剂量,生命体征和各类检查报告记录和分析等。

(6) 对因抢救而未能及时记录者,应在抢救结束后 6 小时内完成记录,并加以说明。

(7) 交接班应在床边进行,并在交接班记录本上签名。

(8) 凡涉及内、外等科的诊疗有疑难的患者,应及时告知家属,取得同意后,开具会诊单交医务科(紧急情况,一时联系不上家属,先由科主任决定),请相关科会诊,提出诊疗意见。

(9) 对确需转院(科)治疗者,应由科主任同意并征得家属配合下,妥善安排转院(科)治疗事宜,以确保患者在转院(科)过程中的安全。

九、医师值班与交接班

(一) 值班医师资格认定

(1) 取得精神卫生专业执业医师资格,在其所属的医疗机构临床工作一个月以上的医师可参加临床医疗值班。

（2）未取得执业医师资格的，在其所属的医疗机构临床工作的新进医师，可参加带教性临床医疗值班。

(二) 值班医师纪律

（1）值班医师必须严格执行各项规章制度、诊疗常规，坚守岗位，履行职责，不得擅自离岗、脱岗、请人代值班。

（2）遇到呼叫应立即抵达现场，不得无故拖延，不准电话处理。

（3）处理患者要认真，观察要仔细，检查要全面，治疗要及时，记录要完整，抢救要到位。

（4）调班必须向医务科说明理由，征得医务科同意和备案后执行。

（5）值班状态不准让院外人员来院会客聊天。

(三) 值班医师职责

1. 医务值班医师

（1）负责值班期间的患者收治工作。

（2）负责处理患者的疾病变化，必要时向上级值班医师报告。

（3）重危患者夜间应至少巡视一次，并做好病历记录。

（4）参与抢救患者工作，做好记录，及时开出医嘱及化验单等。

（5）每处理一次患者的病情必须做好病历记录和交班本记录，及时开出医嘱。

2. 医务总值班医师（三级机构、部分二级机构）

（1）督察病房值班医师工作状态，了解值班医师处理患者情况。

（2）必要时知道病房值班医师处理患者的精神疾病和躯体疾病。

（3）主持重危患者的抢救工作，决定请会诊或转院，负责与家属谈话。

（4）每处理一次患者均应记录在值班本上。

3. 医务备班医师（三级机构、部分二级机构）

（1）值班状态必须保持通信便捷、畅通，以便随时取得联系。

（2）负责指导下级医师处理疑难、重危患者的诊疗或抢救工作。必要时亲临现场主持临床工作。

(四) 交接班工作

（1）值班医师交接工作应按各级医疗机构制定的制度严格执行。

（2）节假日、双休日，上一班与下一班值班医师应在上午上班时间进行交班本交接。

（3）值班医师应在当天下班前巡视各病房一遍，了解患者情况，并在交班本上签名。

（4）如有重危患者，值班医师应在下午下班前参与床边交接班，了解病情和处理情况。

十、出院

(一) 请假离院

（1）病情相对稳定，由于节、假日或外出就诊，或家庭内部特殊情况，或作为正式出院前的观察，可予请假离院。

（2）由具有自知力的自愿住院患者或患者的监护人提出书面请假离院要求和理由，经主治医师评估同意，方可请假离院。

（3）住院医师必须完成请假离院记录，说明请假理由及离院期间用药和注意事项。在告知书或谈话记录单上记载谈话内容、注意事项责任认定，由自愿住院患者或监护人签名后方可请假离院。

（4）患者返院时，住院医师应及时了解患者请假离院期间的疾病状况和治疗情况，并在查房后完成病程记录。

(二) 正式出院

（1）患者病情稳定，经主治医师评估认为可以出院，即可通知自愿住院患者或监护人前来办理正式出院手续。自愿住院患者或监护人应在2周内完成出院手续。

（2）自愿住院患者或监护人提出出院要求，而经主治医师评估认为未达出院标准，应根据患者的疾病情况，告知继续治疗的必要性。对仍坚持要求出院者，应当提出书面申请，并在告知书或谈话记录单上记录向自愿住院患者或监护人说明理由、病情、治疗要求、注意事项、责任认定，由自愿住院患者或监护人签名后方可办理自动出院手续。

（3）出院时，在主治医师主持下完成出院讨论并签名。出院小结应在患者出院后24小时内完成。

（4）出院带药量不超过2周，各类药物品种不超过5种。

（5）及时完成病史首页填写、病史整理，按时归入病史室存档。

（李秀英、汪　玥）

第七章　精神专科医院与综合医院相关专业科室区别

第一节　精神卫生专业机构的范畴和种类

一、卫生系统的专业机构

（一）机构设置和管理

由各省（自治区、直辖市）、地区、县分别设置，各机构归属的卫生行政部门管理。

（二）机构的名称

省（自治区、直辖市）级机构大部分以"××省（自治区、市）精神卫生中心"命名，也有直接以精神病医院命名，如：山东省精神病医院。有的以脑专科命名，如：南京、广州等地就是以脑科医院命名。但是有的省（自治区、直辖市）以类医学或非医学名称命名，如：北京安定医院、深圳康宁医院、浙江省立同德医院、北京回龙观医院等。也有的地区统一以第×人民医院冠名，如：大庆市第三医院。以上各类命名的目的都是为了减少患者以及家属的就医顾虑，实际上这些医院在当地民众的知晓度都很高。

（三）服务对象

面向所有的人群，与其他各类医院一样，就医者享受基本医疗保险待遇，对重症患者还可以享受"精神病大病医疗保险"待遇。

二、民政部门的专业机构

（一）机构设置和管理

由各省（自治区、直辖市）、地区、县分别设置，各机构行政管理归属民政系统，医疗业务接受卫生部门督导。

（二）机构名称

绝大部分为省级或地区级的医院，医院名称就直接以省、市、地区"××省（市）民政精神病医院"命名，如：上海市民政第三精神病医院。

（三）服务对象

专门为民政救助对象等人员中的精神患者服务，享受民政基本的医疗救助待遇。

三、公安部门的专业机构

（一）机构设置和管理

由各省（自治区、直辖市）、地区分别设置，各机构行政管理归属公安系统，医疗业务接受卫生部门督导。

（二）机构名称

绝大部分为省级公安部门管理的医院，医院名称就直接以省、市、地区"××省（市）安康医院"命名，如：上海市安康医院。

（三）服务对象

仅对确诊为精神病的、犯有严重刑事犯罪事实的患者进行监管治疗。

四、部队专科医疗机构

（一）机构设置和管理

由部队机关设置，各机构归属军队系统，医疗业务接受军队和卫生部门共同督导。

（二）机构名称

按部队医院惯例命名，如：102医院。这是军内外有名的专科医院。

（三）服务对象

除了为军队中的精神患者服务，也对民众开放服务。

五、企业专科医疗机构

（一）机构设置和管理

由企业或与企业所在地政府共同设置，大部分机构归属企业（如大庆油田、胜利油田等）系统管理，有的在医院里设立精神科，医疗业务接受卫生部门督导。

（二）机构名称

按企业或企业所在地名称命名，如：大庆油田总医院集团让北医院精神科，胜利油田中心医院精神科。

（三）服务对象

除了为本企业职工或家属中的精神患者服务，也对民众开放服务。

六、非公立专科机构

（一）专科医院

一般分为营利性和非营利性两类，营利性机构大部分由民营企业举办，也有的直接独资举办，如：温州康宁医院等。非营利性机构一般挂靠或直接由非营利性社团（心理学会等），作为心理学会属下的专科医院，如：上海康平医院等。非营利性医院接受卫生行政部门的管理，政府除不直接注资外，管理考核运营与公立医院一样，诸如工作人员工资总额等，也需要卫生管理部门核定预算审批方可执行。

（二）专科康复站

20世纪80年代，精神科专科床位严重不足，为了保证正常的住院床位周转，切实解决需要长期住院患者的突出问题，有一些专科机构直接在院外举办病房，有的成立独立运作机构，以后随着医院扩建、新建，床位紧缺的矛盾基本缓和后逐渐退出或关闭这些机构。在政府部门的支持下，当时有一部分机构由个人独资或合资举办，住院患者可以享受医保待遇，为解决需要长期住院维持治疗的精神病患者住院难做出了贡献。这些机构接受卫生部门的专业考核，目前随着专业管理规范，有一部分不适合继续作为专业医疗机构的逐渐关闭，有些举办在其他医院内的机构继续在运营。

第二节　综合医院内专业科室形成历史和现状

早在20世纪80年代末90年代初开始，随着精神医学服务的发展，精神科专业医疗机构的服务从患者逐渐扩展到普通人。尤其是随着社会环境的变化、生活水平的提高、平均寿命的日趋增长，人们对自己的健康越发关注，稍有身体不适就往医院跑,其中相当一部分人(70%)的身体并无大碍,虽然经过各种仪器设备的反复检查未发现明确的异常,可是依然凭着自己的想象(感觉),坚信自己的身体有病。有的医生小心翼翼地建议这些乐此不疲跑医院的患者去精神科专业医疗机构就诊,常常招致医疗纠纷,认为医生把自己当成精神病看了。

其实,这主要缘于世俗社会对精神科的偏见,使得前往就诊的患者无形中承受了很大的心理压力。当时上海、昆明、武汉、广州、成都、南京、北京、深圳、杭州等精神科学术、诊疗水平较前沿的城市,或将原来的精神病医院更名为精神卫生中心、××市第×人民医院、脑科医院、安定医院、康宁医院、××医学院第×医院,目的就是让前往就诊的患者和家属减轻顾虑。因为国人普遍对心理疾病不太敏感,有的地方干脆以心理医院作为医院的名称,并且在精神科专科的前提下附带开设了内科等其他综合医院的业务,为患者"遮人耳目"的一番苦心发挥到了极致。即使在这样的情况下,依然还有很多患者排斥去这些穿了"马甲"的精神科专业机构就诊。

针对这个情况,大约在20世纪70年代(以上海为例),就曾经在二、三级综合医院中通过在内科(神经科)的医生中定向培养精神科兼职医生,采取集中培训,专门到精神科进修的方式,为这些医院培养了一批具有精神科专业技能的医生。可惜的是大部分的医生在回到原科室后依然主要从事本来的专业,仅有个别的三甲医院(如上海市第一人民医院心理科、瑞金医院心理科)成立了相关的专业科室,但都限于门诊业务,而且基本以药物干预为主,仅开展少量专门的心理治疗业务。80年代中期开始,上海率先在全市部分三甲医院开设了精神科、心理科、心身科等,但都以门诊的形式开展业务。90年代后期全市大部分二、三级综合医院开设了专门的精神科专业门诊,至今依然保持着正常的业务。90年代初开始,上海同济医院率先在全国综合性医院内开设了心身科病房,至今在国内依然是仅存的在综合性医院作为医院优势学科,设立以精神科医生为主的涵盖精神卫生业务的专业科室。

在20世纪90年代上海等地结合医师继续教育培训的方式,对综合性医院的临床医生开展精神科专业培训,对于非精神科医生鉴别常见的心身疾病(以躯体化障碍为主要表现的神经症患者)有较大的帮助。由于仅限于理论课为主,缺乏精神科临床实习经验,仍然有提高的空间。从上海综合性医院精神卫生业务发展的起起落落,可以窥见我们国家在力推精神卫生服务方面的大致情况。

本章节主要是让我们心理咨询师知道综合性医院精神卫生专科与精神科专业机构的不同，对于曾经或正在综合性医院就诊的对象所接受的治疗方式有所了解。当我们对那些需要精神科专业干预的疑似重性精神病患者，而家属或本人又不愿意到专科医院接受专业干预的情况，咨询师在转介这些对象到综合医院门诊就诊一定要慎重！因为对于自杀、伤人、丰富的幻觉、严重的妄想症状等疑似重性精神病患者，基本上都需要在住院环境下的专业治疗才能获得较理想的效果，所以在转介这些咨询、治疗对象的时候需要慎重告知建议。

第八章 精神疾病相关法律与实践

第一节 吸毒认定

吸毒成瘾属于精神医学的范畴,从这个意义上说吸毒者既是患者,同时又是违法者。吸毒导致的精神病性症状是患病的表现,而吸毒成瘾行为本身又是违法行为。既然违法就应依法处理,这就涉及怎样对吸毒人员是否成瘾的认定。由于吸毒成瘾现象是从20世纪末开始在我国逐渐蔓延增多的,为了预防和惩治毒品违法犯罪行为,保护公民身心健康,维护社会稳定,《中华人民共和国禁毒法》由中华人民共和国第十届全国人民代表大会常务委员会第三十一次会议于2007年12月29日通过,于2008年6月1日颁布施行。共计7章71条。

根据《中华人民共和国禁毒法》,公安部和卫生部联合制定《吸毒成瘾认定办法》。该办法经2010年11月19日公安部部长办公会议通过并经卫生部同意发布,自2011年4月1日起施行。为规范吸毒成瘾认定工作,科学认定吸毒成瘾人员,依法对吸毒成瘾人员采取戒毒措施和提供戒毒治疗提供了依据。

随着卫生行政机构名称变更,以及执行过程实践遇到的问题,对原办法中的部分内容进行了修改。经2016年11月22日公安部部长办公会议通过并经国家卫生和计划生育委员会同意的《关于修改〈吸毒成瘾认定办法〉的决定》,自2017年4月1日起施行。

关于吸毒的认定,目前的程序:

一是公安部门负责收集吸毒行为和吸毒经验证据(生物检测结果报告),具有吸毒成瘾认定资质的医疗机构对疑似对象进行体格、精神检查,有戒断症状或者有证据证明吸毒史,包括曾经因使用毒品被公安机关查处、曾经进行自愿戒毒、人体毛发样品检测出毒品成分等情形,出具是否成瘾的认定报告。

二是疑似吸毒成瘾人员,曾经因使用毒品被公安机关查处吸毒成瘾人员具

有下列情形之一的,由公安机关认定其吸毒成瘾严重:

(1) 曾经被责令社区戒毒、强制隔离戒毒(含《禁毒法》实施以前被强制戒毒或者劳教戒毒)、社区康复或者参加过戒毒药物维持治疗,再次吸食、注射毒品的;

(2) 有证据证明其采取注射方式使用毒品或者三次使用两类以上毒品的;

(3) 有证据证明其使用毒品后伴有聚众淫乱、自伤自残或者暴力侵犯他人人身、财产安全等行为的。

由于吸食毒品后会出现各种精神症状,有的患者本人或家属会首先找到心理咨询师寻求帮助。一般来说戒毒过程并不难,就是生理戒断症状经过戒毒机构治疗可以做到。难的是心瘾很难戒除,这也是吸毒人员屡戒屡吸的重要原因。因此,心理援助应该在生理戒毒完成的基础上进行,对延缓和预防复吸有肯定的效果。

第二节 司法鉴定

精神病司法鉴定一般指司法精神病学鉴定。

司法精神病学是临床精神病学的一个分支,涉及与刑事、民事和刑事诉讼、民事诉讼有关的精神疾病问题,其主要任务是对涉及法律问题又患有或被怀疑患有精神疾病的当事人进行司法精神病学鉴定,为司法部门和法庭提供专家证词和审理案件的医学依据。

一、刑事责任能力

责任能力评定的法律依据《刑法》第一十八条,其中明确规定:"精神患者在不能辨认或者不能控制自己行为的时候造成危害结果,经法定程序确认的,不负刑事责任。""尚未完全丧失辨认或者控制自己行为能力的精神患者犯罪的,应当负刑事责任,但是可以从轻或者减轻处罚。"以上明确规定了评定精神患者作案时的责任能力状态必须具有两个要件:一是医学要件,即必须是患有精神疾病的人;二是法学要件,即根据其实施危害行为时精神症状对其辨认和控制能力的影响。关于不能辨认和不能完全辨认的法律定义,最高人民法院《关于贯彻执行中华人民共和国民法通则若干问题的意见(试行)》第五条规定:"精神患者(包括痴呆患者)如果没有判断能力和自我保护能力,不知其行为后果的,可以认定为不能辨认自己行为的人。"因此，评定时首先要明确精神疾病的诊断，并判明其实施危害行为时所处的疾病阶段以及疾病的严重程度，综合分析其辨认能力和控制能力的影响，作出责任能力评定。

（一）刑事责任能力

精神患者如果处于疾病的发作期且危害行为与精神症状直接相关，丧失了对自己行为的辨认或控制能力，可以评定为无刑事责任能力。

（二）限定刑事责任能力

我国《刑法》规定，尚未丧失辨认或控制自己行为的能力的精神患者犯罪的，应当负刑事责任，但是可以从轻或减轻处罚。即患者在实施危害行为时，辨认或控制自己行为的能力并未完全丧失，但又因疾病的原因使这些能力有所减弱的，评定为限定刑事责任能力。精神患者如果处于发病期，但危害行为与精神症状不直接相关；或间歇期缓解不全，遗留不同程度后遗症的，在这些情况下实施危害行为，其辨认能力或控制自己行为的能力削弱，应评定为限定刑事责任能力。

（三）完全刑事责任能力

民事行为能力是民事主体独立地以自己的行为为自己或他人取得民事权利和承担民事义务的能力。精神患者因涉及其民事法律问题的案例近十年来呈明显的增加趋势。常见的案例涉及患者的婚姻能力，如在离婚案件中患者是否有能力参与离婚诉讼；财产处置及继承能力，如患者是否有能力处置自己的房产或继承其他人的财产；遗嘱能力，如患者生前所立遗嘱是否有效；劳动合同能力，如患者自己提出辞职申请，且被单位采纳辞退，写辞职申请时的行为能力如何等。这些都归属于患者的民事行为能力范畴。

1. 民事行为能力评定原则

精神患者，由于受疾病影响，其正确判断事物的能力可能受到不同程度的影响，使其在民事行为中正确地表达自己意思并理智地处理自己事物的能力受损，即影响到正确表达自己的意思。因此，依我国《民法》第一十三条规定："不能辨认自己行为的精神患者是无行为能力的人，由他的法定代理人代理民事行为。不能完全辨认自己行为的精神患者是限制民事行为能力的人，可以进行与他的健康状态相适应的民事活动，其他活动由他的法定代理人代理，或者经他的法定代理人的同意。"因此，对精神患者行为能力评定的总体原则，是精神患者疾病的不同疾病阶段及严重程度，看其是否具有独立判断是非和理智地处理自己事物的能力分别评定为有行为能力、限制行为能力和无行为能力。但在具体的案件中,对精神患者的行为能力的评定实际上包含了两类情形,即一般民事行为能力和特定民事行为能力,在这两种行为能力评定中,运用上述原则时,着重点应有所区别。

2. 一般民事行为能力

这是指在精神患者尚未涉及某一具体民事行为时,经其利害关系人申请,经法院受理、委托,对其行为能力进行评定,并经法院判决认定宣告。这常见于因患者的家人或家属对患者的遗产可能的处置行为或因监护抚养问题向法院提出申请要求对患者的行为能力做出评定。这实质上是对该精神患者广义的行为能力评定,因为一旦宣告某人为精神患者无行为能力,则将意味着其后的所有"民事法律行为"无效,直至其行为能力恢复。而其行为能力的恢复需要再鉴定、再宣告。所以对此类行为能力的鉴定一定要慎重。

(1) 评定原则:根据评定时患者精神障碍所处的阶段、损伤的严重程度、疾病对其一般意志行为可能产生的影响的一种推定式的行为能力评定。在评定时对其所患精神障碍在今后相当一段时期的可能发展状态做出充分的估计,注意保护精神患者的合法民事权益。一般说来,处于疾病发展阶段或严重阶段评定为无行为能力或限制行为能力;疾病处于缓解不完全阶段(或不完全缓解期)为限制行为能力;疾病处于完全缓解阶段为完全行为能力。

(2) 注意事项:在对精神患者进行一般民事行为能力评定时,在应用上述原则时,需要注意:查清患者目前所处精神障碍的疾病阶段,因为这是推定式判断的重要依据;分析目前疾病症状对整体精神功能的影响,特别是在疾病的发展阶段,因为精神患者即使在疾病的发展阶段,也并非对周围环境中发生的事物都完全丧失辨认和处理能力。有时评为限制行为能力更为有利,有利于保护精神患者的合法权益。在此情况下,如果该患者涉及具体某一民事行为时,依《民法》第一十三条规定而再行鉴定,确定此时患者是否能够具有相应的民事行为能力。

3. 特定民事行为能力

在精神患者民事行为能力评定中,大部分属于此类,包括:精神患者已经实施完成的某一民事行为时的行为能力,如生前或现已立的遗嘱或已完成的财产公证、已签约的合同或已提交的辞职报告等;即将进行的某一民事行为能力,如离婚诉讼、出庭作证、财产分割或处置等。

(1) 评定原则：此类行为能力评定的特点是针对某一明确的具体的民事行为时的行为能力评定，因此评定时重点是考察患者对这一具体的民事行为是否具有真实的意思表达，即对该事物的判断、理解、处置能力。

(2) 注意事项：此类评定时精神患者所处的疾病阶段仅作为分析病情可能对其意思表达影响的参考标准，疾病的阶段不能作为评定某一具体民事行为时的行为能力标准；评定时要对具体的已完成的或即将进行的民事行为作具体分析，查明患者的意思表达是否由于疾病某一症状而影响了其真实的意思表达能力，即影响了他对该民事行为的判断、理解和处置能力，如受到妄想的直接影响，或即使处于疾病缓解阶段，但其处置行为也可能受到其病情的影响。

(四) 其他相关法律问题

1. 性自我防卫能力

女性精神患者，常容易遭受性侵害。对精神患者的性自我防卫能力的评定，要结合精神患者病情的严重程度和其对该性行为的实质性辨认能力。一般来说，精神障碍处于疾病的发展阶段或严重阶段，评定为无性自我防卫能力；精神障碍处于不完全缓解期或缓解不完全阶段，要结合性行为事件的过程及患者对该性行为的实质性辨认能力确定其性自我防卫能力，可评定为无性自我防卫能力、性自我防卫能力削弱或有性自我防卫能力；精神障碍处于完全缓解期，对性行为有辨认能力时，评定为有性自我防卫能力。

2. 精神损伤

精神患者人身损害赔偿案，近年来在法医精神病鉴定实践中逐年增加。大多数精神患者的起病形式是缓慢隐袭起病，起病没有明显的心理和环境刺激因素，但也有一些患者是在遭遇外界强烈的心理刺激后，即在一定的生活事件作用下急性或亚急性起病，如打架纠纷、被处罚、惊吓等，这就有可能导致民事纠纷。即在患者起病后，或经过相当一段时间后，患者的家人或亲属就患者的精神障碍与其生活事件的关系提起人身损害赔偿诉讼。

(1) 精神损伤与生活事件：现阶段，对于精神损伤与生活事件的关系及精神损伤程度的鉴定尚缺乏统一的标准和相应的法规，因此在法医精神病鉴定实践中关于精神损伤与生活事件的关系有许多不同的描述，有以因果关系描述为直接因果、间接因果和无因果关系；有以相关关系描述为直接相关、间接相关和无关。在精神障碍与生活事件关系的鉴定中也存在同样不同的描述，而不同的描述可能导致不同的司法审判结果,即产生不同的民事赔偿责任。精神障碍疾病的性质归属是一种原因未明的内因性精神疾病,它不同于应激障碍;有些生活事件的心理刺激性并不强烈,精神障碍的疾病过程中,也缺乏对该生活事件的心理反应色彩,或病愈后回忆当时生活事件也未有强烈的情感体验;虽在强烈的精神刺激因素下起病,但随着疾病的发展,病态的内容与心理刺激因素逐渐失去联系性,精神障碍的症状愈加突出。因此,在现阶段对于生活事件与精神障碍关系的界定上,以诱发因素来描述生活事件与精神障碍的关系较合适。

(2) 评定时要从以下几个方面考虑:首先,要明确查清生活事件即心理刺激前被鉴定人是否完全正常。某些精神患者是缓慢、隐袭起病,开始可能表现为个性改变,学习、工作能力下降,甚至思维上有明确的精神病性症状,不易被当事人觉察。若生活事件前确实完全正常而且该生活事件与该患者的发病有密切的时间联系,可评定为该事件是其精神障碍发病的诱发因素。其次,若生活事件发生时,被鉴定人已处于精神障碍的病程中,要确定该生活事件是否加重了精神障碍病情,除要查明该生活事件与精神障碍病情加重有无密切的时间联系,还要确定其加重的疾病症状的内容与生活事件有无密切的联系,即有无事件的关联性,方可评定该生活事件是否加速了被鉴定人原有精神障碍的发展。

(3) 注意事项:评定中要注意区分生活事件的心理刺激因素的强弱,有些是在受到明显而强烈的心理刺激后出现精神障碍,有些刺激因素并不强烈,为一般性的、人们经常遇到的心理刺激因素;有一些看似心理刺激因素的生活事件其实是患者病态行为的结果,是患者对环境适应不良的结果;有些患者在明确的心理刺激因素作用下起病,但距离患者起病时间较远,其生活事件与起病缺乏明确的时间关联。另外,在鉴定中要注意对心理刺激因素进行具体分析,有些是评定某单一的心理刺激因素与精神障碍的起病的关系;有些是评定同时几个互不相关的心理刺激因素与精神障碍起病的关系;还有些是评定同时几个互为因果关系与精神障碍起病的关系,对于这些,在鉴定实践中我们要有区别对待。

二、各类精神疾病法律能力的评定

1. 精神分裂症及其他精神病性精神障碍

精神分裂症患者违法行为占司法精神病学总数的第一位。一般来讲,精神分裂症患者在疾病发作期出现违法行为,且作案行为与精神疾病直接相关时,评定为无刑事责任能力；处于发病期，但作案行为与精神症状不直接相关，或不完全缓解期及残留期评定为限定刑事责任能力；处于稳定缓解状态者评定为完全刑事责任能力。

作案动机是一个较为重要的参考因素。在幻觉妄想即"病理动机"支配下作案评定为无责任能力；现实动机支配下作案一般评定为完全责任能力；有的既有现实因素，又有病理成分，一般评定为有（部分）责任能力；有的作案没有明确动机，如一青年男性精神分裂症患者将路过其门前的一名未曾见过面的小学生一刀杀死，鉴定时他自己也说不清为什么这样做，不明动机事实上是丧失了辨认和控制能力，评定为无责任能力。

行为能力的评定原则和责任能力的评定原则大体上相同。

偏执性精神障碍等精神病性精神障碍的责任能力、行为能力及其他相关能力的鉴定可以参照精神分裂症的鉴定原则进行。

心境障碍中抑郁症患者的暴力行为近年来受到国内外学者的重视。抑郁症患者可发生所谓的"扩大性自杀"，是由于患者存在强烈的自杀观念，又出于对配偶或子女处境的同情和怜悯，认为自己无能为力和不忍心遗弃亲属，因而在自己自杀前杀死亲属而后自杀。在责任能力评定上，具有抑郁妄想综合征的抑郁患者对自己的行为往往丧失辨认能力，一般判定无责任能力；而具有焦虑症状（或激越性）的抑郁患者对自己的行为往往具有辨认能力或辨认能力下降，一般应视为有责任能力或限定责任能力。

2. 脑器质性精神疾病、躯体疾病及精神活性物质所致精神障碍

脑器质性精神疾病、躯体疾病所致精神障碍在临床上表现为急性脑病综合征，主要表现为意识障碍，丧失了对自身行为的辨认和控制能力，出现违法犯罪时，评定为无责任能力。

脑器质性精神疾病、躯体疾病所致精神障碍也表现为慢性脑病综合征和精神病性症状，表现类精神分裂症、抑郁状态、类躁狂状态，达到精神病性程度，如果作案行为与精神疾病直接相关时，评定为无责任能力，程度较轻的评定为有（部分）责任能力；表现为人格改变者评定为完全责任能力，部分从轻评定为有（部分）责任能力；表现为智能障碍者参照精神发育迟滞评定责任能力。

精神活性物质所致精神障碍常见形式为酒精所致精神障碍。急性酒精中毒后由于出现意识障碍，辨认和控制能力均受到损害，容易出现违法犯罪行为。普

通醉酒状态评定为完全责任能力,因为在饮酒前被鉴定人就应预见饮酒后可能出现的后果;复杂性醉酒一般评定为有(部分)责任能力。酒精中毒性脑病、酒中毒性妄想症、酒中毒性幻觉症等,由于其病情达到精神病性程度,参照精神分裂症鉴定原则进行评定,一般评定为无责任能力和无行为能力。

3. 精神发育迟滞

精神发育迟滞在我国司法精神病鉴定中居第二位,仅次于精神分裂症。精神发育迟滞患者辨认和控制能力削弱,容易接受暗示和教唆而犯罪,也容易受到人身侵害。女性患者常因被强奸或诱奸而要求鉴定其行为能力和性防卫能力,以明确施加侵害的犯罪嫌疑人的法律责任。一般参照智商结果予以评定。智商在 34 分以下者为无责任能力,35～49 分者评定为有(部分)责任能力,智商在 50～69 分者评定为完全责任能力。行为能力评定原则大体相同。应该指出的是,智商测定不应是我们评定责任能力和行为能力的唯一依据,应结合生活、学习和工作能力综合评定。

4. 人格障碍和性心理障碍

狭义的人格障碍指反社会性人格障碍。反社会性人格障碍者缺乏正常的道德伦理观念,行为具有冲动性,容易出现违法犯罪行为。生物学研究发现这类人的大脑成熟延迟,皮层警觉性低下,脑电节律变慢,表明脑功能不良。但在绝大多数情况下他们对自己的行为仍有充分的辨认能力;而且人格障碍的程度越严重,反社会性就越强,对社会危害性越大,医疗措施难以奏效,必须给予强制性处罚措施,一般评定为完全责任能力。对曾有脑部疾病病史和脑损伤病史、脑电图或脑影像学检查有明显异常者,可以酌情评定为有(部分)责任能力,但应严格掌握。

各类性心理障碍者一般现实检验能力并未受损,未丧失是非辨别能力,对自身的所作所为能够清楚地评价,一般评定为完全责任能力。恋尸症、性施虐症等,因其社会危害性较大,法律上往往从重处罚。

第九章 精神异常者的应急处置

第一节 精神异常者的处置原则

在我们日常工作或生活中经常会遇到疑似精神患者的情况,作为心理咨询师常常是首先求助的对象,那么我们如何妥善指导、协助处理这些情况呢?

一般人们在社区、企事业单位、学校、公共集散场所(机场码头、乘坐交通工具、影院剧场、展览、聚会……)等人流较多的情况下,尤其是在陌生环境里也会有拘谨感。而对于那些已经有精神异常者来说,承受外界影响的能力下降,应对突如其来的环境变化进行自我调整的能力显然也是不足的。这时候发生急性精神异常的概率会明显增加,这就需要我们及时对这些有行为异常的疑似患者收集"风险证据"并进行危险性分级评估和鉴别,迅速做出相应的处置建议。那么哪些是紧急状态呢?对于扬言或实施自伤、伤人或对财物进行打砸的就称之为紧急状态。

一、如何进行风险评估

根据原卫生部疾病控制局 2010 年 4 月颁布的《重性精神病管理治疗工作规范》(以下简称《管理规范》)为依据,以 0~5 级的简易快速评估方法进行风险评估。《管理规范》中危险性分级评估:

0 级:无符合以下 1~5 级中的任何行为。
1 级:口头威胁,喊叫,但没有打砸行为。
2 级:打砸行为,局限在家里,针对财物,能被劝说制止。
3 级:明显打砸行为,不分场合,针对财物,不能接受劝说而停止。
4 级:持续的打砸行为,不分场合,针对财物或人,不能接受劝说而停止。
5 级:持管制性危险武器的针对人的任何暴力行为,或者纵火、爆炸等行为,无论在家里还是公共场合。

一旦评估达到3级以上就应建议送专业医疗机构作进一步的诊断评估和治疗。

二、在具体的处理之前应遵守的原则

处理原则应遵循《精神卫生法》规定的有关条文进行,对于有根据《精神卫生法》制定的地方法规《精神卫生条例》,则按照这些法律条文具体规定的办法处置。由于相关条文很多,紧急情况下较难等寻找相关依据后再作出相应的处置,为此根据这些法规的相关条文列出了以下处理步骤与建议:

(一) 及时联系或确定监护人

有关监护人的法规有《民法通则》第十七条:无民事行为能力或者限制民事行为能力的精神患者,由下列人员担任监护人:配偶、父母、成年子女、其他近亲属、关系密切的其他亲属、朋友愿意承担监护责任,经精神患者的所在单位或者住所地的居民委员会、村民委员会同意的对担任监护人有争议的,由精神患者的所在单位或者住所地的居民委员会、村民委员会在近亲属中指定。对指定不服提起诉讼的,由人民法院裁决。没有规定监护人的,由精神患者的所在单位或者住所地的居民委员会、村民委员会或者民政部门担任监护人。

(二) 对于需要送诊治疗的依据

按《精神卫生法》第二十八、三十一、三十二条和《人民警察法》第十四条"公安机关的人民警察对严重危害公共安全或者他人人身安全的精神患者,可以采取保护性约束措施。需要送往指定的单位、场所加以监护的,应当报请县级以上人民政府公安机关批准,并及时通知其监护人"规定执行。

(三) 送诊主体

近亲属:疑似患者。

当地民政等有关部门:流浪乞讨疑似患者。

近亲属、所在单位、当地公安机关:疑似患者发生伤害行为或有危险的。

监护人:需要非自愿住院的严重精神患者(必要时公安协助)。

建议监护人对疑似患者进行监护,并尽快去专业机构就诊。如果监护人无法及时到达现场,监护人应以可查证(微信、短信、视频照片等)的委托方式指定临时监护代理人处理具体事项。对于暂时无法获取疑似患者身份的,应及时报警建议去专业机构作精神状态的评估和处置,由警察负责寻找监护人。

对3级以上风险的疑似患者,应督促(书面告知)监护人疑似患者可能会发生的意外,可以协助监护人(监护人请求的情况下)带疑似患者去专业机构就诊。需要注意的是,这只是陪同,不能代理监护人职责。

三、特殊情况的处理原则

(一) 自伤

发现割腕、上吊、跳河、服药等自伤者应在送综合医院急诊的同时立即联系监护人,如无法联系监护人时应报警,由警察负责甄别自伤(自杀或他杀)的性质。

(二) 心理咨询师的权限与职责

心理咨询师不要轻易成为实际"监护人",心理咨询师要做的是严格按照法定程序进行病情告知、处置建议、陪伴协助,也就是心理援助及时到位,但是在事情处理的角色上不错位。

(三) 对于患者本人和监护人都不同意就诊的处理方式

《精神卫生法》关于单位对肇事肇祸的疑似患者可以采取以下三种方式:

(1) 本人自愿接受诊断治疗(仅有不到1%),在本人或监护人提出书面申请后协助联系诊断治疗机构。

(2) 本人不愿接受诊断治疗(95%以上),可以在监护人提出书面申请后协助联系诊断治疗机构。

(3) 本人和监护人都不愿接受诊断治疗(约5%),可以在获得3级(含3级)以上"风险证据"后通知公安部门协助送往诊断治疗机构进行72小时紧急医学观察,在医院诊断、治疗结论出具后,通知监护人承担义务,如继续不配合由公安部门依刑法处置当事人或监护人。

(四) 关于强制住院

对于紧急状态(肇事肇祸)需要住院观察的,一般称为强制住院,根据《精神卫生法》第二十八、二十九、三十条规定执行,具体实施和解除程序见表9-1。

表9-1 强制住院的实行和解除

对　　象	实施暴力行为,危害公共安全或者严重危害公民人身安全,经法定程序鉴定依法不负刑事责任的精神患者,有继续危害社会可能的
申请和移送	公安部门申请并送检察院,检察院向法院申请

续　表

决定者	人民法院
临时保护性约束措施	法院决定之前,由公安采取
诊断评估	医疗机构定期进行
建议解除	医疗机构对不具人身危险性、不需继续强制医疗的,应及时提出解除意见
申请解除	被强制医疗的人及其近亲属
解除决定者	人民法院

(五) 医疗机构职责

接到送诊的疑似精神患者,不得拒绝为其作出诊断。将发生伤害行为或有危险的疑似患者留院,立即指派精神科医师进行诊断,并及时出具诊断结论。

(六) 诊断评估目标

确诊有无精神障碍以及何种精神障碍;评估严重程度;评估是否需要住院治疗。

四、心理咨询师应该注意事项

(一) 依法行事

(1)《精神卫生法》《人民警察法》《民法通则》《上海市精神卫生条例》等。

(2) 心理咨询师的作用——协助患者本人、协助家属;心理咨询师始终是配合的角色,处置措施尽可能在监护人的书面委托下行使,避免充当决定当事人行为定性的角色(被精神病制造者嫌疑)。

(3) 心理咨询师的义务:及时告知(注意保留告知证据如微信、短信、录像、录音),确保安全(个体和全体)。

(4) 不能随意接受的角色:监护人(争取有第三方机构确认)。

(二) 力争控制事态

(1) 协助而不失控,首先设计并落实主动应对预案,确保当事人处于安全可控状态。

(2) 保持与监护人的沟通。

(3) 尽早促使监护人与心理咨询师达成共识。

(4) 反复让监护人确认自己的责任以及心理咨询师的协助角色。

(5) 保卫处、地区公安的协调保障职责。

(三) 建议方式及内容

(1) 一般提供难和易两个方案供监护人选择,引导选择但是不代做决定。

(2) 必须要有书面委托,心理咨询师才能按"协助"的名义行事,但是在医院的各种告知单上应让监护人自己签字(除留院72小时观察陪护期间外)。

(3) 晚上尽可能送市精神卫生中心(24小时),各区精神卫生中心晚间没有门诊。

第二节 危机干预的要点

精神科危机的重点就是自杀,因此本节重点就此阐述。台湾心理专家林昆辉曾经提倡"一停、二看、三听、四陪、五治疗"的方法,实践中有一定的借鉴意义,以下分别予以介绍。

一、停

全方位的危机干预,并非把身边每个人都当成自杀危机的嫌疑犯。专业与半专业的危机干预,是把关注的时间与精神放在身旁的高危险族群。高危险族群区如下:

(一) 就年龄层区分的高危险族群

第一是老人,第二是农村少妇,第三是青年人。

(二) 就性别区分的高危险族群

女性的危机大于男性。

(三) 就健康指标区分的高危险族群

残疾人、突然罹患恶性肿瘤的人、久病卧床的人。

(四) 就创伤事件区分的高危险族群

近来遭逢重大变故,或遭遇重大创伤事件的人。

(五) 就创伤心理区分的高危险族群

近来一直处于重大创伤心理状态,胡思乱想、情绪乱发的人。

(六) 就偏差行为区分的高危险族群

一个人突然出现非惯常性的偏差行为,或者还黑白不分地自以为是,或者与他人发生严重的冲突者。

二、看

观察、查看高危险族群的异常现象,即自杀危机的九大征兆:"六变三托"。改变的强度愈大,异常的项目愈多,表明已经萌生自杀动机,如果连"三托"都有了,表明已经进入临终安排的高危险期。

(一) 六变

1. 性情发生巨大的改变

外向的人突然变成内向,内向的人突然变成外向;少语的人突然变得多语,多语的人突然变得少语。个体的个性、气质与情绪行为模式,突然发生巨大改变,都是自杀的危险征兆。

2. 行为发生巨大的改变

当个体不按规律习惯作息,该干什么不干什么,不该干什么却去干什么,或出现持久的反常动作与行为时,都是自杀的危险征兆。例如:翘班逃学,请病假不上班不上课,开始酗酒或开始注射、服用毒品,开始自伤自残,一直打电话或一直不接电话,一直缠着人或突然消失无踪。

3. 财务状况发生巨大的改变

当个体把存款全部提领或乱借钱,把钱胡乱花光或全部捐款给慈善机构,或乱买东西送人,这种突然以各种极端方式花光所有财产的行为,也是自杀的危险征兆。

4. 语言发生巨大的改变

当个体日常说话的内容发生以下改变时,也是自杀的危机征兆。语言的征兆非常容易辨识,但是也非常容易被忽视,或引为笑谈而不了了之。

(1) 突然开始阔谈或书写生命的意义。

(2) 突然开始阔谈或书写死亡的价值、仪式与花费。

(3) 突然开始阔谈或书写自杀的方式。

(4) 突然谈论或书写一些不在他现在生活范畴的事情。

(5) 突然谈论或书写"家庭责任""生存信念""活不下去""死了算了""我想自杀""我会自杀"等语言。

5. 身体发生巨大的改变

以下的征兆,在自杀危机中扮演"撞针事件"的角色,可能会直接引发自杀行为,或激发病态行为而自杀。

(1) 突然得了不治之绝症。

(2) 突然遭逢变故,肢体、颜面或脊椎伤残。

(3) 罹患精神疾病久治不愈,或近期刚治愈出院。

(4) 罹患重病或慢性疾病不愈。

(5) 动机与情绪发生极端或异常的改变,陷入深度焦虑、忧郁失眠、恐惧恐慌、强迫或狂躁之中。

6. 环境发生巨大的改变

生活环境的异常变故,或成为重大创伤事件,直接导致死亡意念,或扮演极其敏感之重大"撞针事件"的角色,极易产生自杀行为。

(1) 天灾人祸、家毁人亡。

(2) 妻离子散,家财散尽。

(3) 重大关键事务严重挫败,如失恋、失婚、失学、失业、高考失败、创业不成等。

(4) 家庭或家人或重要他人,发生重大变故或死亡创伤。

(二) 三托

1. 托人

突然向亲友嘱咐、要求或委托,加强对某人的照顾。

2. 托事

突然把自己的重大事件,要求或委托代为执行或完成。

3. 托物

突然打包身边重要文物、玩物或宠物,要求或委托代为照顾或保管。

三、听

注意倾听高危险族群的人在不同时间对不同人是否都说着些相同的话。比如:说的愈多次愈久,自杀的危机就愈严重。

四、陪

"停、看、听"三个步骤发现有危机的对象之后,第一个要做的事就是通报。通报上级领导与家属,并立即召开协调会互相了解状况,随即设计预案,安排"陪同"计划。自杀是一个人最私密的一件事,他必须独自完成,不会当着别人面自杀。只要有人出现,自杀行为几乎都会中断。所以制止自杀行为发生,最有效的手法就是"陪在身边"。"陪同计划"是指家属和校方、企业、机构的同学、老师或同事,必须全日陪同,上下班或上下学的陪同人员要做好交班的工作,只要一出现独处的空当,当事人就可能会趁机自杀。

陪同的时候,不管当事人是企图自杀(尚未出现自杀行为),还是自杀未遂(已经出现过自杀行为),不论是在家里,还是在医院病床旁边,陪同者必须严格遵守以下"三规六禁":

1. 三规

(1) 陪

陪是指如影随形的陪同,上楼跟后面,下楼挡前面,绝不让当事人离开自己的视线。必须让当事人明白——身边有个人。

(2) 听

听是指陪同的原则是只听不说,不说是指不对当事人提问。陪同者自言自语、唱歌……是可以的,目的是引起当事人注意——有你这个人。陪同者随时要准备好听当事人说话,对方一有说话的征兆,陪同者就要在第一时间转头看对方并做倾听状。通常当事人是不会说话的,如果对方开口说话,陪同者一定要记着"只能边听边点头"示意"我听到了,我知道了。"千万不要边听边回嘴,问东问西,尤其是问原因。

(3) 说

如果当事人长时间(整天)不说话,陪同者才可以对他说话。但不是提问,而是告知家中每个人的事,来重建当事人和家庭与实体生活现象的"联结"。

2. 六禁

若陪同者有较长时间陪同或照顾当事人时,陪同者会有机会和当事人互动和对话。对话时,务必严守以下六项禁忌,否则会更加强烈地激怒或伤害当事人。

(1) 不要劝善:诉说人生有多美好。

(2) 不要规定:要求别再做错事。

(3) 不要哀求:责怪当事人令自己伤心哭泣、生病。

(4) 不要责骂:生气辱骂责备当事人。

(5) 不要抱怨:责怪当事人引起大家生活的不便与困扰。

(6) 不要质问：逼问事件发生的原委。

五、治疗

陪同只是抑制患者自杀的方法，并无法消除或减弱当事人自杀的念头。只要念头在，随时都可能变成行动，所以还要积极就医。问题是就诊该挂哪一科呢？如果已经出事，就先送急诊，再转精神科或临床心理科；如果及时挽救而没有死伤，就直接送精神科或临床心理科；企图自杀或是自杀未遂者，如果有精神疾病病史或正在服用精神科药物，直接送精神科并要求转介临床心理治疗，接受药物与心理之联合治疗；若不知或没有精神病史，请送临床心理科接受心理治疗，临床心理咨询师经过评估，若有需要应转介精神科给予药物治疗。

对自杀未遂者绝对不可以"劝告""教育""辅导""咨询""给药"，或立下"不自杀协议书"之后，就令其回家。务必启动"陪同计划"，并进行至少三个月以上的特别心理治疗。自杀企图者或自杀未遂者家属，都必须接受"自杀危机家庭干预训练"，学会家庭干预的技术，否则一返家就会容易出现危险期。

（王政科　陈银娣）

第十章　典型案例分析

一、典型案例

(一) 案例一

男性,21岁,大二学生,学生会干部。

学习能力特别强,热情,合群,乐于助人,精力充沛,经常是人未到声音先到,说话语速快。近一周来变得沉默寡言,原来进出宿舍楼都会主动热情地与别人打招呼,现在要喊他几声才会面无表情地低声应答,两天前发现在校内湖边徘徊,说是散散心。

次日凌晨4点多出了宿舍楼,对宿舍楼值班大叔说去早锻炼,结果整个上午不见踪影,中午时分被两个在湖边散步的女生发现他在水中,已经没有生命迹象。

1. 疑点回顾分析

(1) 该学生从来没有早锻炼的习惯,而且从时间上看,绝大多数晨练的学生要在5点以后才开始(怀疑过,没有再问一句)。

(2) 活泼阳光的男孩突然变得沉默寡言,没有引起周围人足够的注意(也没有人问过发生了什么事)。

(3) 自溺前一天晚上1点之后回宿舍(没有人问为什么),学校图书馆清洁工阿姨发现他长时间在阅览室走廊窗前徘徊好几天了。

以上这些疑点事后回顾都认为是异常行为。

2. 真相

在初中曾经两次在医院诊断为抑郁症,吃过药之后都很快就好了,顺利考上了重点高中。在高二又出现过一个月左右的抑郁症复发,吃药三个月感觉心情特别好,就再次停药。

高考前两个月第三次出现沉默寡言,用药后仅仅两周就恢复了。

由于高考成绩出乎预料的好,进入大学后一直没有继续就诊治疗,家人也认为每次都恢复得很快,也从来没有自杀言行。所以一周前当他对家人诉说心情不好时没有引起足够的重视,家人也不希望让学校知道病史。

3. 事后病情分析

其实这是一个很典型的"双相障碍"患者,特点是:

(1) 情绪高涨与低落泾渭分明,转换较快。

(2) 大都从18岁以前首次发病,很容易误诊为抑郁症。

由于该病特点之一是情绪高涨与低落转相,有的很快,有的比较缓慢,持续时间没有规律。如果不是定期跟踪随访门诊,容易漏诊。

4. 经验教训

(1) 对于情绪较高涨,性格外向、张扬,热情待人的学生,应该注意观察什么?如果已经发现情绪变得比较低落了,热情降低了,应该怎么做?

(2) 对突然改变作息时间、生活习惯、锻炼规律的行为,应该怎么做?

(3) 喜欢结伴进出的人,变得经常独自一人活动,应该继续观察什么表现?

(二) 案例二

女性,22岁,身高1.6米,体重80千克,大二学生,已休学一年。

入学至今喜欢独自活动,表情比较木讷,有时候会独自言语、嘻笑。入学第一学期母亲特地到学校附近的餐馆打工,几乎每天晚上都会到宿舍或其他地方见她,给她服用保健品。

第二学期结束前,母亲回了老家,该女生经常在夜里多次在宿舍走廊上挨个宿舍门外仔细查找"很多说我坏话的人",管理员阿姨劝说表示没有人在说她坏话,她听后很生气,认为阿姨是那些人的帮凶。

大二开学后没有来上学,据说是身体不好没人在学校照顾她,目前已经休学一年。

第三年开始母亲再次陪伴,可是刚开学一周,某日晚上8点猛敲隔壁宿舍的门,称:"有人不让我睡觉,我要找到这个人。"用力蹬开门之后见该宿舍内空无一人,"明明都在说我坏话,怎么都隐身见不到人呢?"于是大哭、大闹,拨打110称有人骚扰她、控制她的一言一行。母亲到场后带离宿舍,称不适应学校的生活而与母亲在外住宿。

日后管理员阿姨关切地与其母亲交谈后,才知道其患病的实情,原来母亲为了隐瞒病情,自作主张减少了用药量,导致病情一直不稳定,最终再次住院治疗。

1. 疑点回顾分析

(1) 大一开始时母亲每天与她见面,给她服用"保健品",没有人问为什么?

(2) 多疑,独自言语,表情木讷。

(3) 大二突然休学。

(4) 大一结束前就经常在夜里在宿舍的走廊上挨个宿舍门外仔细查找"很多说我坏话的人"。

(5) "有人不让我睡觉,我要找到这个人。"用力蹬开门之后该宿舍空无一人,"明明都在说我坏话,怎么都隐身见不到人呢?"拨打110称有人骚扰她、控制她的一言一行。

2. 真相

高二开始就诊断为"精神分裂症",住院治疗并休学一年,高考结果虽然不理想,但还是扩招入某高职院校。由于家庭经济条件一般,所使用的药物较便宜,副作用也比较大,肥胖、木讷是母亲和患者本人减少用药的原因之一。

高考结束后曾尝试停药,但在开学前病情复发,经过家人商量,决定隐瞒病史,由母亲"陪读"。

大二开学前病情加重住院治疗,只好主动休学。休学期满病情还没有控制,开学后母亲不得已陪读,直至再次住院治疗。

3. 事后病情分析

这是一个典型的,以阳性症状为主的病例,具有以下特点:

(1) 不合群、多疑、有感知与思维障碍(幻觉、思维属性障碍)。

(2) 社会适应能力有限,没有自知力。

(3) 治疗不规范,药物副作用明显,疗效不理想。

(4) 家属的病耻感影响了治疗康复效果。

(5) 没有及时主动与家属沟通,与患者本人的交流也不够。

4. 经验教训

(1) 对于与众不同的学生和家长,要多观察多思考为什么,尝试沟通常常会获得真相。

(2) 发现可疑阳性症状后没有及时与辅导员汇报联系。

(3) 发现患者处在阳性症状的"折磨"下,没有及时与之沟通解决的办法。

(4) 大二(无理由)休学这件事被各个环节忽略了。

(三) 案例三

两个大三的女生,李同学和张同学。

前两年几乎形影不离,突然有一天,李用水果刀刺向了毫无准备的张。

原来李同学在宿舍经常忙碌,发出声响,张同学喜欢安静。

李经常在卫生间不停地反复洗手,持续达几个小时,影响别人的使用,而水费大家分担,前两年大家都不计较。但是进入大三后李不仅洗手而且洗澡至半夜三更,每次不把沐浴露用完不会结束,甚至多次把其他三个同学的沐浴露也用尽,矛盾日渐突出。

李表示自己很痛苦,不是存心这么做,而且主动讨好其他三人,尽量表现得和她们亲密无间。

1. 真相

从初中起李就逐渐形成了反复动作的习惯,持续时间越来越长,而且越有人阻止越要重复,自己也多次表示"很痛苦,知道没有必要这么做,可是不得不这么做"。

由于学习成绩保持较好,没有引起家人的注意,仅认为是习惯。

李自己在大一去心理咨询,被告知可能有"强迫症",心理咨询师建议她去专科医院进一步评估或治疗。李不愿意接受这一事实,担心被人认为是精神病,拒绝去专科医院接受正规治疗。

2. 事后病情分析

这是一个典型的,以阳性症状为主的强迫症案例。

从四个维度分析:有感知与思维方面的问题,感觉没有洗干净,于是周而复始地告诉自己"这是最后一次",当有人干扰了这个过程后就觉得洗得不完整。社会适应能力下降了,已经不能与朝夕相处的同学协调相处。自己知道没有必要这么做,却又难以克制地"不得不这么做"。虽然有自知力,但不完整。

同寝室同学没有意识到李是病了,而是认为她有意为之。

宿舍管理员阿姨在大一就发现她们之间的矛盾,多次听到另外三个同学的抱怨。

3. 经验教训

(1) 对于与众不同的学生,要多观察多思考为什么,尝试沟通常常会获得真相。

(2) 发现可疑阳性症状后没有及时与辅导员汇报联系。

(3) 发现患者在阳性症状的"折磨"下,没有及时与之沟通解决的办法。

(4) 对于室友关系的变化没有进一步观察"为什么会发生"。

二、思考案例

(一) 案例一

这是一名以高分入校后学习能力日渐下降的大二男生。

该学生以第二高分被学校录取,到第二学期末6门课程不及格,当时并没有缺课记录,辅导员和同寝室同学都没有看出异常。大二开始逐渐出现迟到,甚至在床上躺几天。不及格的课程越来越多也无所谓,很淡定地说"看淡了"。老师建议他去看心理医生,家长带他去看过后,"医生认为暂时不适应大学生活",没有诊断和处理,建议继续观察言行。于是家长认为是学校没有管教好,对老师同学反映的懒散问题置若罔闻。可是大三开学起他再也不愿意出家门了,无奈休学一年,家长称:"除了睡懒觉没有什么不好。"还是不愿意来学校,什么都无所谓了。

这是一个典型的"阴性症状"案例,由于家长对孩子的情况心理上采取了否认的态度,他们往往以阳性症状作为判断精神状态正常或异常的参照。而在家长否认的情况下医师仅凭门诊简短的检查是难以判断孩子是否得病的依据,更不可能贸然诊断孩子有精神问题。而家长在孩子的病情如温水煮青蛙式的进展中,变得习惯了。

两年后,舅舅在节日到家里发现,满屋子的异味,敲门呼唤也没有回音。妈妈称:"晚上他有时会出来一下……"平时吃喝都是妈妈放在门口,大小便晚上屋里有便盆会在父母睡觉后端到门外。整整一个夏季没有出房间门,个人卫生不料理。舅舅踢开门后傻了眼,孩子长发遮面,臭气熏人,面无表情地看着地下,对进来的家人视而不见听而不闻。

这个学生到底有问题吗?有哪些教训(医生的评估受家长的影响、家长对孩子的情况采取否认的心态、我们可以做的事情有哪些)?

(二) 案例二

这是一名屡次进入女厕(浴室)窥视或乔装异性,事后十分悔恨的大学生。

该生从高中起就曾有多次窥视女厕所的经历,经常忍不住要去,"不去看难受得坐立不安,看了以后被发现的一刹那很兴奋痛快,每次被抓了又很后悔"。因学习成绩优秀,其他表现都不错,每次都由家长哀求学校放一马并承诺不再犯而得以从轻发落。大学期间几乎每隔几周都会"忍不住"要去看,可是对女朋友却没有这种"忍不住"的冲动,以致女朋友(迫于周围压力)分手前都不信他会有这种行为。

这是什么问题呢?是思想品质问题吗?有症状吗?风险是什么?应该怎么建议?

(三) 案例三

这是一名屡次往同学餐具中投放污物,否认砸碎宿舍玻璃的大三女生。

该生从大二下半学期起逐渐表现孤僻、多疑,多次与原寝室闺蜜发生争执后换至隔壁宿舍。从此原寝室窗户玻璃多次被砸碎,原闺蜜餐具中几次三番被装入各种污物,多次在原寝室门口发现盒装大便,致使开门就踩在污物上。回放监控发现都是该女生的行为,找她谈话拒绝承认,却称:"她们晚上都在说我坏话,是别人要我做的。"家长则认为是同学诬陷她。经过预案设计,在成功地处理了这个事情后,家长亲属很感激学校的做法。

这个预案如何设计?家长为何改变了态度?

特别说明:以上这些案例是由多个典型案例组合而成,绝无针对性。

危机防范工作者需要有的心理准备:

(1) 预防工作吃力不讨好!当准备启动危机预案时,容易被误解为"狼来了"!

(2) 成功预防了意外发生!往往被认为是"夸大其词(本来就不那么严重)"。

(3) 意外发生了!各相关方面都会找出各种"不该发生的、责任心不够的……显而易见的"证据,在悲剧事实面前,任何辩解都是会被认为"态度有问题"。

(4) 主动掌控"意外"!也就是要有预案,而预案的目的是避免跟着意外事件团团转,这是衡量我们工作是否有成效的标准之一。

(王政科)

附　　录

一、上海康平医院简介

上海康平医院是一所由心理卫生学会举办的上海市医疗保险定点二级精神卫生专科医院，业务用房面积约 6 000 平方米，开放床位约 500 张。

医院设有的业务科室有：司法精神鉴定、吸毒成瘾认定、内科（住院）、精神科、心理咨询与心理治疗科、精神康复科、心理测定室、医学检验科、医学影像科等 20 余个科室。

医院现为上海市高校心理咨询师临床实习基地，并具有上海市的特色专病项目——抑郁症，目前已进入第六年的学科建设，形成了一支专业技术人员团队，提升了医院的专业技术水平和学术水平。

医院高、中、初级人才队伍配置合理，并有多位专家任国家一级和上海市一级的学术组织成员。医院高度重视人才培养，特别是青年队伍建设，设立了医院中青年人才培养计划项目，目前已形成康平的人才梯队。

医疗质量是医院永恒的主题，医院始终将确保医疗质量、医疗安全和提升医疗服务水平放在各项工作之首，每年上海市精神卫生临床质量控制中心对医疗、护理质量的考核，我院成绩均名列前茅。

医院重视文化建设，尤其在医、教、研、管理等各项工作中以自己特定的方式，蕴育、培养着康平精神、康平文化，医院提出了"待患者似亲人，让患者在医院有家的感觉；待同事如家人，让员工在康平有幸福感"的办院理念。康平的文化凝聚了康平内部的各种力量，引领着"康平人"向着"以人为本，以患者为中心"的目标一往无前。

二、上海大学心理辅导中心介绍

上海大学心理辅导中心成立于1997年4月,是上海高校系统中率先面向学生提供心理咨询专业服务的机构。中心现有专职咨询师7人,兼职咨询师10人,所有咨询师均具有国家相关部门认定的专业资质。中心共有咨询室12间,分布在三个校区,总面积达300平方米,包括个别咨询室、团体活动室、沙盘游戏室、心理测评室、心理资料室等。

中心服务于上海大学全体学生,旨在为学生的心理发展和学术进步提供支持,降低通往心理和谐与学业成功道路上的消耗和阻碍。为此,我们的工作主要有三个方面:促进积极的个人成长和学生的自主管理;协助学生积极应对可能影响学业与个人正常生活的心理健康问题;维持良好的校园心理氛围。具体的服务项目包括:

个别心理咨询

以包容接纳的服务态度为来访学生创造安全可信赖的倾诉环境,个性化地关注、肯定学生为适应环境所作出的多样性努力。在咨询师的陪伴下,学生可以尝试更多的可能性以实现自我成长或自我挑战。

学生心理健康教育三级网络

三级网络是传递心理健康理念的重要途径。通过多年的探索和实践,形成了一系列学生喜闻乐见的活动形式,包括心理健康知识宣传、团体心理辅导、心理成长小组、心理健康讲座、新生心理健康普查、三级网络师生培训、学生心理健康组织等。

危机预防与干预

配合学校相关部门进行危机预防工作,并在危机干预过程中提供专业支持。

上海大学心理辅导中心支持多样性的个体与文化的发展,致力于促进学生健康心理和行为,从而更好地处理个人成长中遇到的问题,并在复杂的社会生活中取得成功。

三、上海市精神卫生条例

第一章 总 则

第一条 为了发展精神卫生事业,规范和完善精神卫生服务,维护精神患者的合法权益,根据《中华人民共和国精神卫生法》,结合本市实际,制定本条例。

第二条 本市行政区域内开展维护和增进市民心理健康、预防和治疗精神障碍、促进精神患者康复等活动,推进精神卫生服务体系建设,适用本条例。

第三条 市和区、县人民政府领导精神卫生工作,组织编制精神卫生发展规划并将其纳入国民经济和社会发展规划,建设和完善精神障碍的预防、治疗和康复服务体系,建立健全精神卫生工作协调机制和工作责任制,统筹协调精神卫生工作中的重大事项,对有关部门承担的精神卫生工作进行考核、监督。

乡、镇人民政府和街道办事处根据本地区的实际情况,组织开展预防精神障碍发生、促进精神患者康复等工作。

第四条 市卫生计生部门主管本市精神卫生工作。区、县卫生计生部门负责本辖区内的精神卫生工作。

民政、公安、工商行政管理、人力资源社会保障、教育、发展改革、财政、司法行政、规划国土资源等行政部门按照各自职责,协同做好精神卫生工作。

第五条 各级残疾人联合会依照法律、法规或者接受政府委托,动员社会力量开展精神卫生工作。

居民委员会、村民委员会依照法律和本条例的规定开展精神卫生工作,并对所在地人民政府开展的精神卫生工作予以协助。

鼓励和支持工会、共产主义青年团、妇女联合会、红十字会、科学技术协会等团体,以及行业协会、慈善组织、志愿者组织、老龄组织等社会组织和个人,依法开展精神卫生工作。

第六条 精神患者的人格尊严、人身和财产安全不受侵犯。

精神患者的教育、劳动、医疗以及从国家和社会获得物质帮助等方面的合法权益受法律保护。

学校或者单位不得以曾患精神障碍为由,侵害精神患者康复后享有的合法权益。

第七条 精神患者的监护人应当履行监护职责,帮助精神患者及时就诊,照顾其生活,做好看护管理,并维护精神患者的合法权益。

精神患者的家庭成员应当创造和睦、文明的家庭环境,帮助精神患者提高社会适应能力和就学、就业能力。

禁止对精神患者实施家庭暴力,禁止遗弃精神患者。

第八条 各级人民政府及其有关部门应当组织医疗机构和专业人员开展精神卫生宣传活动,鼓励和支持各类团体和社会组织普及精神卫生知识,引导公众关注心理健康,提高公众对精神障碍的认知和预防能力。

广播电台、电视台、报刊、互联网站等媒体应当宣传心理健康和精神障碍预防知识,营造全社会尊重、理解、关爱精神患者的舆论环境。

第二章 精神卫生服务体系

第九条 本市建立以精神卫生专科医疗机构和精神疾病预防控制机构为主体,设置精神科门诊或者心理治疗门诊的综合性医疗机构、专门从事心理治疗的医疗机构为辅助,社区卫生服务机构、精神患者社区康复机构、精神患者社区养护机构和心理咨询机构等为依托的精神卫生服务体系。

第十条 精神卫生服务内容包括:

(一) 精神障碍的预防;

(二) 心理咨询;

(三) 心理治疗以及精神障碍的诊断与治疗;

(四) 社区精神康复和慢性精神患者养护;

(五) 有助于市民心理健康的其他服务。

第十一条 市和区、县精神疾病预防控制机构根据同级卫生计生部门的要求,组织开展精神障碍的预防和监测,社区精神障碍防治工作的指导、评估、培训等工作。

第十二条 心理咨询机构为社会公众提供下列心理咨询服务:

(一) 一般心理状态与功能的评估;

(二) 心理发展异常的咨询与干预;

(三) 认知、情绪或者行为问题的咨询与干预;

（四）社会适应不良的咨询与干预；

（五）国家有关部门规定的其他心理咨询服务。

第十三条　精神卫生专科医疗机构和设置精神科门诊的综合性医疗机构（以下统称精神卫生医疗机构）开展精神障碍的诊断与治疗服务。

设置心理治疗门诊的综合性医疗机构、专门从事心理治疗的医疗机构开展心理治疗服务。

社区卫生服务机构开展精神障碍的社区预防和康复服务。精神疾病预防控制机构与精神卫生专科医疗机构应当主动向社区卫生服务机构提供相关技术支持。

第十四条　精神患者社区康复机构为精神患者提供生活自理能力和社会适应能力等方面的康复训练。

精神患者社区养护机构为生活自理困难的精神患者提供护理和照料服务。

第十五条　从事精神卫生服务工作的执业医师、护士、心理治疗师、心理咨询师、康复治疗专业人员和社会工作者等人员应当按照国家和本市的有关规定以及执业规范，从事精神卫生服务。

第三章　心理健康促进和精神障碍预防

第十六条　乡、镇人民政府和街道办事处可以通过政府购买服务、招募志愿者等方式，组织社会力量和具有精神卫生专业知识的人员，为社区居民提供公益性的心理健康指导。

社区卫生服务机构应当按照卫生计生部门的要求，进行精神障碍的识别和转诊，配合进行精神障碍的早期干预和随访管理。

居民委员会、村民委员会应当协助街道办事处和乡、镇人民政府开展心理健康促进、精神卫生知识宣传教育等活动。社区卫生服务机构应当为居民委员会、村民委员会提供技术指导。

第十七条　教育部门应当会同卫生计生部门将学生心理健康教育纳入学校整体教育工作，开展学生心理问题和精神障碍的评估和干预。

学校应当按照本市有关规定，配备或者聘请具有相应专业技术水平的心理健康教育教师、辅导人员，设立校内心理健康教育与咨询机构，对学生开展心理健康监测、心理健康教育和咨询服务，为精神障碍学生接受教育创造条件。学前教育机构应当开展符合幼儿特点的心理健康教育。

鼓励具有专业资质的精神卫生服务机构参与学生心理健康教育工作。

第十八条 用人单位应当创造有益于职工身心健康的工作环境,关注职工的心理健康,对处于职业发展特定时期或者在易引发心理健康问题的特殊岗位工作的职工,组织社会力量和专业心理咨询人员,有针对性地开展心理健康教育和服务。

第十九条 市卫生计生部门应当设立心理危机干预服务平台,组织开展心理危机干预的服务、监测、教育、培训、技术研究和评估等工作,并为公安、民政、司法行政、教育等行政部门和工会、共产主义青年团、妇女联合会、红十字会等团体以及慈善组织、志愿者组织等社会组织开展相关工作提供技术支持。

医疗机构应当与心理危机干预服务平台建立联系机制。医疗机构的医务人员开展诊疗活动时,发现就诊者需要进行心理危机干预的,应当及时联系其近亲属,并建议接受心理危机干预服务平台的帮助。

第二十条 各级人民政府及其有关部门应当建立心理危机干预应急处置的协调机制,将心理危机干预列入突发事件应急预案,组建应急处置队伍,开展心理危机干预应急处置工作。

第二十一条 在发生自然灾害、事故灾难、公共卫生事件和社会安全事件等可能影响公众心理健康的突发事件时,市卫生计生部门应当及时组织精神卫生服务机构以及社会组织、志愿者为有需求的公众提供心理援助。

第四章 心理咨询机构

第二十二条 单位或者个人可以申请设立心理咨询机构,提供心理咨询服务。设立营利性心理咨询机构应当向工商行政管理部门申请登记,取得《营业执照》。设立非营利性心理咨询机构应当向民政部门申请登记,取得《民办非企业单位登记证书》。

工商行政管理部门、民政部门应当按照有关规定,对申请设立心理咨询机构,作出准予登记或者不予登记的决定。作出准予登记决定的,颁发《营业执照》或者《民办非企业单位登记证书》,同时应当抄告卫生计生部门,并由卫生计生部门将心理咨询机构名单向社会公布;作出不予登记决定的,应当书面告知理由。

未经工商行政管理部门或者民政部门登记,不得开展心理咨询服务。

第二十三条　心理咨询机构开展心理咨询服务应当符合下列要求：

（一）有固定的提供心理咨询服务的场所；

（二）具备必要的心理测量设施和设备；

（三）有三名以上符合心理咨询师从业要求的咨询人员，其中至少有两名具有心理咨询师二级以上国家职业资格。

第二十四条　心理咨询师应当按照心理咨询师国家职业标准的要求，经考试合格取得国家职业资格证书，并在依法设立的心理咨询机构或者精神卫生医疗机构实习一年，经实习单位考核合格后，方可从事心理咨询服务。

心理咨询师实习考核管理办法，由市卫生计生部门另行制定。

第二十五条　心理咨询机构应当建立健全内部管理制度，加强自律，依法开展心理咨询服务。

心理咨询机构应当定期对从业人员进行职业道德教育，组织开展业务培训，提高其职业道德素养和业务能力。

心理咨询机构不得安排不符合从业要求的人员提供心理咨询服务。

第二十六条　心理咨询机构及其从业人员应当按照法律、法规、规章和执业规范提供心理咨询服务，并遵守下列规定：

（一）向接受咨询者告知心理咨询服务的性质以及相关的权利和义务；

（二）未经接受咨询者同意，不得对咨询过程进行录音、录像，确实需要进行案例讨论或者采用案例进行教学、科研的，应当隐去可能据以辨认接受咨询者身份的有关信息；

（三）发现接受咨询者有伤害自身或者危害他人安全倾向的，应当采取必要的安全措施，防止意外事件发生，并及时通知其近亲属；

（四）发现接受咨询者可能患有精神障碍的，应当建议其到精神卫生医疗机构就诊。

心理咨询人员不得从事心理治疗或者精神障碍的诊断、治疗。

第二十七条　卫生计生部门应当规范和促进心理咨询行业协会建设，指导行业协会开展工作。

心理咨询行业协会应当建立健全行业自律的规章制度，督促会员依法开展心理咨询活动，组织开展业务培训，引导行业健康发展。对违反自律规范的会员，行业协会应当按照协会章程的规定，采取相应的惩戒措施。

第二十八条 卫生计生部门应当对心理咨询机构提供心理咨询服务进行业务指导,加强监督检查,定期公布检查结果,并根据检查结果实施分类管理。

心理咨询机构应当于每年3月31日前,向卫生计生部门报告上一年度开展心理咨询业务的情况以及从业人员变动情况。

第五章 精神患者的看护、诊断与治疗

第二十九条 精神患者的监护人在对精神患者进行看护管理时,应当履行下列职责:

(一)妥善看护未住院治疗的精神患者,避免其因病伤害自身或者危害他人安全;

(二)根据医嘱,督促精神患者接受门诊或者住院治疗,协助办理精神患者的住院或者出院手续;

(三)协助精神患者进行康复治疗或者职业技能培训,帮助其融入社会。

第三十条 公安机关、精神患者所在地居民委员会或者村民委员会,应当为精神患者的监护人提供必要的帮助。

精神患者就诊的精神卫生医疗机构及其精神科执业医师、社区卫生服务机构,应当为精神患者的监护人提供专业指导和必要的帮助。

第三十一条 除疑似精神患者本人自行到精神卫生医疗机构进行精神障碍诊断外,疑似精神患者的近亲属可以将其送往精神卫生医疗机构进行精神障碍诊断。

疑似精神患者发生伤害自身、危害他人安全的行为,或者有伤害自身、危害他人安全危险的,其近亲属、所在学校或者单位、当地公安机关应当立即采取措施予以制止,并将其送往精神卫生医疗机构进行精神障碍诊断。学校或者单位、当地公安机关送诊的,应当以书面形式通知其近亲属。其他单位或者个人发现的,应当向当地公安机关报告。

精神卫生医疗机构接到送诊的疑似精神患者,不得拒绝为其作出诊断。

第三十二条 精神障碍的诊断应当由具有主治医师以上职称的精神科执业医师作出。

精神卫生医疗机构对于送诊的发生伤害自身、危害他人安全的行为,或者有伤害自身、危害他人安全危险的疑似精神患者,应当立即指派具有主治医师以上

职称的精神科执业医师进行诊断。无法立刻作出诊断结论的,应当将其留院观察,并在七十二小时内作出诊断结论。

除法律另有规定外,精神卫生医疗机构不得违背本人意志进行精神障碍的医学检查。

第三十三条 在疑似精神患者留院观察期间,精神卫生医疗机构认为需要治疗的,应当经疑似精神患者或者其近亲属书面同意,方可实施治疗。其中,对不予治疗可能危害疑似精神患者生命安全的躯体疾病,无法及时取得疑似精神患者或者其近亲属书面同意的,精神卫生医疗机构可以先行治疗,将治疗的理由告知疑似精神患者及其近亲属,并在病历中予以记录。

第三十四条 精神卫生医疗机构应当为经门诊、急诊诊断的精神患者制定相应的治疗方案,并告知其监护人有关注意事项。接受非住院治疗的精神患者的监护人应当配合精神卫生医疗机构做好精神患者的治疗工作。

第三十五条 诊断结论、病情评估表明就诊者为严重精神患者并已经发生伤害自身的行为或者有伤害自身的危险的,应当对其实施住院治疗,但其监护人不同意的除外。

诊断结论、病情评估表明就诊者为严重精神患者并已经发生危害他人安全的行为或者有危害他人安全的危险的,应当对其实施住院治疗。

第三十六条 实施暴力行为,危害公共安全或者严重危害公民人身安全,经法定程序鉴定依法不负刑事责任的精神患者,有继续危害社会可能需要强制医疗的,依照法律规定的程序执行。

第三十七条 严重精神患者已经发生危害他人安全的行为或者有危害他人安全的危险,精神患者或者其监护人对需要住院治疗的诊断结论有异议,不同意对精神患者实施住院治疗的,可以要求原精神卫生医疗机构或者其他精神卫生医疗机构再次诊断。

接受再次诊断申请的精神卫生医疗机构应当在接到申请之日起五个工作日内,指派两名以上具有主治医师以上职称的精神科执业医师进行再次诊断,并于面见、询问精神患者之日起五个工作日内,出具再次诊断结论。

精神患者或者其监护人对再次诊断结论有异议的,可以依法自主委托具有执业资质的鉴定机构进行精神障碍医学鉴定。

第三十八条 诊断结论表明精神患者需要住院治疗的,精神卫生医疗机构应当出具书面通知。精神患者本人可以自行办理住院手续，也可以由其监护人办理住院手续。

严重精神患者因存在危害他人安全的行为或者危险而需要住院，其监护人不办理住院手续的，由其所在的学校或者单位、居民委员会、村民委员会办理住院手续，必要时可以由公安机关协助，并由精神卫生医疗机构在精神患者病历中予以记录。

第三十九条　精神卫生医疗机构应当根据患者的不同病情提供相适宜的设施、设备，并为患者创造接近正常生活的环境和条件。

第四十条　精神卫生医疗机构对精神患者实施药物治疗，应当以诊断和治疗为目的，使用安全、有效的药物。

精神卫生医疗机构对精神患者实施心理治疗，应当由符合要求的心理治疗人员提供。

第四十一条　住院精神患者符合出院条件的，应当及时办理出院手续。

精神患者可以自行办理出院手续，也可以由其监护人办理出院手续；精神患者本人没有能力办理出院手续的，其监护人应当为其办理出院手续。

第四十二条　精神患者本人或者其监护人需要获得精神障碍医学诊断证明的，可以向作出医学诊断的精神卫生医疗机构提出申请。

精神障碍医学诊断证明应当经两名具有主治医师以上职称的精神科执业医师诊断后出具，由精神卫生医疗机构审核并加盖公章后签发。

精神患者或者其监护人对医学诊断证明中的结论提出异议的，出具医学诊断证明的精神卫生医疗机构应当组织两名以上精神科执业医师（其中至少有一名具有副主任医师以上职称）进行医学诊断证明的复核。

精神患者或者其监护人对复核结论提出异议的，精神卫生医疗机构应当组织会诊。

第四十三条　对查找不到近亲属的流浪乞讨疑似精神患者，由民政等有关部门按照职责分工帮助送往精神卫生医疗机构进行精神障碍诊断。其中，涉嫌违反治安管理处罚法的，由公安机关帮助送往精神卫生医疗机构进行精神障碍诊断。

查找不到近亲属的流浪乞讨精神患者需要住院治疗的，由送诊的有关部门办理住院手续。

流浪乞讨精神患者经救治,病情稳定或者治愈的,民政部门应当及时进行甄别和确认身份。经甄别属于救助对象的,可以移交救助管理站实施救助;不属于救助对象的,相关部门应当协助精神卫生医疗机构做好精神患者出院工作。

第四十四条　严重精神患者出院时,经具有主治医师以上职称的精神科执业医师病情评估,认为有接受定期门诊治疗和社区随访必要的,严重精神患者的监护人应当协助其接受定期门诊治疗和社区随访。

市卫生计生部门应当会同市公安等行政部门制定定期门诊和社区随访的工作规范。

第四十五条　与精神患者有利害关系的精神科执业医师不得为该精神患者进行诊断和出具医学诊断证明。

对精神障碍进行诊断的精神科执业医师不得为同一精神患者进行再次诊断、复核、会诊和医学鉴定。

第四十六条　精神患者在精神卫生医疗机构内已经发生或者将要发生伤害自身、危害他人安全、扰乱医疗秩序的行为,精神卫生医疗机构及其医务人员在没有其他可替代措施的情况下,可以实施约束、隔离等保护性医疗措施。精神患者病情稳定后,应当及时解除保护性医疗措施。实施约束、隔离等保护性医疗措施的,一般不超过二十四小时。

保护性医疗措施的决定应当由精神科执业医师作出,并在病历资料中记载和说明理由。实施保护性医疗措施应当遵循诊断标准和治疗规范,并在实施后及时告知精神患者的监护人。

禁止利用约束、隔离等保护性医疗措施惩罚精神患者。

第四十七条　精神卫生医疗机构应当严格执行住院治疗管理制度,保护精神患者的安全,避免住院治疗的精神患者擅自离院。

精神卫生医疗机构发现住院治疗的精神患者擅自离院的,应当立即寻找,并通知其监护人或者其他近亲属;精神患者行踪不明的,精神卫生医疗机构应当在二十四小时内报告所在地公安机关。

精神患者的监护人、其他近亲属或者公安机关在发现擅自离院的精神患者后,应当通知其住院治疗的精神卫生医疗机构,并协助将其送回。

第四十八条　精神卫生医疗机构及其医务人员应当将精神患者在诊断、治疗以及其他相关服务过程中享有的权利和承担的义务,以书面形式告知精神患者及其监护人。精神患者及其监护人可以向医务人员了解与其相关的病情、诊断结论、治疗方案及其可能产生的后果。

医学教学、科研等活动涉及精神患者个人的,应当向精神患者及其监护人书面告知医学教学、科研等活动的目的、方法以及可能产生的后果,并取得精神患者的书面同意;无法取得精神患者意见的,应当取得其监护人书面同意后方可进行。

第四十九条　因医学教学、学术交流、宣传教育等需要在公开场合介绍精神患者的病情资料的,应当隐去能够识别该精神患者身份的资料。

第六章　精神障碍的康复

第五十条　市和区、县人民政府应当根据精神卫生事业的发展要求,组织推进精神患者社区康复机构和养护机构的布点建设,逐步形成布局合理、功能完善的康复、养护服务网络。

乡、镇人民政府和街道办事处应当为公益性社区康复机构的建设、改造和管理提供支持,组织社区康复机构为精神患者提供就近康复的场所和生活技能、职业技能训练,满足精神患者社区康复和生活的基本需求。使用残疾人就业保障金对社区康复机构和养护机构的相关费用予以补贴的,按照有关规定执行。

鼓励社会力量建设精神患者社区康复机构和养护机构,或者提供康复、养护服务。

税务部门应当按照国家有关规定,给予精神患者社区康复机构和养护机构税收减免优惠。

鼓励企业扶持社区康复机构,将适合精神患者生产、经营的产品、项目优先安排给社区康复机构生产或者经营。

第五十一条　区、县民政部门会同残疾人联合会指导街道、乡、镇精神患者社区康复机构和养护机构的组建和管理,组织开展精神患者生活技能、职业技能康复及护理和照料服务等工作。

第五十二条　精神患者社区康复机构应当配备康复治疗专业人员,为精神患者提供专业化的精神康复服务,并安排精神患者参加有利于康复的职业技能训练、文化娱乐、体育等活动,提供工作能力、社交技巧、日常生活能力等方面的康复训练,增强精神患者生活自理能力和社会适应能力,帮助精神患者参与社会生活。参加劳动的精神患者应当获得相应的报酬。

第五十三条 精神卫生医疗机构应当为接受治疗的精神患者提供康复服务,帮助精神患者进行自我管理能力和社会适应能力的训练。

有条件的精神卫生医疗机构可以为精神患者提供社区康复和社区养护服务。

精神卫生医疗机构和社区卫生服务机构应当对精神患者社区康复机构开展精神障碍康复训练进行专业指导,向精神患者及其监护人普及康复知识,传授康复方法。

第七章 保障措施

第五十四条 各级人民政府应当根据精神卫生工作需要,加大财政投入力度,将精神卫生工作经费列入本级财政预算,促进精神卫生事业持续健康发展。

各级人民政府应当切实保障公立精神卫生专科医疗机构基本建设、日常运行、学科建设和人才培养所需的经费。

第五十五条 各级人民政府应当完善政策措施,建立健全购买精神卫生相关服务的机制,及时向社会公布购买服务信息。

鼓励和支持机关、企业事业单位、社会团体、其他组织和个人基于公益目的,通过志愿服务等方式,为精神患者及其家庭提供帮助,推动精神卫生事业发展。向精神卫生事业捐赠财产的,依法享受税收优惠。

第五十六条 卫生计生、人力资源社会保障、教育等行政部门和残疾人联合会应当采取措施,发展和完善满足社会需求的精神卫生服务和人员队伍建设。

鼓励和支持开展精神卫生科学技术研究和精神卫生专门人才的培养,将精神医学纳入医学相关专业的教学计划。有关科研院所、大专院校、医疗机构应当加强精神障碍的预防、诊断、治疗、康复的基础研究和临床研究,提高精神卫生服务水平。

市卫生计生部门应当将精神障碍预防、诊断、治疗、康复知识教育纳入全科医师培养大纲和非精神科执业医师继续教育内容,提高其识别精神障碍的能力。

人力资源社会保障、民政等行政部门和残疾人联合会应当加强精神患者社区康复机构和养护机构工作队伍建设,提高专业化、职业化水平。

教育部门对教师进行上岗前和在岗培训,应当有精神卫生的内容,并定期组织心理健康教育教师、辅导人员进行专业培训。

第五十七条　精神卫生工作人员的人格尊严、人身安全不受侵犯,精神卫生工作人员依法履行职责受法律保护。全社会应当尊重精神卫生工作人员。

市和区、县人民政府及其有关部门、精神卫生医疗机构、精神患者社区康复机构和养护机构应当采取措施,加强对精神卫生工作人员的职业保护,提高精神卫生工作人员的待遇水平,并按照规定给予适当的津贴,具体标准由市人力资源社会保障部门会同市卫生计生部门确定。精神卫生工作人员因工致伤、致残、死亡的,其工伤待遇以及抚恤按照国家有关规定执行。

第五十八条　市人力资源社会保障部门、市卫生计生部门应当按照国家有关规定,完善相关医疗保险政策,引导参加城镇居民基本医疗保险、职工基本医疗保险和新型农村合作医疗的精神患者接受门诊、社区治疗等服务。

民政部门应当会同相关部门确定精神患者医疗救助的内容和标准,并依法给予医疗救助和适当的生活救助。

第五十九条　市卫生计生部门应当会同相关部门,按照国家和本市有关规定,对严重精神患者实施医疗费用减免。

市和区、县卫生计生部门应当按照国家和本市有关规定,组织医疗卫生机构为严重精神患者免费提供基本公共卫生服务。

第六十条　市和区、县人民政府应当采取措施促进福利企业发展,扶持有劳动能力的精神患者从事力所能及的工作,帮助精神患者融入社会。

人力资源社会保障部门和残疾人联合会应当推动精神患者的就业培训工作。精神患者有权参加职业技能培训,提高就业能力。

鼓励企业事业单位聘用有相应劳动能力的精神患者。劳动关系存续期间,精神患者所在单位应当安排精神患者从事力所能及的工作,保障精神患者享有同等待遇。

第六十一条　精神患者因合法权益受到侵害需要法律援助的,可以向法律援助机构申请法律援助。法律援助机构应当依法提供法律援助。

第六十二条　本市建立健全精神卫生服务行业自律组织和管理机制,培育并提高行业自律组织自身服务管理能力。行业自律组织应当加强本行业从业机构和人员的自我监督和管理,促进本行业服务水平的提高。

第六十三条　任何单位和个人发现有违反本条例规定的情形,有权向卫生计生、工商行政管理、民政、公安等行政部门投诉举报。接到投诉举报的部门应当按照规定及时处理,并将处理结果反馈投诉举报人。

第六十四条　市卫生计生部门应当会同公安、民政等有关部门建立精神卫生工作信息共享机制,并按照各自职责,负责相关信息的录入和更新,实现信息互联互通、交流共享。卫生计生、公安、民政等行政部门及其工作人员在精神卫生工作中获得的精神患者个人信息,应当予以保密。

市卫生计生部门应当推进各类精神卫生服务机构加强信息交流。

第八章　法 律 责 任

第六十五条　违反本条例规定的行为,法律、行政法规有处理规定的,依照有关法律、行政法规的规定处理。

第六十六条　卫生计生等行政部门有下列情形之一的,由本级人民政府或者上级主管部门责令改正,通报批评;对直接负责的主管人员和其他直接责任人员依法给予行政处分:

(一) 未组织开展心理危机干预工作的;

(二) 未将心理咨询机构名单向社会公布的;

(三) 未对心理咨询机构提供心理咨询服务进行业务指导和监督检查的;

(四) 未按照规定对严重精神患者实施医疗费用减免的;

(五) 未按照规定组织医疗卫生机构为严重精神患者免费提供基本公共卫生服务的;

(六) 接到投诉举报未及时进行处理的;

(七) 未建立精神卫生工作信息共享机制的;

(八) 其他滥用职权、玩忽职守、徇私舞弊的情形。

第六十七条　单位或者个人违反本条例第二十二条第三款规定,未经工商行政管理部门或者民政部门登记,擅自开展心理咨询服务的,由工商行政管理部门或者民政部门依法处理。

第六十八条　心理咨询机构开展心理咨询服务不符合本条例第二十三条规定要求的,由卫生计生部门责令改正,给予警告,并处以五千元以上三万元以下的罚款;有违法所得的,没收违法所得;情节严重的,责令暂停六个月以上一年以下执业活动;拒不改正的,移送工商行政管理部门或者民政部门依法予以撤销登记。

第六十九条　心理咨询机构有下列情形之一的,由卫生计生部门责令改正,给予警告,并处以五千元以上三万元以下的罚款;有违法所得的,没收违法所得;情节严重的,责令暂停三个月以上一年以下执业活动:

（一）违反本条例第二十五条第三款规定,安排不符合从业要求的人员提供心理咨询服务的;

（二）违反本条例第二十六条第一款规定,提供心理咨询服务的。

第七十条　不符合心理咨询人员从业要求的人员,违反本条例第二十四条第一款规定,从事心理咨询服务的,由卫生计生部门责令改正,给予警告,并处以五千元以上一万元以下的罚款;有违法所得的,没收违法所得。

心理咨询人员违反本条例第二十六条第一款规定,提供心理咨询服务的,由卫生计生部门责令改正,给予警告,并处以五千元以上一万元以下的罚款;有违法所得的,没收违法所得;情节严重的,责令暂停三个月以上一年以下执业活动。

第七十一条　精神卫生医疗机构及其工作人员有下列情形之一的,由卫生计生部门责令改正,并处以五千元以上三万元以下的罚款;对有关医务人员,责令暂停六个月以上一年以下执业活动;情节严重的,依法吊销有关医务人员的执业证书;主管部门或者所在单位应当对直接负责的主管人员和其他直接责任人员依法给予或者责令给予降低岗位等级、撤职或者开除的处分:

（一）违反本条例第三十二条第一款、第三十七条第二款、第四十二条第二款和第三款规定,安排不符合要求的精神科执业医师进行精神障碍诊断、再次诊断、出具医学诊断证明、医学诊断证明复核的;

（二）违反本条例第四十五条规定,对精神患者进行诊断、再次诊断、出具医学诊断证明、复核、会诊和医学鉴定的;

（三）违反本条例第四十八条第二款规定,未经精神患者或者其监护人书面同意,擅自进行涉及精神患者个人的医学教学、科研等活动的。

第七十二条　违反本条例规定,给精神患者或者他人造成人身、财产损害的,应当依法承担民事责任;构成违反治安管理行为的,依法给予治安管理处罚;构成犯罪的,依法追究刑事责任。

第九章　附　　则

第七十三条　本条例自2015年3月1日起施行。

四、吸毒成瘾认定办法

为规范吸毒成瘾认定工作,科学认定吸毒成瘾人员,依法对吸毒成瘾人员采取戒毒措施和提供戒毒治疗,根据《中华人民共和国禁毒法》,公安部和卫生部联合制定《吸毒成瘾认定办法》。办法已经2010年11月19日公安部部长办公会议通过,并经卫生部同意,现予发布,自2011年4月1日起施行。

《关于修改〈吸毒成瘾认定办法〉的决定》已经2016年11月22日公安部部长办公会议通过,并经国家卫生和计划生育委员会同意,自2017年4月1日起施行。

《关于修改〈吸毒成瘾认定办法〉的决定》已经2016年11月22日公安部部长办公会议通过,并经国家卫生和计划生育委员会同意,现予发布,自2017年4月1日起施行。

关于修改《吸毒成瘾认定办法》的决定

为了进一步规范和加强吸毒成瘾认定工作,公安部、国家卫生和计划生育委员会决定对《吸毒成瘾认定办法》作如下修改:

一、将第一条修改为"为规范吸毒成瘾认定工作,科学认定吸毒成瘾人员,依法对吸毒成瘾人员采取戒毒措施和提供戒毒治疗,根据《中华人民共和国禁毒法》《戒毒条例》,制定本办法"。

二、将第二条中的"同时"修改为"常"。

三、将第五条、第十条第二项、第二十一条中的"卫生行政部门"修改为"卫生计生行政部门"。

四、将第七条第一款第一项修改为"(一)经血液、尿液和唾液等人体生物样本检测证明其体内含有毒品成分"。

五、将第七条第一款第三项修改为"(三)有戒断症状或者有证据证明吸毒史,包括曾经因使用毒品被公安机关查处、曾经进行自愿戒毒、人体毛发样品检测出毒品成分等情形"。

六、将第七条第二款修改为"戒断症状的具体情形,参照卫生部制定的《阿片类药物依赖诊断治疗指导原则》和《苯丙胺类药物依赖诊断治疗指导原则》、《氯胺酮依赖诊断治疗指导原则》确定"。

七、将第八条第二项中的"多次"修改为"至少三次","两类以上"修改为"累计涉及两类以上"。

八、将第八条第三项修改为"(三)有证据证明其使用毒品后伴有聚众淫乱、自伤自残或者暴力侵犯他人人身、财产安全或者妨害公共安全等行为的"。

九、在第二十三条后增加一条,作为第二十四条:"本办法所称的两类及以上毒品是指阿片类(包括鸦片、吗啡、海洛因、杜冷丁等),苯丙胺类(包括各类苯丙胺衍生物),大麻类,可卡因类,以及氯胺酮等其他类毒品。"

《吸毒成瘾认定办法》的有关条文序号根据本决定作相应调整。

本决定自2017年4月1日起施行。

《吸毒成瘾认定办法》根据本决定作相应修改,重新公布。

吸毒成瘾认定办法

(公安部令第115号发布)

第一条 为规范吸毒成瘾认定工作,科学认定吸毒成瘾人员,依法对吸毒成瘾人员采取戒毒措施和提供戒毒治疗,根据《中华人民共和国禁毒法》,制定本办法。

第二条 本办法所称吸毒成瘾,是指吸毒人员因反复使用毒品而导致的慢性复发性脑病,表现为不顾不良后果、强迫性寻求及使用毒品的行为,同时伴有不同程度的个人健康及社会功能损害。

第三条 本办法所称吸毒成瘾认定,是指公安机关或者其委托的戒毒医疗机构通过对吸毒人员进行人体生物样本检测、收集其吸毒证据或者根据生理、心理、精神的症状、体征等情况,判断其是否成瘾以及是否成瘾严重的工作。

本办法所称戒毒医疗机构,是指符合《戒毒医疗服务管理暂行办法》规定的专科戒毒医院和设有戒毒治疗科室的其他医疗机构。

第四条 公安机关在执法活动中发现吸毒人员,应当进行吸毒成瘾认定;因技术原因认定有困难的,可以委托有资质的戒毒医疗机构进行认定。

第五条 承担吸毒成瘾认定工作的戒毒医疗机构,由省级卫生行政部门会同同级公安机关指定。

第六条 公安机关认定吸毒成瘾,应当由两名以上人民警察进行,并在作出人体生物样本检测结论的二十四小时内提出认定意见,由认定人员签名,经所在单位负责人审核,加盖所在单位印章。

有关证据材料,应当作为认定意见的组成部分。

第七条 吸毒人员同时具备以下情形的,公安机关认定其吸毒成瘾:

(一)经人体生物样本检测证明其体内含有毒品成分;

(二)有证据证明其有使用毒品行为;

(三)有戒断症状或者有证据证明吸毒史,包括曾经因使用毒品被公安机关查处或者曾经进行自愿戒毒等情形。

戒断症状的具体情形,参照卫生部制定的《阿片类药物依赖诊断治疗指导原则》和《苯丙胺类药物依赖诊断治疗指导原则》确定。

第八条 吸毒成瘾人员具有下列情形之一的,公安机关认定其吸毒成瘾严重:

(一)曾经被责令社区戒毒、强制隔离戒毒(含《禁毒法》实施以前被强制戒毒或者劳教戒毒)、社区康复或者参加过戒毒药物维持治疗,再次吸食、注射毒品的;

(二)有证据证明其采取注射方式使用毒品或者多次使用两类以上毒品的;

(三)有证据证明其使用毒品后伴有聚众淫乱、自伤自残或者暴力侵犯他人人身、财产安全等行为的。

第九条 公安机关在吸毒成瘾认定过程中实施人体生物样本检测,依照公安部制定的《吸毒检测程序规定》的有关规定执行。

第十条 公安机关承担吸毒成瘾认定工作的人民警察,应当同时具备以下条件:

(一)具有二级警员以上警衔及两年以上相关执法工作经历;

(二)经省级公安机关、卫生行政部门组织培训并考核合格。

第十一条 公安机关委托戒毒医疗机构进行吸毒成瘾认定的,应当在吸毒人员未吸毒的七十二小时内予以委托并提交委托函。超过七十二小时委托的,戒毒医疗机构可以不予受理。

第十二条 承担吸毒成瘾认定工作的戒毒医疗机构及其医务人员,应当依照《戒毒医疗服务管理暂行办法》的有关规定进行吸毒成瘾认定工作。

第十三条 戒毒医疗机构认定吸毒成瘾,应当由两名承担吸毒成瘾认定工作的医师进行。

第十四条 承担吸毒成瘾认定工作的医师,应当同时具备以下条件:

(一)符合《戒毒医疗服务管理暂行办法》的有关规定;

（二）从事戒毒医疗工作不少于三年；

（三）具有中级以上专业技术职务任职资格。

第十五条　戒毒医疗机构对吸毒人员采集病史和体格检查时，委托认定的公安机关应当派有关人员在场协助。

第十六条　戒毒医疗机构认为需要对吸毒人员进行人体生物样本检测的，委托认定的公安机关应当协助提供现场采集的检测样本。

戒毒医疗机构认为需要重新采集其他人体生物检测样本的，委托认定的公安机关应当予以协助。

第十七条　戒毒医疗机构使用的检测试剂，应当是经国家食品药品监督管理局批准的产品，并避免与常见药物发生交叉反应。

第十八条　戒毒医疗机构及其医务人员应当依照诊疗规范、常规和有关规定，结合吸毒人员的病史、精神症状检查、体格检查和人体生物样本检测结果等，对吸毒人员进行吸毒成瘾认定。

第十九条　戒毒医疗机构应当自接受委托认定之日起三个工作日内出具吸毒成瘾认定报告，由认定人员签名并加盖戒毒医疗机构公章。认定报告一式二份，一份交委托认定的公安机关，一份留存备查。

第二十条　委托戒毒医疗机构进行吸毒成瘾认定的费用由委托单位承担。

第二十一条　各级公安机关、卫生行政部门应当加强对吸毒成瘾认定工作的指导和管理。

第二十二条　任何单位和个人不得违反规定泄露承担吸毒成瘾认定工作相关工作人员及被认定人员的信息。

第二十三条　公安机关、戒毒医疗机构以及承担认定工作的相关人员违反本办法规定的，依照有关法律法规追究责任。

第二十四条　本办法自2011年4月1日起施行。

五、中华人民共和国人民警察法

第一章　总　　则

第一条　为了维护国家安全和社会治安秩序，保护公民的合法权益，加强人民警察的队伍建设,从严治警,提高人民警察的素质,保障人民警察依法行使职权,保障改革开放和社会主义现代化建设的顺利进行,根据宪法,制定本法。

第二条 人民警察的任务是维护国家安全,维护社会治安秩序,保护公民的人身安全、人身自由和合法财产,保护公共财产,预防、制止和惩治违法犯罪活动。

人民警察包括公安机关、国家安全机关、监狱、劳动教养管理机关的人民警察和人民法院、人民检察院的司法警察。

第三条 人民警察必须依靠人民的支持,保持同人民的密切联系,倾听人民的意见和建议,接受人民的监督,维护人民的利益,全心全意为人民服务。

第四条 人民警察必须以宪法和法律为活动准则,忠于职守,清正廉洁,纪律严明,服从命令,严格执法。

第五条 人民警察依法执行职务,受法律保护。

第二章 职　　权

第六条 公安机关的人民警察按照职责分工,依法履行下列职责:

(一)预防、制止和侦查违法犯罪活动;

(二)维护社会治安秩序,制止危害社会治安秩序的行为;

(三)维护交通安全和交通秩序,处理交通事故;

(四)组织、实施消防工作,实行消防监督;

(五)管理枪支弹药、管制刀具和易燃易爆、剧毒、放射性等危险物品;

(六)对法律、法规规定的特种行业进行管理;

(七)警卫国家规定的特定人员,守卫重要的场所和设施;

(八)管理集会、游行、示威活动;

(九)管理户政、国籍、入境出境事务和外国人在中国境内居留、旅行的有关事务;

(十)维护国(边)境地区的治安秩序;

(十一)对被判处拘役、剥夺政治权利的罪犯执行刑罚;

(十二)监督管理计算机信息系统的安全保护工作;

(十三)指导和监督国家机关、社会团体、企业事业组织和重点建设工程的治安保卫工作,指导治安保卫委员会等群众性组织的治安防范工作;

(十四)法律、法规规定的其他职责。

第七条　公安机关的人民警察对违反治安管理或者其他公安行政管理法律、法规的个人或者组织,依法可以实施行政强制措施、行政处罚。

第八条　公安机关的人民警察对严重危害社会治安秩序或者威胁公共安全的人员,可以强行带离现场、依法予以拘留或者采取法律规定的其他措施。

第九条　为维护社会治安秩序,公安机关的人民警察对有违法犯罪嫌疑的人员,经出示相应证件,可以当场盘问、检查;经盘问、检查,有下列情形之一的,可以将其带至公安机关,经该公安机关批准,对其继续盘问:

(一)被指控有犯罪行为的;

(二)有现场作案嫌疑的;

(三)有作案嫌疑身份不明的;

(四)携带的物品有可能是赃物的。

对被盘问人的留置时间自带至公安机关之时起不超过二十四小时,在特殊情况下,经县级以上公安机关批准,可以延长至四十八小时,并应当留有盘问记录。对于批准继续盘问的,应当立即通知其家属或者其所在单位。对于不批准继续盘问的,应当立即释放被盘问人。

经继续盘问,公安机关认为对被盘问人需要依法采取拘留或者其他强制措施的,应当在前款规定的期间作出决定;在前款规定的期间不能作出上述决定的,应当立即释放被盘问人。

第十条　遇有拒捕、暴乱、越狱、抢夺枪支或者其他暴力行为的紧急情况,公安机关的人民警察依照国家有关规定可以使用武器。

第十一条　为制止严重违法犯罪活动的需要,公安机关的人民警察依照国家有关规定可以使用警械。

第十二条　为侦查犯罪活动的需要,公安机关的人民警察可以依法执行拘留、搜查、逮捕或者其他强制措施。

第十三条　公安机关的人民警察因履行职责的紧急需要,经出示相应证件,可以优先乘坐公共交通工具,遇交通阻碍时,优先通行。

公安机关因侦查犯罪的需要,必要时,按照国家有关规定,可以优先使用机关、团体、企业事业组织和个人的交通工具、通信工具、场地和建筑物,用后应当及时归还,并支付适当费用;造成损失的,应当赔偿。

第十四条　公安机关的人民警察对严重危害公共安全或者他人人身安全的精神患者,可以采取保护性约束措施。需要送往指定的单位、场所加以监护的,应当报请县级以上人民政府公安机关批准,并及时通知其监护人。

第十五条　县级以上人民政府公安机关,为预防和制止严重危害社会治安秩序的行为,可以在一定的区域和时间,限制人员、车辆的通行或者停留,必要时可以实行交通管制。

公安机关的人民警察依照前款规定,可以采取相应的交通管制措施。

第十六条　公安机关因侦查犯罪的需要,根据国家有关规定,经过严格的批准手续,可以采取技术侦察措施。

第十七条　县级以上人民政府公安机关,经上级公安机关和同级人民政府批准,对严重危害社会治安秩序的突发事件,可以根据情况实行现场管制。

公安机关的人民警察依照前款规定,可以采取必要手段强行驱散,并对拒不服从的人员强行带离现场或者立即予以拘留。

第十八条　国家安全机关、监狱、劳动教养管理机关的人民警察和人民法院、人民检察院的司法警察,分别依照有关法律、行政法规的规定履行职权。

第十九条　人民警察在非工作时间,遇有其职责范围内的紧急情况,应当履行职责。

第三章　义务和纪律

第二十条　人民警察必须做到:

(一)秉公执法,办事公道;

(二)模范遵守社会公德;

(三)礼貌待人,文明执勤;

(四)尊重人民群众的风俗习惯。

第二十一条　人民警察遇到公民人身、财产安全受到侵犯或者处于其他危难情形,应当立即救助;对公民提出解决纠纷的要求,应当给予帮助;对公民的报警案件,应当及时查处。

人民警察应当积极参加抢险救灾和社会公益工作。

第二十二条　人民警察不得有下列行为:

(一)散布有损国家声誉的言论,参加非法组织,参加旨在反对国家的集会、

游行、示威等活动,参加罢工;

(二)泄露国家秘密、警务工作秘密;

(三)弄虚作假,隐瞒案情,包庇、纵容违法犯罪活动;

(四)刑讯逼供或者体罚、虐待人犯;

(五)非法剥夺、限制他人人身自由,非法搜查他人的身体、物品、住所或者场所;

(六)敲诈勒索或者索取、收受贿赂;

(七)殴打他人或者唆使他人打人;

(八)违法实施处罚或者收取费用;

(九)接受当事人及其代理人的请客送礼;

(十)从事营利性的经营活动或者受雇于任何个人或者组织;

(十一)玩忽职守,不履行法定义务;

(十二)其他违法乱纪的行为。

第二十三条 人民警察必须按照规定着装,佩戴人民警察标志或者持有人民警察证件,保持警容严整,举止端庄。

第四章 组 织 管 理

第二十四条 国家根据人民警察的工作性质、任务和特点,规定组织机构设置和职务序列。

第二十五条 人民警察依法实行警衔制度。

第二十六条 担任人民警察应当具备下列条件:

(一)年满十八岁的人民;

(二)拥护中华人民共和国宪法;

(三)有良好的政治、业务素质和良好的品行;

(四)身体健康;

(五)具有高中毕业以上文化程度;

(六)自愿从事人民警察工作。

有下列情形之一的,不得担任人民警察:

(一)曾因犯罪受过刑事处罚的;

(二)曾被开除公职的。

第二十七条 录用人民警察,必须按照国家规定,公开考试,严格考核,择优选用。

第二十八条　担任人民警察领导职务的人员，应当具备下列条件：

（一）具有法律专业知识；

（二）具有政法工作经验和一定的组织管理、指挥能力；

（三）具有大学专科以上学历；

（四）经人民警察院校培训，考试合格。

第二十九条　国家发展人民警察教育事业，对人民警察有计划地进行政治思想、法制、警察业务等教育培训。

第三十条　国家根据人民警察的工作性质、任务和特点，分别规定不同岗位的服务年限和不同职务的最高任职年龄。

第三十一条　人民警察个人或者集体在工作中表现突出，有显著成绩和特殊贡献的，给予奖励。奖励分为：嘉奖、三等功、二等功、一等功、授予荣誉称号。

对受奖励的人民警察，按照国家有关规定，可以提前晋升警衔，并给予一定的物质奖励。

第五章　警　务　保　障

第三十二条　人民警察必须执行上级的决定和命令。

人民警察认为决定和命令有错误的，可以按照规定提出意见，但不得中止或者改变决定和命令的执行；提出的意见不被采纳时，必须服从决定和命令；执行决定和命令的后果由作出决定和命令的上级负责。

第三十三条　人民警察对超越法律、法规规定的人民警察职责范围的指令，有权拒绝执行，并同时向上级机关报告。

第三十四条　人民警察依法执行职务，公民和组织应当给予支持和协助。公民和组织协助人民警察依法执行职务的行为受法律保护。对协助人民警察执行职务有显著成绩的，给予表彰和奖励。

公民和组织因协助人民警察执行职务，造成人身伤亡或者财产损失的，应当按照国家有关规定给予抚恤或者补偿。

第三十五条　拒绝或者阻碍人民警察依法执行职务，有下列行为之一的，给予治安管理处罚：

（一）公然侮辱正在执行职务的人民警察的；

（二）阻碍人民警察调查取证的；

（三）拒绝或者阻碍人民警察执行追捕、搜查、救险等任务进入有关住所、场所的；

（四）对执行救人、救险、追捕、警卫等紧急任务的警车故意设置障碍的；

（五）有拒绝或者阻碍人民警察执行职务的其他行为的。

以暴力、威胁方法实施前款规定的行为，构成犯罪的，依法追究刑事责任。

第三十六条　人民警察的警用标志、制式服装和警械，由国务院公安部门统一监制，会同其他有关国家机关管理，其他个人和组织不得非法制造、贩卖。

人民警察的警用标志、制式服装、警械、证件为人民警察专用，其他个人和组织不得持有和使用。

违反前两款规定的，没收非法制造、贩卖、持有、使用的人民警察警用标志、制式服装、警械、证件，由公安机关处十五日以下拘留或者警告，可以并处违法所得五倍以下的罚款；构成犯罪的，依法追究刑事责任。

第三十七条　国家保障人民警察的经费。人民警察的经费，按照事权划分的原则，分别列入中央和地方的财政预算。

第三十八条　人民警察工作所必需的通讯、训练设施和交通、消防以及派出所、监管场所等基础设施建设，各级人民政府应当列入基本建设规划和城乡建设总体规划。

第三十九条　国家加强人民警察装备的现代化建设，努力推广、应用先进的科技成果。

第四十条　人民警察实行国家公务员的工资制度，并享受国家规定的警衔津贴和其他津贴、补贴以及保险福利待遇。

第四十一条　人民警察因公致残的，与因公致残的现役军人享受国家同样的抚恤和优待。

人民警察因公牺牲或者病故的，其家属与因公牺牲或者病故的现役军人家属享受国家同样的抚恤和优待。

第六章　执法监督

第四十二条　人民警察执行职务，依法接受人民检察院和行政监察机关的监督。

第四十三条　人民警察的上级机关对下级机关的执法活动进行监督,发现其作出的处理或者决定有错误的,应当予以撤销或者变更。

第四十四条　人民警察执行职务,必须自觉地接受社会和公民的监督。人民警察机关作出的与公众利益有直接有关的规定,应当向公众公布。

第四十五条　人民警察在办理治安案件过程中,遇有下列情形之一的,应当回避,当事人或者其法定代理人也有权要求他们回避:

(一)是本案的当事人或者是当事人的近亲属的;

(二)本人或者其近亲属与本案有利害关系的;

(三)与本案当事人有其他关系,可能影响案件公正处理的。

前款规定的回避,由有关的公安机关决定。

人民警察在办理刑事案件过程中的回避,适用刑事诉讼法的规定。

第四十六条　公民或者组织对人民警察的违法、违纪行为,有权向人民警察机关或者人民检察院、行政监察机关检举、控告。受理检举、控告的机关应当及时查处,并将查处结果告知检举人、控告人。

对依法检举、控告的公民或者组织,任何人不得压制和打击报复。

第四十七条　公安机关建立督察制度,对公安机关的人民警察执行法律、法规、遵守纪律的情况进行监督。

第七章　法　律　责　任

第四十八条　人民警察有本法第二十二条所列行为之一的,应当给予行政处分;构成犯罪的,依法追究刑事责任。

行政处分分为:警告、记过、记大过、降级、撤职、开除。对受行政处分的人民警察,按照国家有关规定,可以降低警衔、取消警衔。

对违反纪律的人民警察,必要时可以对其采取停止执行职务、禁闭的措施。

第四十九条　人民警察违反规定使用武器、警械,构成犯罪的,依法追究刑事责任;尚不构成犯罪的,应当依法给予行政处分。

第五十条　人民警察在执行职务中,侵犯公民或者组织的合法权益造成损害的,应当依照《中华人民共和国国家赔偿法》和其他有关法律、法规的规定给予赔偿。

第八章 附 则

第五十一条 中国人民武装警察部队执行国家赋予的安全保卫任务。

第五十二条 本法自公布之日起施行。1957年6月25日公布的《中华人民共和国人民警察条例》同时废止。

六、中华人民共和国精神卫生法

第一章 总 则

第一条 为了发展精神卫生事业,规范精神卫生服务,维护精神患者的合法权益,制定本法。

第二条 在中华人民共和国境内开展维护和增进公民心理健康、预防和治疗精神障碍、促进精神患者康复的活动,适用本法。

第三条 精神卫生工作实行预防为主的方针,坚持预防、治疗和康复相结合的原则。

第四条 精神患者的人格尊严、人身和财产安全不受侵犯。

精神患者的教育、劳动、医疗以及从国家和社会获得物质帮助等方面的合法权益受法律保护。

有关单位和个人应当对精神患者的姓名、肖像、住址、工作单位、病历资料以及其他可能推断出其身份的信息予以保密;但是,依法履行职责需要公开的除外。

第五条 全社会应当尊重、理解、关爱精神患者。

任何组织或者个人不得歧视、侮辱、虐待精神患者,不得非法限制精神患者的人身自由。

新闻报道和文学艺术作品等不得含有歧视、侮辱精神患者的内容。

第六条 精神卫生工作实行政府组织领导、部门各负其责、家庭和单位尽力尽责、全社会共同参与的综合管理机制。

第七条 县级以上人民政府领导精神卫生工作,将其纳入国民经济和社会发展规划,建设和完善精神障碍的预防、治疗和康复服务体系,建立健全精神卫生工作协调机制和工作责任制,对有关部门承担的精神卫生工作进行考核、监督。

乡镇人民政府和街道办事处根据本地区的实际情况,组织开展预防精神障碍发生、促进精神患者康复等工作。

第八条　国务院卫生行政部门主管全国的精神卫生工作。县级以上地方人民政府卫生行政部门主管本行政区域的精神卫生工作。

县级以上人民政府司法行政、民政、公安、教育、人力资源社会保障等部门在各自职责范围内负责有关的精神卫生工作。

第九条　精神患者的监护人应当履行监护职责,维护精神患者的合法权益。

禁止对精神患者实施家庭暴力,禁止遗弃精神患者。

第十条　中国残疾人联合会及其地方组织依照法律、法规或者接受政府委托,动员社会力量,开展精神卫生工作。

村民委员会、居民委员会依照本法的规定开展精神卫生工作,并对所在地人民政府开展的精神卫生工作予以协助。

国家鼓励和支持工会、共产主义青年团、妇女联合会、红十字会、科学技术协会等团体依法开展精神卫生工作。

第十一条　国家鼓励和支持开展精神卫生专门人才的培养,维护精神卫生工作人员的合法权益,加强精神卫生专业队伍建设。

国家鼓励和支持开展精神卫生科学技术研究,发展现代医学、我国传统医学、心理学,提高精神障碍预防、诊断、治疗、康复的科学技术水平。

国家鼓励和支持开展精神卫生领域的国际交流与合作。

第十二条　各级人民政府和县级以上人民政府有关部门应当采取措施,鼓励和支持组织、个人提供精神卫生志愿服务,捐助精神卫生事业,兴建精神卫生公益设施。

对在精神卫生工作中作出突出贡献的组织、个人,按照国家有关规定给予表彰、奖励。

第二章　心理健康促进和精神障碍预防

第十三条　各级人民政府和县级以上人民政府有关部门应当采取措施,加强心理健康促进和精神障碍预防工作,提高公众心理健康水平。

第十四条　各级人民政府和县级以上人民政府有关部门制定的突发事件应急预案,应当包括心理援助的内容。发生突发事件,履行统一领导职责或者组织处置突发事件的人民政府应当根据突发事件的具体情况,按照应急预案的规定,组织开展心理援助工作。

第十五条　用人单位应当创造有益于职工身心健康的工作环境,关注职工的心理健康;对处于职业发展特定时期或者在特殊岗位工作的职工,应当有针对性地开展心理健康教育。

第十六条　各级各类学校应当对学生进行精神卫生知识教育;配备或者聘请心理健康教育教师、辅导人员,并可以设立心理健康辅导室,对学生进行心理健康教育。学前教育机构应当对幼儿开展符合其特点的心理健康教育。

发生自然灾害、意外伤害、公共安全事件等可能影响学生心理健康的事件,学校应当及时组织专业人员对学生进行心理援助。

教师应当学习和了解相关的精神卫生知识,关注学生心理健康状况,正确引导、激励学生。地方各级人民政府教育行政部门和学校应当重视教师心理健康。

学校和教师应当与学生父母或者其他监护人、近亲属沟通学生心理健康情况。

第十七条　医务人员开展疾病诊疗服务,应当按照诊断标准和治疗规范的要求,对就诊者进行心理健康指导;发现就诊者可能患有精神障碍的,应当建议其到符合本法规定的医疗机构就诊。

第十八条　监狱、看守所、拘留所、强制隔离戒毒所等场所,应当对服刑人员、被依法拘留、逮捕、强制隔离戒毒的人员等,开展精神卫生知识宣传,关注其心理健康状况,必要时提供心理咨询和心理辅导。

第十九条　县级以上地方人民政府人力资源社会保障、教育、卫生、司法行政、公安等部门应当在各自职责范围内分别对本法第十五条至第十八条规定的单位履行精神障碍预防义务的情况进行督促和指导。

第二十条　村民委员会、居民委员会应当协助所在地人民政府及其有关部门开展社区心理健康指导、精神卫生知识宣传教育活动,创建有益于居民身心健康的社区环境。

乡镇卫生院或者社区卫生服务机构应当为村民委员会、居民委员会开展社区心理健康指导、精神卫生知识宣传教育活动提供技术指导。

第二十一条　家庭成员之间应当相互关爱,创造良好、和睦的家庭环境,提高精神障碍预防意识;发现家庭成员可能患有精神障碍的,应当帮助其及时就诊,照顾其生活,做好看护管理。

第二十二条　国家鼓励和支持新闻媒体、社会组织开展精神卫生的公益性宣传,普及精神卫生知识,引导公众关注心理健康,预防精神障碍的发生。

第二十三条　心理咨询人员应当提高业务素质,遵守执业规范,为社会公众提供专业化的心理咨询服务。

心理咨询人员不得从事心理治疗或者精神障碍的诊断、治疗。

心理咨询人员发现接受咨询的人员可能患有精神障碍的,应当建议其到符合本法规定的医疗机构就诊。

心理咨询人员应当尊重接受咨询人员的隐私,并为其保守秘密。

第二十四条　国务院卫生行政部门建立精神卫生监测网络,实行严重精神障碍发病报告制度,组织开展精神障碍发生状况、发展趋势等的监测和专题调查工作。精神卫生监测和严重精神障碍发病报告管理办法,由国务院卫生行政部门制定。

国务院卫生行政部门应当会同有关部门、组织,建立精神卫生工作信息共享机制,实现信息互联互通、交流共享。

第三章　精神障碍的诊断和治疗

第二十五条　开展精神障碍诊断、治疗活动,应当具备下列条件,并依照医疗机构的管理规定办理有关手续:

(一)有与从事的精神障碍诊断、治疗相适应的精神科执业医师、护士;

(二)有满足开展精神障碍诊断、治疗需要的设施和设备;

(三)有完善的精神障碍诊断、治疗管理制度和质量监控制度。

从事精神障碍诊断、治疗的专科医疗机构还应当配备从事心理治疗的人员。

第二十六条　精神障碍的诊断、治疗,应当遵循维护患者合法权益、尊重患者人格尊严的原则,保障患者在现有条件下获得良好的精神卫生服务。

精神障碍分类、诊断标准和治疗规范,由国务院卫生行政部门组织制定。

第二十七条　精神障碍的诊断应当以精神健康状况为依据。

除法律另有规定外,不得违背本人意志进行确定其是否患有精神障碍的医学检查。

第二十八条　除个人自行到医疗机构进行精神障碍诊断外,疑似精神患者的近亲属可以将其送往医疗机构进行精神障碍诊断。对查找不到近亲属的流浪乞讨疑似精神患者,由当地民政等有关部门按照职责分工,帮助送往医疗机构进行精神障碍诊断。

疑似精神患者发生伤害自身、危害他人安全的行为,或者有伤害自身、危害他人安全的危险的,其近亲属、所在单位、当地公安机关应当立即采取措施予以制止,并将其送往医疗机构进行精神障碍诊断。

医疗机构接到送诊的疑似精神患者,不得拒绝为其作出诊断。

第二十九条　精神障碍的诊断应当由精神科执业医师作出。

医疗机构接到依照本法第二十八条第二款规定送诊的疑似精神患者,应当将其留院,立即指派精神科执业医师进行诊断,并及时出具诊断结论。

第三十条　精神障碍的住院治疗实行自愿原则。

诊断结论、病情评估表明,就诊者为严重精神患者并有下列情形之一的,应当对其实施住院治疗:

(一)已经发生伤害自身的行为,或者有伤害自身的危险的;

(二)已经发生危害他人安全的行为,或者有危害他人安全的危险的。

第三十一条　精神患者有本法第三十条第二款第一项情形的,经其监护人同意,医疗机构应当对患者实施住院治疗;监护人不同意的,医疗机构不得对患者实施住院治疗。监护人应当对在家居住的患者做好看护管理。

第三十二条　精神患者有本法第三十条第二款第二项情形,患者或者其监护人对需要住院治疗的诊断结论有异议,不同意对患者实施住院治疗的,可以要求再次诊断和鉴定。

依照前款规定要求再次诊断的,应当自收到诊断结论之日起三日内向原医疗机构或者其他具有合法资质的医疗机构提出。承担再次诊断的医疗机构应当在接到再次诊断要求后指派二名初次诊断医师以外的精神科执业医师进行再次诊断,并及时出具再次诊断结论。承担再次诊断的执业医师应当到收治患者的医疗机构面见、询问患者,该医疗机构应当予以配合。

对再次诊断结论有异议的,可以自主委托依法取得执业资质的鉴定机构进行精神障碍医学鉴定;医疗机构应当公示经公告的鉴定机构名单和联系方式。

接受委托的鉴定机构应当指定本机构具有该鉴定事项执业资格的二名以上鉴定人共同进行鉴定,并及时出具鉴定报告。

第三十三条 鉴定人应当到收治精神患者的医疗机构面见、询问患者,该医疗机构应当予以配合。

鉴定人本人或者其近亲属与鉴定事项有利害关系,可能影响其独立、客观、公正进行鉴定的,应当回避。

第三十四条 鉴定机构、鉴定人应当遵守有关法律、法规、规章的规定,尊重科学,恪守职业道德,按照精神障碍鉴定的实施程序、技术方法和操作规范,依法独立进行鉴定,出具客观、公正的鉴定报告。

鉴定人应当对鉴定过程进行实时记录并签名。记录的内容应当真实、客观、准确、完整,记录的文本或者声像载体应当妥善保存。

第三十五条 再次诊断结论或者鉴定报告表明,不能确定就诊者为严重精神患者,或者患者不需要住院治疗的,医疗机构不得对其实施住院治疗。

再次诊断结论或者鉴定报告表明,精神患者有本法第三十条第二款第二项情形的,其监护人应当同意对患者实施住院治疗。监护人阻碍实施住院治疗或者患者擅自脱离住院治疗的,可以由公安机关协助医疗机构采取措施对患者实施住院治疗。

在相关机构出具再次诊断结论、鉴定报告前,收治精神患者的医疗机构应当按照诊疗规范的要求对患者实施住院治疗。

第三十六条 诊断结论表明需要住院治疗的精神患者,本人没有能力办理住院手续的,由其监护人办理住院手续;患者属于查找不到监护人的流浪乞讨人员的,由送诊的有关部门办理住院手续。

精神患者有本法第三十条第二款第二项情形,其监护人不办理住院手续的,由患者所在单位、村民委员会或者居民委员会办理住院手续,并由医疗机构在患者病历中予以记录。

第三十七条 医疗机构及其医务人员应当将精神患者在诊断、治疗过程中享有的权利,告知患者或者其监护人。

第三十八条 医疗机构应当配备适宜的设施、设备,保护就诊和住院治疗的精神患者的人身安全,防止其受到伤害,并为住院患者创造尽可能接近正常生活的环境和条件。

第三十九条 医疗机构及其医务人员应当遵循精神障碍诊断标准和治疗规范，制定治疗方案，并向精神患者或者其监护人告知治疗方案和治疗方法、目的以及可能产生的后果。

第四十条 精神患者在医疗机构内发生或者将要发生伤害自身、危害他人安全、扰乱医疗秩序的行为，医疗机构及其医务人员在没有其他可替代措施的情况下，可以实施约束、隔离等保护性医疗措施。实施保护性医疗措施应当遵循诊断标准和治疗规范，并在实施后告知患者的监护人。

禁止利用约束、隔离等保护性医疗措施惩罚精神患者。

第四十一条 对精神患者使用药物，应当以诊断和治疗为目的，使用安全、有效的药物，不得为诊断或者治疗以外的目的使用药物。

医疗机构不得强迫精神患者从事生产劳动。

第四十二条 禁止对依照本法第三十条第二款规定实施住院治疗的精神患者实施以治疗精神障碍为目的的外科手术。

第四十三条 医疗机构对精神患者实施下列治疗措施，应当向患者或者其监护人告知医疗风险、替代医疗方案等情况，并取得患者的书面同意；无法取得患者意见的，应当取得其监护人的书面同意，并经本医疗机构伦理委员会批准：

（一）导致人体器官丧失功能的外科手术；

（二）与精神障碍治疗有关的实验性临床医疗。

实施前款第一项治疗措施，因情况紧急查找不到监护人的，应当取得本医疗机构负责人和伦理委员会批准。

禁止对精神患者实施与治疗其精神障碍无关的实验性临床医疗。

第四十四条 自愿住院治疗的精神患者可以随时要求出院，医疗机构应当同意。

对有本法第三十条第二款第一项情形的精神患者实施住院治疗的，监护人可以随时要求患者出院，医疗机构应当同意。

医疗机构认为前两款规定的精神患者不宜出院的，应当告知不宜出院的理由；患者或者其监护人仍要求出院的，执业医师应当在病历资料中详细记录告知的过程，同时提出出院后的医学建议，患者或者其监护人应当签字确认。

对有本法第三十条第二款第二项情形的精神患者实施住院治疗，医疗机构认为患者可以出院的，应当立即告知患者及其监护人。

医疗机构应当根据精神患者病情,及时组织精神科执业医师对依照本法第三十条第二款规定实施住院治疗的患者进行检查评估。评估结果表明患者不需要继续住院治疗的,医疗机构应当立即通知患者及其监护人。

第四十五条 精神患者出院,本人没有能力办理出院手续的,监护人应当为其办理出院手续。

第四十六条 医疗机构及其医务人员应当尊重住院精神患者的通讯和会见探访者等权利。除在急性发病期或者为了避免妨碍治疗可以暂时性限制外,不得限制患者的通讯和会见探访者等权利。

第四十七条 医疗机构及其医务人员应当在病历资料中如实记录精神患者的病情、治疗措施、用药情况、实施约束、隔离措施等内容,并如实告知患者或者其监护人。患者及其监护人可以查阅、复制病历资料;但是,患者查阅、复制病历资料可能对其治疗产生不利影响的除外。病历资料保存期限不得少于三十年。

第四十八条 医疗机构不得因就诊者是精神患者,推诿或者拒绝为其治疗属于本医疗机构诊疗范围的其他疾病。

第四十九条 精神患者的监护人应当妥善看护未住院治疗的患者,按照医嘱督促其按时服药、接受随访或者治疗。村民委员会、居民委员会、患者所在单位等应当依患者或者其监护人的请求,对监护人看护患者提供必要的帮助。

第五十条 县级以上地方人民政府卫生行政部门应当定期就下列事项对本行政区域内从事精神障碍诊断、治疗的医疗机构进行检查:

(一)相关人员、设施、设备是否符合本法要求;

(二)诊疗行为是否符合本法以及诊断标准、治疗规范的规定;

(三)对精神患者实施住院治疗的程序是否符合本法规定;

(四)是否依法维护精神患者的合法权益。

县级以上地方人民政府卫生行政部门进行前款规定的检查,应当听取精神患者及其监护人的意见;发现存在违反本法行为的,应当立即制止或者责令改正,并依法作出处理。

第五十一条 心理治疗活动应当在医疗机构内开展。专门从事心理治疗的人员不得从事精神障碍的诊断,不得为精神患者开具处方或者提供外科治疗。心理治疗的技术规范由国务院卫生行政部门制定。

第五十二条 监狱、强制隔离戒毒所等场所应当采取措施,保证患有精神障碍的服刑人员、强制隔离戒毒人员等获得治疗。

第五十三条　精神患者违反治安管理处罚法或者触犯刑法的,依照有关法律的规定处理。

第四章　精神障碍的康复

第五十四条　社区康复机构应当为需要康复的精神患者提供场所和条件,对患者进行生活自理能力和社会适应能力等方面的康复训练。

第五十五条　医疗机构应当为在家居住的严重精神患者提供精神科基本药物维持治疗,并为社区康复机构提供有关精神障碍康复的技术指导和支持。

社区卫生服务机构、乡镇卫生院、村卫生室应当建立严重精神患者的健康档案,对在家居住的严重精神患者进行定期随访,指导患者服药和开展康复训练,并对患者的监护人进行精神卫生知识和看护知识的培训。县级人民政府卫生行政部门应当为社区卫生服务机构、乡镇卫生院、村卫生室开展上述工作给予指导和培训。

第五十六条　村民委员会、居民委员会应当为生活困难的精神患者家庭提供帮助,并向所在地乡镇人民政府或者街道办事处以及县级人民政府有关部门反映患者及其家庭的情况和要求,帮助其解决实际困难,为患者融入社会创造条件。

第五十七条　残疾人组织或者残疾人康复机构应当根据精神患者康复的需要,组织患者参加康复活动。

第五十八条　用人单位应当根据精神患者的实际情况,安排患者从事力所能及的工作,保障患者享有同等待遇,安排患者参加必要的职业技能培训,提高患者的就业能力,为患者创造适宜的工作环境,对患者在工作中取得的成绩予以鼓励。

第五十九条　精神患者的监护人应当协助患者进行生活自理能力和社会适应能力等方面的康复训练。

精神患者的监护人在看护患者过程中需要技术指导的,社区卫生服务机构或者乡镇卫生院、村卫生室、社区康复机构应当提供。

第五章　保　障　措　施

第六十条　县级以上人民政府卫生行政部门会同有关部门依据国民经济和

社会发展规划的要求,制定精神卫生工作规划并组织实施。

精神卫生监测和专题调查结果应当作为制定精神卫生工作规划的依据。

第六十一条 省、自治区、直辖市人民政府根据本行政区域的实际情况,统筹规划,整合资源,建设和完善精神卫生服务体系,加强精神障碍预防、治疗和康复服务能力建设。

县级人民政府根据本行政区域的实际情况,统筹规划,建立精神患者社区康复机构。

县级以上地方人民政府应当采取措施,鼓励和支持社会力量举办从事精神障碍诊断、治疗的医疗机构和精神患者康复机构。

第六十二条 各级人民政府应当根据精神卫生工作需要,加大财政投入力度,保障精神卫生工作所需经费,将精神卫生工作经费列入本级财政预算。

第六十三条 国家加强基层精神卫生服务体系建设,扶持贫困地区、边远地区的精神卫生工作,保障城市社区、农村基层精神卫生工作所需经费。

第六十四条 医学院校应当加强精神医学的教学和研究,按照精神卫生工作的实际需要培养精神医学专门人才,为精神卫生工作提供人才保障。

第六十五条 综合性医疗机构应当按照国务院卫生行政部门的规定开设精神科门诊或者心理治疗门诊,提高精神障碍预防、诊断、治疗能力。

第六十六条 医疗机构应当组织医务人员学习精神卫生知识和相关法律、法规、政策。

从事精神障碍诊断、治疗、康复的机构应当定期组织医务人员、工作人员进行在岗培训,更新精神卫生知识。

县级以上人民政府卫生行政部门应当组织医务人员进行精神卫生知识培训,提高其识别精神障碍的能力。

第六十七条 师范院校应当为学生开设精神卫生课程;医学院校应当为非精神医学专业的学生开设精神卫生课程。

县级以上人民政府教育行政部门对教师进行上岗前和在岗培训,应当有精神卫生的内容,并定期组织心理健康教育教师、辅导人员进行专业培训。

第六十八条 县级以上人民政府卫生行政部门应当组织医疗机构为严重精神患者免费提供基本公共卫生服务。

精神患者的医疗费用按照国家有关社会保险的规定由基本医疗保险基金支

付。医疗保险经办机构应当按照国家有关规定将精神患者纳入城镇职工基本医疗保险、城镇居民基本医疗保险或者新型农村合作医疗的保障范围。县级人民政府应当按照国家有关规定对家庭经济困难的严重精神患者参加基本医疗保险给予资助。人力资源社会保障、卫生、民政、财政等部门应当加强协调，简化程序，实现属于基本医疗保险基金支付的医疗费用由医疗机构与医疗保险经办机构直接结算。

精神患者通过基本医疗保险支付医疗费用后仍有困难，或者不能通过基本医疗保险支付医疗费用的，民政部门应当优先给予医疗救助。

第六十九条　对符合城乡最低生活保障条件的严重精神患者，民政部门应当会同有关部门及时将其纳入最低生活保障。

对属于农村五保供养对象的严重精神患者，以及城市中无劳动能力、无生活来源且无法定赡养、抚养、扶养义务人，或者其法定赡养、抚养、扶养义务人无赡养、抚养、扶养能力的严重精神患者，民政部门应当按照国家有关规定予以供养、救助。

前两款规定以外的严重精神患者确有困难的，民政部门可以采取临时救助等措施，帮助其解决生活困难。

第七十条　县级以上地方人民政府及其有关部门应当采取有效措施，保证患有精神障碍的适龄儿童、少年接受义务教育，扶持有劳动能力的精神患者从事力所能及的劳动，并为已经康复的人员提供就业服务。

国家对安排精神患者就业的用人单位依法给予税收优惠，并在生产、经营、技术、资金、物资、场地等方面给予扶持。

第七十一条　精神卫生工作人员的人格尊严、人身安全不受侵犯，精神卫生工作人员依法履行职责受法律保护。全社会应当尊重精神卫生工作人员。

县级以上人民政府及其有关部门、医疗机构、康复机构应当采取措施，加强对精神卫生工作人员的职业保护，提高精神卫生工作人员的待遇水平，并按照规定给予适当的津贴。精神卫生工作人员因工致伤、致残、死亡的，其工伤待遇以及抚恤按照国家有关规定执行。

第六章　法　律　责　任

第七十二条　县级以上人民政府卫生行政部门和其他有关部门未依照本法

规定履行精神卫生工作职责,或者滥用职权、玩忽职守、徇私舞弊的,由本级人民政府或者上一级人民政府有关部门责令改正,通报批评,对直接负责的主管人员和其他直接责任人员依法给予警告、记过或者记大过的处分;造成严重后果的,给予降级、撤职或者开除的处分。

第七十三条 不符合本法规定条件的医疗机构擅自从事精神障碍诊断、治疗的,由县级以上人民政府卫生行政部门责令停止相关诊疗活动,给予警告,并处五千元以上一万元以下罚款,有违法所得的,没收违法所得;对直接负责的主管人员和其他直接责任人员依法给予或者责令给予降低岗位等级或者撤职、开除的处分;对有关医务人员,吊销其执业证书。

第七十四条 医疗机构及其工作人员有下列行为之一的,由县级以上人民政府卫生行政部门责令改正,给予警告;情节严重的,对直接负责的主管人员和其他直接责任人员依法给予或者责令给予降低岗位等级或者撤职、开除的处分,并可以责令有关医务人员暂停一个月以上六个月以下执业活动:

(一)拒绝对送诊的疑似精神患者作出诊断的;

(二)对依照本法第三十条第二款规定实施住院治疗的患者未及时进行检查评估或者未根据评估结果作出处理的。

第七十五条 医疗机构及其工作人员有下列行为之一的,由县级以上人民政府卫生行政部门责令改正,对直接负责的主管人员和其他直接责任人员依法给予或者责令给予降低岗位等级或者撤职的处分;对有关医务人员,暂停六个月以上一年以下执业活动;情节严重的,给予或者责令给予开除的处分,并吊销有关医务人员的执业证书:

(一)违反本法规定实施约束、隔离等保护性医疗措施的;

(二)违反本法规定,强迫精神患者劳动的;

(三)违反本法规定对精神患者实施外科手术或者实验性临床医疗的;

(四)违反本法规定,侵害精神患者的通讯和会见探访者等权利的;

(五)违反精神障碍诊断标准,将非精神患者诊断为精神患者的。

第七十六条 有下列情形之一的,由县级以上人民政府卫生行政部门、工商行政管理部门依据各自职责责令改正,给予警告,并处五千元以上一万元以下罚款,有违法所得的,没收违法所得;造成严重后果的,责令暂停六个月以上一年以下执业活动,直至吊销执业证书或者营业执照:

（一）心理咨询人员从事心理治疗或者精神障碍的诊断、治疗的；

（二）从事心理治疗的人员在医疗机构以外开展心理治疗活动的；

（三）专门从事心理治疗的人员从事精神障碍的诊断的；

（四）专门从事心理治疗的人员为精神患者开具处方或者提供外科治疗的。

心理咨询人员、专门从事心理治疗的人员在心理咨询、心理治疗活动中造成他人人身、财产或者其他损害的，依法承担民事责任。

第七十七条　有关单位和个人违反本法第四条第三款规定，给精神患者造成损害的，依法承担赔偿责任；对单位直接负责的主管人员和其他直接责任人员，还应当依法给予处分。

第七十八条　违反本法规定，有下列情形之一，给精神患者或者其他公民造成人身、财产或者其他损害的，依法承担赔偿责任：

（一）将非精神患者故意作为精神患者送入医疗机构治疗的；

（二）精神患者的监护人遗弃患者，或者有不履行监护职责的其他情形的；

（三）歧视、侮辱、虐待精神患者，侵害患者的人格尊严、人身安全的；

（四）非法限制精神患者人身自由的；

（五）其他侵害精神患者合法权益的情形。

第七十九条　医疗机构出具的诊断结论表明精神患者应当住院治疗而其监护人拒绝，致使患者造成他人人身、财产损害的，或者患者有其他造成他人人身、财产损害情形的，其监护人依法承担民事责任。

第八十条　在精神障碍的诊断、治疗、鉴定过程中，寻衅滋事，阻挠有关工作人员依照本法的规定履行职责，扰乱医疗机构、鉴定机构工作秩序的，依法给予治安管理处罚。

违反本法规定，有其他构成违反治安管理行为的，依法给予治安管理处罚。

第八十一条　违反本法规定，构成犯罪的，依法追究刑事责任。

第八十二条　精神患者或者其监护人、近亲属认为行政机关、医疗机构或者其他有关单位和个人违反本法规定侵害患者合法权益的，可以依法提起诉讼。

第七章　附　　则

第八十三条　本法所称精神障碍，是指由各种原因引起的感知、情感和思维等精神活动的紊乱或者异常，导致患者明显的心理痛苦或者社会适应等功能损害。

本法所称严重精神障碍,是指疾病症状严重,导致患者社会适应等功能严重损害、对自身健康状况或者客观现实不能完整认识,或者不能处理自身事务的精神障碍。

本法所称精神患者的监护人,是指依照民法通则的有关规定可以担任监护人的人。

第八十四条 军队的精神卫生工作,由国务院和中央军事委员会依据本法制定管理办法。

第八十五条 本法自2013年5月1日起施行。

七、中华人民共和国民法总则(2017)

第一章 基 本 规 定

第一条 为了保护民事主体的合法权益,调整民事关系,维护社会和经济秩序,适应中国特色社会主义发展要求,弘扬社会主义核心价值观,根据宪法,制定本法。

第二条 民法调整平等主体的自然人、法人和非法人组织之间的人身关系和财产关系。

第三条 民事主体的人身权利、财产权利以及其他合法权益受法律保护,任何组织或者个人不得侵犯。

第四条 民事主体在民事活动中的法律地位一律平等。

第五条 民事主体从事民事活动,应当遵循自愿原则,按照自己的意思设立、变更、终止民事法律关系。

第六条 民事主体从事民事活动,应当遵循公平原则,合理确定各方的权利和义务。

第七条 民事主体从事民事活动,应当遵循诚信原则,秉持诚实,恪守承诺。

第八条 民事主体从事民事活动,不得违反法律,不得违背公序良俗。

第九条 民事主体从事民事活动,应当有利于节约资源、保护生态环境。

第十条 处理民事纠纷,应当依照法律;法律没有规定的,可以适用习惯,但是不得违背公序良俗。

第十一条　其他法律对民事关系有特别规定的,依照其规定。

第十二条　中华人民共和国领域内的民事活动,适用中华人民共和国法律。法律另有规定的,依照其规定。

第二章　自　然　人

第一节　民事权利能力和民事行为能力

第十三条　自然人从出生时起到死亡时止,具有民事权利能力,依法享有民事权利,承担民事义务。

第十四条　自然人的民事权利能力一律平等。

第十五条　自然人的出生时间和死亡时间,以出生证明、死亡证明记载的时间为准;没有出生证明、死亡证明的,以户籍登记或者其他有效身份登记记载的时间为准。有其他证据足以推翻以上记载时间的,以该证据证明的时间为准。

第十六条　涉及遗产继承、接受赠与等胎儿利益保护的,胎儿视为具有民事权利能力。但是胎儿娩出时为死体的,其民事权利能力自始不存在。

第十七条　十八周岁以上的自然人为成年人。不满十八周岁的自然人为未成年人。

第十八条　成年人为完全民事行为能力人,可以独立实施民事法律行为。

十六周岁以上的未成年人,以自己的劳动收入为主要生活来源的,视为完全民事行为能力人。

第十九条　八周岁以上的未成年人为限制民事行为能力人,实施民事法律行为由其法定代理人代理或者经其法定代理人同意、追认,但是可以独立实施纯获利益的民事法律行为或者与其年龄、智力相适应的民事法律行为。

第二十条　不满八周岁的未成年人为无民事行为能力人,由其法定代理人代理实施民事法律行为。

第二十一条　不能辨认自己行为的成年人为无民事行为能力人,由其法定代理人代理实施民事法律行为。

八周岁以上的未成年人不能辨认自己行为的,适用前款规定。

第二十二条　不能完全辨认自己行为的成年人为限制民事行为能力人,实施民事法律行为由其法定代理人代理或者经其法定代理人同意、追认,但是可以独立实施纯获利益的民事法律行为或者与其智力、精神健康状况相适应的民事法律行为。

第二十三条　无民事行为能力人、限制民事行为能力人的监护人是其法定代理人。

第二十四条　不能辨认或者不能完全辨认自己行为的成年人，其利害关系人或者有关组织，可以向人民法院申请认定该成年人为无民事行为能力人或者限制民事行为能力人。

被人民法院认定为无民事行为能力人或者限制民事行为能力人的，经本人、利害关系人或者有关组织申请，人民法院可以根据其智力、精神健康恢复的状况，认定该成年人恢复为限制民事行为能力人或者完全民事行为能力人。

本条规定的有关组织包括：居民委员会、村民委员会、学校、医疗机构、妇女联合会、残疾人联合会、依法设立的老年人组织、民政部门等。

第二十五条　自然人以户籍登记或者其他有效身份登记记载的居所为住所；经常居所与住所不一致的，经常居所视为住所。

第二节　监　　护

第二十六条　父母对未成年子女负有抚养、教育和保护的义务。

成年子女对父母负有赡养、扶助和保护的义务。

第二十七条　父母是未成年子女的监护人。

未成年人的父母已经死亡或者没有监护能力的，由下列有监护能力的人按顺序担任监护人：

（一）祖父母、外祖父母；

（二）兄、姐；

（三）其他愿意担任监护人的个人或者组织，但是须经未成年人住所地的居民委员会、村民委员会或者民政部门同意。

第二十八条　无民事行为能力或者限制民事行为能力的成年人，由下列有监护能力的人按顺序担任监护人：

（一）配偶；

（二）父母、子女；

（三）其他近亲属；

（四）其他愿意担任监护人的个人或者组织，但是须经被监护人住所地的居民委员会、村民委员会或者民政部门同意。

第二十九条　被监护人的父母担任监护人的,可以通过遗嘱指定监护人。

第三十条　依法具有监护资格的人之间可以协议确定监护人。协议确定监护人应当尊重被监护人的真实意愿。

第三十一条　对监护人的确定有争议的,由被监护人住所地的居民委员会、村民委员会或者民政部门指定监护人,有关当事人对指定不服的,可以向人民法院申请指定监护人;有关当事人也可以直接向人民法院申请指定监护人。

居民委员会、村民委员会、民政部门或者人民法院应当尊重被监护人的真实意愿,按照最有利于被监护人的原则在依法具有监护资格的人中指定监护人。

依照本条第一款规定指定监护人前,被监护人的人身权利、财产权利以及其他合法权益处于无人保护状态的,由被监护人住所地的居民委员会、村民委员会、法律规定的有关组织或者民政部门担任临时监护人。

监护人被指定后,不得擅自变更;擅自变更的,不免除被指定的监护人的责任。

第三十二条　没有依法具有监护资格的人的,监护人由民政部门担任,也可以由具备履行监护职责条件的被监护人住所地的居民委员会、村民委员会担任。

第三十三条　具有完全民事行为能力的成年人,可以与其近亲属、其他愿意担任监护人的个人或者组织事先协商,以书面形式确定自己的监护人。协商确定的监护人在该成年人丧失或者部分丧失民事行为能力时,履行监护职责。

第三十四条　监护人的职责是代理被监护人实施民事法律行为,保护被监护人的人身权利、财产权利以及其他合法权益等。

监护人依法履行监护职责产生的权利,受法律保护。

监护人不履行监护职责或者侵害被监护人合法权益的,应当承担法律责任。

第三十五条　监护人应当按照最有利于被监护人的原则履行监护职责。监护人除为维护被监护人利益外,不得处分被监护人的财产。

未成年人的监护人履行监护职责,在作出与被监护人利益有关的决定时,应当根据被监护人的年龄和智力状况,尊重被监护人的真实意愿。

成年人的监护人履行监护职责,应当最大程度地尊重被监护人的真实意愿,保障并协助被监护人实施与其智力、精神健康状况相适应的民事法律行为。对被监护人有能力独立处理的事务,监护人不得干涉。

第三十六条　监护人有下列情形之一的,人民法院根据有关个人或者组织

的申请,撤销其监护人资格,安排必要的临时监护措施,并按照最有利于被监护人的原则依法指定监护人:

(一)实施严重损害被监护人身心健康行为的;

(二)怠于履行监护职责,或者无法履行监护职责并且拒绝将监护职责部分或者全部委托给他人,导致被监护人处于危困状态的;

(三)实施严重侵害被监护人合法权益的其他行为的。

本条规定的有关个人和组织包括:其他依法具有监护资格的人、居民委员会、村民委员会、学校、医疗机构、妇女联合会、残疾人联合会、未成年人保护组织、依法设立的老年人组织、民政部门等。

前款规定的个人和民政部门以外的组织未及时向人民法院申请撤销监护人资格的,民政部门应当向人民法院申请。

第三十七条 依法负担被监护人抚养费、赡养费、扶养费的父母、子女、配偶等,被人民法院撤销监护人资格后,应当继续履行负担的义务。

第三十八条 被监护人的父母或者子女被人民法院撤销监护人资格后,除对被监护人实施故意犯罪的外,确有悔改表现的,经其申请,人民法院可以在尊重被监护人真实意愿的前提下,视情况恢复其监护人资格,人民法院指定的监护人与被监护人的监护关系同时终止。

第三十九条 有下列情形之一的,监护关系终止:

(一)被监护人取得或者恢复完全民事行为能力;

(二)监护人丧失监护能力;

(三)被监护人或者监护人死亡;

(四)人民法院认定监护关系终止的其他情形。

监护关系终止后,被监护人仍然需要监护的,应当依法另行确定监护人。

第三节 宣告失踪和宣告死亡

第四十条 自然人下落不明满二年的,利害关系人可以向人民法院申请宣告该自然人为失踪人。

第四十一条 自然人下落不明的时间从其失去音讯之日起计算。战争期间下落不明的,下落不明的时间自战争结束之日或者有关机关确定的下落不明之日起计算。

第四十二条 失踪人的财产由其配偶、成年子女、父母或者其他愿意担任财产代管人的人代管。

代管有争议，没有前款规定的人，或者前款规定的人无代管能力的，由人民法院指定的人代管。

第四十三条　财产代管人应当妥善管理失踪人的财产，维护其财产权益。

失踪人所欠税款、债务和应付的其他费用，由财产代管人从失踪人的财产中支付。

财产代管人因故意或者重大过失造成失踪人财产损失的，应当承担赔偿责任。

第四十四条　财产代管人不履行代管职责、侵害失踪人财产权益或者丧失代管能力的，失踪人的利害关系人可以向人民法院申请变更财产代管人。

财产代管人有正当理由的，可以向人民法院申请变更财产代管人。

人民法院变更财产代管人的，变更后的财产代管人有权要求原财产代管人及时移交有关财产并报告财产代管情况。

第四十五条　失踪人重新出现，经本人或者利害关系人申请，人民法院应当撤销失踪宣告。

失踪人重新出现，有权要求财产代管人及时移交有关财产并报告财产代管情况。

第四十六条　自然人有下列情形之一的，利害关系人可以向人民法院申请宣告该自然人死亡：

（一）下落不明满四年；

（二）因意外事件，下落不明满二年。

因意外事件下落不明，经有关机关证明该自然人不可能生存的，申请宣告死亡不受二年时间的限制。

第四十七条　对同一自然人，有的利害关系人申请宣告死亡，有的利害关系人申请宣告失踪，符合本法规定的宣告死亡条件的，人民法院应当宣告死亡。

第四十八条　被宣告死亡的人，人民法院宣告死亡的判决作出之日视为其死亡的日期；因意外事件下落不明宣告死亡的，意外事件发生之日视为其死亡的日期。

第四十九条　自然人被宣告死亡但是并未死亡的，不影响该自然人在被宣告死亡期间实施的民事法律行为的效力。

第五十条　被宣告死亡的人重新出现,经本人或者利害关系人申请,人民法院应当撤销死亡宣告。

第五十一条　被宣告死亡的人的婚姻关系,自死亡宣告之日起消灭。死亡宣告被撤销的,婚姻关系自撤销死亡宣告之日起自行恢复,但是其配偶再婚或者向婚姻登记机关书面声明不愿意恢复的除外。

第五十二条　被宣告死亡的人在被宣告死亡期间,其子女被他人依法收养的,在死亡宣告被撤销后,不得以未经本人同意为由主张收养关系无效。

第五十三条　被撤销死亡宣告的人有权请求依照继承法取得其财产的民事主体返还财产。无法返还的,应当给予适当补偿。

利害关系人隐瞒真实情况,致使他人被宣告死亡取得其财产的,除应当返还财产外,还应当对由此造成的损失承担赔偿责任。

第四节　个体工商户和农村承包经营户

第五十四条　自然人从事工商业经营,经依法登记,为个体工商户。个体工商户可以起字号。

第五十五条　农村集体经济组织的成员,依法取得农村土地承包经营权,从事家庭承包经营的,为农村承包经营户。

第五十六条　个体工商户的债务,个人经营的,以个人财产承担;家庭经营的,以家庭财产承担;无法区分的,以家庭财产承担。

农村承包经营户的债务,以从事农村土地承包经营的农户财产承担;事实上由农户部分成员经营的,以该部分成员的财产承担。

第三章　法　　人

第一节　一　般　规　定

第五十七条　法人是具有民事权利能力和民事行为能力,依法独立享有民事权利和承担民事义务的组织。

第五十八条　法人应当依法成立。

法人应当有自己的名称、组织机构、住所、财产或者经费。法人成立的具体条件和程序,依照法律、行政法规的规定。

设立法人,法律、行政法规规定须经有关机关批准的,依照其规定。

第五十九条　法人的民事权利能力和民事行为能力,从法人成立时产生,到法人终止时消灭。

第六十条 法人以其全部财产独立承担民事责任。

第六十一条 依照法律或者法人章程的规定，代表法人从事民事活动的负责人，为法人的法定代表人。

法定代表人以法人名义从事的民事活动，其法律后果由法人承受。

法人章程或者法人权力机构对法定代表人代表权的限制，不得对抗善意相对人。

第六十二条 法定代表人因执行职务造成他人损害的，由法人承担民事责任。

法人承担民事责任后，依照法律或者法人章程的规定，可以向有过错的法定代表人追偿。

第六十三条 法人以其主要办事机构所在地为住所。依法需要办理法人登记的，应当将主要办事机构所在地登记为住所。

第六十四条 法人存续期间登记事项发生变化的，应当依法向登记机关申请变更登记。

第六十五条 法人的实际情况与登记的事项不一致的，不得对抗善意相对人。

第六十六条 登记机关应当依法及时公示法人登记的有关信息。

第六十七条 法人合并的，其权利和义务由合并后的法人享有和承担。

法人分立的，其权利和义务由分立后的法人享有连带债权，承担连带债务，但是债权人和债务人另有约定的除外。

第六十八条 有下列原因之一并依法完成清算、注销登记的，法人终止：

（一）法人解散；

（二）法人被宣告破产；

（三）法律规定的其他原因。

法人终止，法律、行政法规规定须经有关机关批准的，依照其规定。

第六十九条 有下列情形之一的，法人解散：

（一）法人章程规定的存续期间届满或者法人章程规定的其他解散事由出现；

（二）法人的权力机构决议解散；

（三）因法人合并或者分立需要解散；

（四）法人依法被吊销营业执照、登记证书,被责令关闭或者被撤销;

（五）法律规定的其他情形。

第七十条　法人解散的,除合并或者分立的情形外,清算义务人应当及时组成清算组进行清算。

法人的董事、理事等执行机构或者决策机构的成员为清算义务人。法律、行政法规另有规定的,依照其规定。

清算义务人未及时履行清算义务,造成损害的,应当承担民事责任;主管机关或者利害关系人可以申请人民法院指定有关人员组成清算组进行清算。

第七十一条　法人的清算程序和清算组职权,依照有关法律的规定;没有规定的,参照适用公司法的有关规定。

第七十二条　清算期间法人存续,但是不得从事与清算无关的活动。

法人清算后的剩余财产,根据法人章程的规定或者法人权力机构的决议处理。法律另有规定的,依照其规定。

清算结束并完成法人注销登记时,法人终止;依法不需要办理法人登记的,清算结束时,法人终止。

第七十三条　法人被宣告破产的,依法进行破产清算并完成法人注销登记时,法人终止。

第七十四条　法人可以依法设立分支机构。法律、行政法规规定分支机构应当登记的,依照其规定。

分支机构以自己的名义从事民事活动,产生的民事责任由法人承担;也可以先以该分支机构管理的财产承担,不足以承担的,由法人承担。

第七十五条　设立人为设立法人从事的民事活动,其法律后果由法人承受;法人未成立的,其法律后果由设立人承受,设立人为二人以上的,享有连带债权,承担连带债务。

设立人为设立法人以自己的名义从事民事活动产生的民事责任,第三人有权选择请求法人或者设立人承担。

第二节　营利法人

第七十六条　以取得利润并分配给股东等出资人为目的成立的法人,为营利法人。

营利法人包括有限责任公司、股份有限公司和其他企业法人等。

第七十七条　营利法人经依法登记成立。

第七十八条　依法设立的营利法人，由登记机关发给营利法人营业执照。营业执照签发日期为营利法人的成立日期。

第七十九条　设立营利法人应当依法制定法人章程。

第八十条　营利法人应当设权力机构。

权力机构行使修改法人章程，选举或者更换执行机构、监督机构成员，以及法人章程规定的其他职权。

第八十一条　营利法人应当设执行机构。

执行机构行使召集权力机构会议，决定法人的经营计划和投资方案，决定法人内部管理机构的设置，以及法人章程规定的其他职权。

执行机构为董事会或者执行董事的，董事长、执行董事或者经理按照法人章程的规定担任法定代表人；未设董事会或者执行董事的，法人章程规定的主要负责人为其执行机构和法定代表人。

第八十二条　营利法人设监事会或者监事等监督机构的，监督机构依法行使检查法人财务，监督执行机构成员、高级管理人员执行法人职务的行为，以及法人章程规定的其他职权。

第八十三条　营利法人的出资人不得滥用出资人权利损害法人或者其他出资人的利益。滥用出资人权利给法人或者其他出资人造成损失的，应当依法承担民事责任。

营利法人的出资人不得滥用法人独立地位和出资人有限责任损害法人的债权人利益。滥用法人独立地位和出资人有限责任，逃避债务，严重损害法人的债权人利益的，应当对法人债务承担连带责任。

第八十四条　营利法人的控股出资人、实际控制人、董事、监事、高级管理人员不得利用其关联关系损害法人的利益。利用关联关系给法人造成损失的，应当承担赔偿责任。

第八十五条　营利法人的权力机构、执行机构作出决议的会议召集程序、表决方式违反法律、行政法规、法人章程，或者决议内容违反法人章程的，营利法人的出资人可以请求人民法院撤销该决议，但是营利法人依据该决议与善意相对人形成的民事法律关系不受影响。

第八十六条　营利法人从事经营活动，应当遵守商业道德，维护交易安全，接受政府和社会的监督,承担社会责任。

第三节 非营利法人

第八十七条 为公益目的或者其他非营利目的成立,不向出资人、设立人或者会员分配所取得利润的法人,为非营利法人。

非营利法人包括事业单位、社会团体、基金会、社会服务机构等。

第八十八条 具备法人条件,为适应经济社会发展需要,提供公益服务设立的事业单位,经依法登记成立,取得事业单位法人资格;依法不需要办理法人登记的,从成立之日起,具有事业单位法人资格。

第八十九条 事业单位法人设理事会的,除法律另有规定外,理事会为其决策机构。事业单位法人的法定代表人依照法律、行政法规或者法人章程的规定产生。

第九十条 具备法人条件,基于会员共同意愿,为公益目的或者会员共同利益等非营利目的设立的社会团体,经依法登记成立,取得社会团体法人资格;依法不需要办理法人登记的,从成立之日起,具有社会团体法人资格。

第九十一条 设立社会团体法人应当依法制定法人章程。

社会团体法人应当设会员大会或者会员代表大会等权力机构。

社会团体法人应当设理事会等执行机构。理事长或者会长等负责人按照法人章程的规定担任法定代表人。

第九十二条 具备法人条件,为公益目的以捐助财产设立的基金会、社会服务机构等,经依法登记成立,取得捐助法人资格。

依法设立的宗教活动场所,具备法人条件的,可以申请法人登记,取得捐助法人资格。法律、行政法规对宗教活动场所有规定的,依照其规定。

第九十三条 设立捐助法人应当依法制定法人章程。

捐助法人应当设理事会、民主管理组织等决策机构,并设执行机构。理事长等负责人按照法人章程的规定担任法定代表人。

捐助法人应当设监事会等监督机构。

第九十四条 捐助人有权向捐助法人查询捐助财产的使用、管理情况,并提出意见和建议,捐助法人应当及时、如实答复。

捐助法人的决策机构、执行机构或者法定代表人作出决定的程序违反法律、行政法规、法人章程,或者决定内容违反法人章程的,捐助人等利害关系人或者主管机关可以请求人民法院撤销该决定,但是捐助法人依据该决定与善意相对人形成的民事法律关系不受影响。

第九十五条　为公益目的成立的非营利法人终止时,不得向出资人、设立人或者会员分配剩余财产。剩余财产应当按照法人章程的规定或者权力机构的决议用于公益目的;无法按照法人章程的规定或者权力机构的决议处理的,由主管机关主持转给宗旨相同或者相近的法人,并向社会公告。

第四节　特别法人

第九十六条　本节规定的机关法人、农村集体经济组织法人、城镇农村的合作经济组织法人、基层群众性自治组织法人,为特别法人。

第九十七条　有独立经费的机关和承担行政职能的法定机构从成立之日起,具有机关法人资格,可以从事为履行职能所需要的民事活动。

第九十八条　机关法人被撤销的,法人终止,其民事权利和义务由继任的机关法人享有和承担;没有继任的机关法人的,由作出撤销决定的机关法人享有和承担。

第九十九条　农村集体经济组织依法取得法人资格。

法律、行政法规对农村集体经济组织有规定的,依照其规定。

第一百条　城镇农村的合作经济组织依法取得法人资格。

法律、行政法规对城镇农村的合作经济组织有规定的,依照其规定。

第一百零一条　居民委员会、村民委员会具有基层群众性自治组织法人资格,可以从事为履行职能所需要的民事活动。

未设立村集体经济组织的,村民委员会可以依法代行村集体经济组织的职能。

第四章　非法人组织

第一百零二条　非法人组织是不具有法人资格,但是能够依法以自己的名义从事民事活动的组织。

非法人组织包括个人独资企业、合伙企业、不具有法人资格的专业服务机构等。

第一百零三条　非法人组织应当依照法律的规定登记。

设立非法人组织,法律、行政法规规定须经有关机关批准的,依照其规定。

第一百零四条　非法人组织的财产不足以清偿债务的,其出资人或者设立人承担无限责任。法律另有规定的,依照其规定。

第一百零五条　非法人组织可以确定一人或者数人代表该组织从事民事活动。

第一百零六条　有下列情形之一的,非法人组织解散:

(一)章程规定的存续期间届满或者章程规定的其他解散事由出现;

(二)出资人或者设立人决定解散;

(三)法律规定的其他情形。

第一百零七条　非法人组织解散的,应当依法进行清算。

第一百零八条　非法人组织除适用本章规定外,参照适用本法第三章第一节的有关规定。

第五章　民事权利

第一百零九条　自然人的人身自由、人格尊严受法律保护。

第一百一十条　自然人享有生命权、身体权、健康权、姓名权、肖像权、名誉权、荣誉权、隐私权、婚姻自主权等权利。

法人、非法人组织享有名称权、名誉权、荣誉权等权利。

第一百一十一条　自然人的个人信息受法律保护。任何组织和个人需要获取他人个人信息的,应当依法取得并确保信息安全,不得非法收集、使用、加工、传输他人个人信息,不得非法买卖、提供或者公开他人个人信息。

第一百一十二条　自然人因婚姻、家庭关系等产生的人身权利受法律保护。

第一百一十三条　民事主体的财产权利受法律平等保护。

第一百一十四条　民事主体依法享有物权。

物权是权利人依法对特定的物享有直接支配和排他的权利,包括所有权、用益物权和担保物权。

第一百一十五条　物包括不动产和动产。法律规定权利作为物权客体的,依照其规定。

第一百一十六条　物权的种类和内容,由法律规定。

第一百一十七条　为了公共利益的需要,依照法律规定的权限和程序征收、征用不动产或者动产的,应当给予公平、合理的补偿。

第一百一十八条　民事主体依法享有债权。

债权是因合同、侵权行为、无因管理、不当得利以及法律的其他规定，权利人请求特定义务人为或者不为一定行为的权利。

第一百一十九条　依法成立的合同，对当事人具有法律约束力。

第一百二十条　民事权益受到侵害的，被侵权人有权请求侵权人承担侵权责任。

第一百二十一条　没有法定的或者约定的义务，为避免他人利益受损失而进行管理的人，有权请求受益人偿还由此支出的必要费用。

第一百二十二条　因他人没有法律根据，取得不当利益，受损失的人有权请求其返还不当利益。

第一百二十三条　民事主体依法享有知识产权。

知识产权是权利人依法就下列客体享有的专有的权利：

（一）作品；

（二）发明、实用新型、外观设计；

（三）商标；

（四）地理标志；

（五）商业秘密；

（六）集成电路布图设计；

（七）植物新品种；

（八）法律规定的其他客体。

第一百二十四条　自然人依法享有继承权。

自然人合法的私有财产，可以依法继承。

第一百二十五条　民事主体依法享有股权和其他投资性权利。

第一百二十六条　民事主体享有法律规定的其他民事权利和利益。

第一百二十七条　法律对数据、网络虚拟财产的保护有规定的，依照其规定。

第一百二十八条　法律对未成年人、老年人、残疾人、妇女、消费者等的民事权利保护有特别规定的，依照其规定。

第一百二十九条　民事权利可以依据民事法律行为、事实行为、法律规定的事件或者法律规定的其他方式取得。

第一百三十条　民事主体按照自己的意愿依法行使民事权利，不受干涉。

第一百三十一条　民事主体行使权利时，应当履行法律规定的和当事人约定的义务。

第一百三十二条　民事主体不得滥用民事权利损害国家利益、社会公共利益或者他人合法权益。

第六章　民事法律行为

第一节　一般规定

第一百三十三条　民事法律行为是民事主体通过意思表示设立、变更、终止民事法律关系的行为。

第一百三十四条　民事法律行为可以基于双方或者多方的意思表示一致成立,也可以基于单方的意思表示成立。

法人、非法人组织依照法律或者章程规定的议事方式和表决程序作出决议的,该决议行为成立。

第一百三十五条　民事法律行为可以采用书面形式、口头形式或者其他形式;法律、行政法规规定或者当事人约定采用特定形式的,应当采用特定形式。

第一百三十六条　民事法律行为自成立时生效,但是法律另有规定或者当事人另有约定的除外。

行为人非依法律规定或者未经对方同意,不得擅自变更或者解除民事法律行为。

第二节　意思表示

第一百三十七条　以对话方式作出的意思表示,相对人知道其内容时生效。

以非对话方式作出的意思表示,到达相对人时生效。以非对话方式作出的采用数据电文形式的意思表示,相对人指定特定系统接收数据电文的,该数据电文进入该特定系统时生效;未指定特定系统的,相对人知道或者应当知道该数据电文进入其系统时生效。当事人对采用数据电文形式的意思表示的生效时间另有约定的,按照其约定。

第一百三十八条　无相对人的意思表示,表示完成时生效。法律另有规定的,依照其规定。

第一百三十九条　以公告方式作出的意思表示,公告发布时生效。

第一百四十条　行为人可以明示或者默示作出意思表示。

沉默只有在有法律规定、当事人约定或者符合当事人之间的交易习惯时,才可以视为意思表示。

第一百四十一条　行为人可以撤回意思表示。撤回意思表示的通知应当在意思表示到达相对人前或者与意思表示同时到达相对人。

第一百四十二条　有相对人的意思表示的解释，应当按照所使用的词句，结合相关条款、行为的性质和目的、习惯以及诚信原则，确定意思表示的含义。

无相对人的意思表示的解释，不能完全拘泥于所使用的词句，而应当结合相关条款、行为的性质和目的、习惯以及诚信原则，确定行为人的真实意思。

第三节　民事法律行为的效力

第一百四十三条　具备下列条件的民事法律行为有效：

（一）行为人具有相应的民事行为能力；

（二）意思表示真实；

（三）不违反法律、行政法规的强制性规定，不违背公序良俗。

第一百四十四条　无民事行为能力人实施的民事法律行为无效。

第一百四十五条　限制民事行为能力人实施的纯获利益的民事法律行为或者与其年龄、智力、精神健康状况相适应的民事法律行为有效；实施的其他民事法律行为经法定代理人同意或者追认后有效。

相对人可以催告法定代理人自收到通知之日起一个月内予以追认。法定代理人未作表示的，视为拒绝追认。民事法律行为被追认前，善意相对人有撤销的权利。撤销应当以通知的方式作出。

第一百四十六条　行为人与相对人以虚假的意思表示实施的民事法律行为无效。

以虚假的意思表示隐藏的民事法律行为的效力，依照有关法律规定处理。

第一百四十七条　基于重大误解实施的民事法律行为，行为人有权请求人民法院或者仲裁机构予以撤销。

第一百四十八条　一方以欺诈手段，使对方在违背真实意思的情况下实施的民事法律行为，受欺诈方有权请求人民法院或者仲裁机构予以撤销。

第一百四十九条　第三人实施欺诈行为，使一方在违背真实意思的情况下实施的民事法律行为，对方知道或者应当知道该欺诈行为的，受欺诈方有权请求人民法院或者仲裁机构予以撤销。

第一百五十条　一方或者第三人以胁迫手段，使对方在违背真实意思的情况下实施的民事法律行为,受胁迫方有权请求人民法院或者仲裁机构予以撤销。

第一百五十一条　一方利用对方处于危困状态、缺乏判断能力等情形,致使民事法律行为成立时显失公平的,受损害方有权请求人民法院或者仲裁机构予以撤销。

第一百五十二条　有下列情形之一的,撤销权消灭:

(一)当事人自知道或者应当知道撤销事由之日起一年内、重大误解的当事人自知道或者应当知道撤销事由之日起三个月内没有行使撤销权;

(二)当事人受胁迫,自胁迫行为终止之日起一年内没有行使撤销权;

(三)当事人知道撤销事由后明确表示或者以自己的行为表明放弃撤销权。

当事人自民事法律行为发生之日起五年内没有行使撤销权的,撤销权消灭。

第一百五十三条　违反法律、行政法规的强制性规定的民事法律行为无效,但是该强制性规定不导致该民事法律行为无效的除外。

违背公序良俗的民事法律行为无效。

第一百五十四条　行为人与相对人恶意串通,损害他人合法权益的民事法律行为无效。

第一百五十五条　无效的或者被撤销的民事法律行为自始没有法律约束力。

第一百五十六条　民事法律行为部分无效,不影响其他部分效力的,其他部分仍然有效。

第一百五十七条　民事法律行为无效、被撤销或者确定不发生效力后,行为人因该行为取得的财产,应当予以返还;不能返还或者没有必要返还的,应当折价补偿。有过错的一方应当赔偿对方由此所受到的损失;各方都有过错的,应当各自承担相应的责任。法律另有规定的,依照其规定。

第四节　民事法律行为的附条件和附期限

第一百五十八条　民事法律行为可以附条件,但是按照其性质不得附条件的除外。附生效条件的民事法律行为,自条件成就时生效。附解除条件的民事法律行为,自条件成就时失效。

第一百五十九条　附条件的民事法律行为,当事人为自己的利益不正当地阻止条件成就的,视为条件已成就;不正当地促成条件成就的,视为条件不成就。

第一百六十条　民事法律行为可以附期限,但是按照其性质不得附期限的除外。附生效期限的民事法律行为,自期限届至时生效。附终止期限的民事法律行为,自期限届满时失效。

第七章 代　　理

第一节　一般规定

第一百六十一条　民事主体可以通过代理人实施民事法律行为。

依照法律规定、当事人约定或者民事法律行为的性质,应当由本人亲自实施的民事法律行为,不得代理。

第一百六十二条　代理人在代理权限内,以被代理人名义实施的民事法律行为,对被代理人发生效力。

第一百六十三条　代理包括委托代理和法定代理。

委托代理人按照被代理人的委托行使代理权。法定代理人依照法律的规定行使代理权。

第一百六十四条　代理人不履行或者不完全履行职责,造成被代理人损害的,应当承担民事责任。

代理人和相对人恶意串通,损害被代理人合法权益的,代理人和相对人应当承担连带责任。

第二节　委托代理

第一百六十五条　委托代理授权采用书面形式的,授权委托书应当载明代理人的姓名或者名称、代理事项、权限和期间,并由被代理人签名或者盖章。

第一百六十六条　数人为同一代理事项的代理人的,应当共同行使代理权,但是当事人另有约定的除外。

第一百六十七条　代理人知道或者应当知道代理事项违法仍然实施代理行为,或者被代理人知道或者应当知道代理人的代理行为违法未作反对表示的,被代理人和代理人应当承担连带责任。

第一百六十八条　代理人不得以被代理人的名义与自己实施民事法律行为,但是被代理人同意或者追认的除外。

代理人不得以被代理人的名义与自己同时代理的其他人实施民事法律行为,但是被代理的双方同意或者追认的除外。

第一百六十九条　代理人需要转委托第三人代理的,应当取得被代理人的同意或者追认。

转委托代理经被代理人同意或者追认的,被代理人可以就代理事务直接指示转委托的第三人,代理人仅就第三人的选任以及对第三人的指示承担责任。

转委托代理未经被代理人同意或者追认的,代理人应当对转委托的第三人的行为承担责任,但是在紧急情况下代理人为了维护被代理人的利益需要转委托第三人代理的除外。

第一百七十条　执行法人或者非法人组织工作任务的人员,就其职权范围内的事项,以法人或者非法人组织的名义实施民事法律行为,对法人或者非法人组织发生效力。

法人或者非法人组织对执行其工作任务的人员职权范围的限制,不得对抗善意相对人。

第一百七十一条　行为人没有代理权、超越代理权或者代理权终止后,仍然实施代理行为,未经被代理人追认的,对被代理人不发生效力。

相对人可以催告被代理人自收到通知之日起一个月内予以追认。被代理人未作表示的,视为拒绝追认。行为人实施的行为被追认前,善意相对人有撤销的权利。撤销应当以通知的方式作出。

行为人实施的行为未被追认的,善意相对人有权请求行为人履行债务或者就其受到的损害请求行为人赔偿,但是赔偿的范围不得超过被代理人追认时相对人所能获得的利益。

相对人知道或者应当知道行为人无权代理的,相对人和行为人按照各自的过错承担责任。

第一百七十二条　行为人没有代理权、超越代理权或者代理权终止后,仍然实施代理行为,相对人有理由相信行为人有代理权的,代理行为有效。

第三节　代理终止

第一百七十三条　有下列情形之一的,委托代理终止:

(一) 代理期间届满或者代理事务完成;

(二) 被代理人取消委托或者代理人辞去委托;

(三) 代理人丧失民事行为能力;

(四) 代理人或者被代理人死亡;

(五) 作为代理人或者被代理人的法人、非法人组织终止。

第一百七十四条　被代理人死亡后,有下列情形之一的,委托代理人实施的代理行为有效：

（一）代理人不知道并且不应当知道被代理人死亡；

（二）被代理人的继承人予以承认；

（三）授权中明确代理权在代理事务完成时终止；

（四）被代理人死亡前已经实施，为了被代理人的继承人的利益继续代理。

作为被代理人的法人、非法人组织终止的，参照适用前款规定。

第一百七十五条　有下列情形之一的，法定代理终止：

（一）被代理人取得或者恢复完全民事行为能力；

（二）代理人丧失民事行为能力；

（三）代理人或者被代理人死亡；

（四）法律规定的其他情形。

第八章　民　事　责　任

第一百七十六条　民事主体依照法律规定和当事人约定，履行民事义务，承担民事责任。

第一百七十七条　二人以上依法承担按份责任，能够确定责任大小的，各自承担相应的责任；难以确定责任大小的，平均承担责任。

第一百七十八条　二人以上依法承担连带责任的，权利人有权请求部分或者全部连带责任人承担责任。

连带责任人的责任份额根据各自责任大小确定；难以确定责任大小的，平均承担责任。实际承担责任超过自己责任份额的连带责任人，有权向其他连带责任人追偿。

连带责任，由法律规定或者当事人约定。

第一百七十九条　承担民事责任的方式主要有：

（一）停止侵害；

（二）排除妨碍；

（三）消除危险；

（四）返还财产；

（五）恢复原状；

（六）修理、重作、更换；

(七)继续履行;

(八)赔偿损失;

(九)支付违约金;

(十)消除影响、恢复名誉;

(十一)赔礼道歉。

法律规定惩罚性赔偿的,依照其规定。

本条规定的承担民事责任的方式,可以单独适用,也可以合并适用。

第一百八十条　因不可抗力不能履行民事义务的,不承担民事责任。法律另有规定的,依照其规定。

不可抗力是指不能预见、不能避免且不能克服的客观情况。

第一百八十一条　因正当防卫造成损害的,不承担民事责任。

正当防卫超过必要的限度,造成不应有的损害的,正当防卫人应当承担适当的民事责任。

第一百八十二条　因紧急避险造成损害的,由引起险情发生的人承担民事责任。

危险由自然原因引起的,紧急避险人不承担民事责任,可以给予适当补偿。

紧急避险采取措施不当或者超过必要的限度,造成不应有的损害的,紧急避险人应当承担适当的民事责任。

第一百八十三条　因保护他人民事权益使自己受到损害的,由侵权人承担民事责任,受益人可以给予适当补偿。没有侵权人、侵权人逃逸或者无力承担民事责任,受害人请求补偿的,受益人应当给予适当补偿。

第一百八十四条　因自愿实施紧急救助行为造成受助人损害的,救助人不承担民事责任。

第一百八十五条　侵害英雄烈士等的姓名、肖像、名誉、荣誉,损害社会公共利益的,应当承担民事责任。

第一百八十六条　因当事人一方的违约行为,损害对方人身权益、财产权益的,受损害方有权选择请求其承担违约责任或者侵权责任。

第一百八十七条　民事主体因同一行为应当承担民事责任、行政责任和刑事责任的,承担行政责任或者刑事责任不影响承担民事责任;民事主体的财产不足以支付的,优先用于承担民事责任。

第九章 诉讼时效

第一百八十八条　向人民法院请求保护民事权利的诉讼时效期间为三年。法律另有规定的，依照其规定。

诉讼时效期间自权利人知道或者应当知道权利受到损害以及义务人之日起计算。法律另有规定的，依照其规定。但是自权利受到损害之日起超过二十年的，人民法院不予保护；有特殊情况的，人民法院可以根据权利人的申请决定延长。

第一百八十九条　当事人约定同一债务分期履行的，诉讼时效期间自最后一期履行期限届满之日起计算。

第一百九十条　无民事行为能力人或者限制民事行为能力人对其法定代理人的请求权的诉讼时效期间，自该法定代理终止之日起计算。

第一百九十一条　未成年人遭受性侵害的损害赔偿请求权的诉讼时效期间，自受害人年满十八周岁之日起计算。

第一百九十二条　诉讼时效期间届满的，义务人可以提出不履行义务的抗辩。

诉讼时效期间届满后，义务人同意履行的，不得以诉讼时效期间届满为由抗辩；义务人已自愿履行的，不得请求返还。

第一百九十三条　人民法院不得主动适用诉讼时效的规定。

第一百九十四条　在诉讼时效期间的最后六个月内，因下列障碍，不能行使请求权的，诉讼时效中止：

（一）不可抗力；

（二）无民事行为能力人或者限制民事行为能力人没有法定代理人，或者法定代理人死亡、丧失民事行为能力、丧失代理权；

（三）继承开始后未确定继承人或者遗产管理人；

（四）权利人被义务人或者其他人控制；

（五）其他导致权利人不能行使请求权的障碍。

自中止时效的原因消除之日起满六个月，诉讼时效期间届满。

第一百九十五条　有下列情形之一的，诉讼时效中断，从中断、有关程序终结时起，诉讼时效期间重新计算：

(一) 权利人向义务人提出履行请求;

(二) 义务人同意履行义务;

(三) 权利人提起诉讼或者申请仲裁;

(四) 与提起诉讼或者申请仲裁具有同等效力的其他情形。

第一百九十六条　下列请求权不适用诉讼时效的规定:

(一) 请求停止侵害、排除妨碍、消除危险;

(二) 不动产物权和登记的动产物权的权利人请求返还财产;

(三) 请求支付抚养费、赡养费或者扶养费;

(四) 依法不适用诉讼时效的其他请求权。

第一百九十七条　诉讼时效的期间、计算方法以及中止、中断的事由由法律规定,当事人约定无效。

当事人对诉讼时效利益的预先放弃无效。

第一百九十八条　法律对仲裁时效有规定的,依照其规定;没有规定的,适用诉讼时效的规定。

第一百九十九条　法律规定或者当事人约定的撤销权、解除权等权利的存续期间,除法律另有规定外,自权利人知道或者应当知道权利产生之日起计算,不适用有关诉讼时效中止、中断和延长的规定。存续期间届满,撤销权、解除权等权利消灭。

第十章　期　间　计　算

第二百条　民法所称的期间按照公历年、月、日、小时计算。

第二百零一条　按照年、月、日计算期间的,开始的当日不计入,自下一日开始计算。

按照小时计算期间的,自法律规定或者当事人约定的时间开始计算。

第二百零二条　按照年、月计算期间的,到期月的对应日为期间的最后一日;没有对应日的,月末日为期间的最后一日。

第二百零三条　期间的最后一日是法定休假日的,以法定休假日结束的次日为期间的最后一日。

期间的最后一日的截止时间为二十四时;有业务时间的,停止业务活动的时间为截止时间。

第二百零四条　期间的计算方法依照本法的规定,但是法律另有规定或者当事人另有约定的除外。

第十一章　附　　则

第二百零五条　民法所称的"以上""以下""以内""届满",包括本数;所称的"不满""超过""以外",不包括本数。

第二百零六条　本法自 2017 年 10 月 1 日起施行。

参 考 文 献

1. 江光荣.心理咨询的理论与实务.2[M].北京：高等教育出版社,2012.
2. 塞缪尔·格莱丁著.心理咨询导论.北京：中国人民大学出版社,2014.
3. 艾伦·艾维,迈克尔·丹德烈亚.心理咨询与治疗理论：多元文化视角.5[M].汤秦译.世界图书出版公司,2008.
4. 岳晓东.登天的感觉：我在哈佛大学做心理咨询[M].上海：上海人民出版社,2007.
5. 沈渔邨.精神病学.5版[M].北京：人民卫生出版社,2011：746-748.
6. 王祖承,方贻儒.精神病学[M].上海：上海科技教育出版社,2011：267-288.
7. 江开达.精神病学[M].北京：人民卫生出版社,2014.
8. Jerald Kay, Allan Tasman. Essentials of Psychiary [M]. New York：John Wiley & Sons Ltd,2006.
9. Michael G Gelder, Juan J Lopez-Ibor, Nancy Andreasen. New Oxford Textbook of Psychiary [M]. Oxford：Oxford University Press,2001.
10. Phillips M R. Prevalence, treatment, and associated disability of mental disorders in four provinces in China during 2001-2005：an epidemiological survey [J]. Lancet,2009,373：2041-2053.
11. YU-CUN SHEN. Twelve-month prevalence, severity, and unmetneed for treatment of mental disorders in metropolitan China [J]. Psychological Medicine,2006,36：257-226.
12. 谢斌.医师考核培训规范教程精神科分册[M].上海：上海科学技术出版社,2016.
13. 李凌江.行为医学[M].北京：人民卫生出版社,2009.
14. 李凌江,陆林.精神病学.3版[M].北京：人民卫生出版社,2015.
15. 周云飞,张亚林.多巴胺转运体基因多态性与强迫症的关联.中国行为医学科学,2006.
16. 范肖东,等译.ICD-10精神与行为障碍分类.北京：人民卫生出版社出版,1993.
17. 美国精神医学学会.精神障碍诊断与统计手册[M].张道龙,等译.北京：北京大学出版社,2014.
18. 胡建,陆林.中国物质使用障碍防治指南.北京：中华医药电子音像出版社,2015.
19. 沈渔邨.实用精神病学.5版[M].北京：人民卫生出版社,2014.
20. 江开达.精神病学高级教程.北京：中华医药电子音像出版社,2016.

21. 赵靖平,等. 精神分裂症防治指南.2 版[M].北京:中华医药电子音像出版社,2015.
22. Stephen M. Stahl 精神药理学精要:神经科学基础与临床应用.第 3 版[M].司天梅,黄继忠,于欣,译.北京:北京大学医学出版社,2011:304,309.
23. Stephen M. Stahl Stahl's Essential Psychopharmacology: Neuroscientific Basis and Practical Applications. Forth edition [M]. New York: Cambridge University Press, 2013: 153.
24. Nakajima S, et al. The potential role of dopamine D_3 receptor neurotransmission in cognition [J]. Eur Neuropsychopharmacol, 2013, 23(8): 799 - 813.
25. 王真真,等.抗精神分裂症药物的研究进展[J].军事医学,2013,37(8):628 - 640.
26. Ichiro Kusumi et al. Psychopharmacology of atypical antipsychotic drugs: From the receptor binding profile to neuroprotection and neurogenesis. Psychiatry. Clin Neurosci, 2014, 69(5): 243 - 258.
27. Tateno A et al. Striatal and extrastriatal dopamine D_2 receptor occupancy by a novel antipsychotic, blonanserin: a PET study with [11C] raclopride and [11C] FLB 457 in schizophrenia [J]. J Clin Psychopharmacol, 2013, 33(2): 162 - 169.
28. Li H, Yao C, Shi J, et al. Comparative study of the efficacy and safety between blonanserin and risperidone for the treatment of schizophrenia in Chinese patients: A double-blind, parallel-group multicenter randomized tria [J]. Journal of Psychiatric Research, 2015 Oct, 69: 102 - 109.
29. 上海市精神卫生专业病历书写基本规范(试行).精卫质控〔2013〕3 号.
30. 张春兴.现代心理治疗学.2 版.上海:上海人民出版社,2005:492 - 514.
31. Glen Gabbard. Psychodynamic Psychiatry in Clinical Practice [M]. Washington DC. American Psychiatric Press, Inc, 2005: 32.
32. 全国卫生专业技术资格考试专家委员会.2003 年卫生专业技术资格考试指南——精神病学专业.心理治疗学专业[M].北京:知识出版社,2003.
33. 周云飞,张亚林.多巴胺转运体基因多态性与强迫症的关联[J].中国行为医学科学,2006.
34. 肖泽萍,蒋文晖,仇剑崟,等主译.操作化心理动力学诊断和治疗手册.2 版[M].北京:人民卫生出版社,2009.